Uzarewicz/Uzarewicz

Das Weite suchen

Dimensionen Sozialer Arbeit und der Pflege Band 7

Herausgegeben von der Katholischen Stiftungsfachhochschule München
Abteilungen Benediktbeuern und München

Das Weite suchen

Einführung in eine phänomenologische
Anthropologie für Pflege

Charlotte Uzarewicz und Michael Uzarewicz

Lucius und Lucius · Stuttgart

Anschrift der Autoren:

Prof. Dr. Charlotte Uzarewicz
Dr. Michael Uzarewicz
Riverastr. 5
85570 Ottenhofen

c.uzarewicz@ksfh.de
www.ksfh.de

Bibliografische Information der Deutschen Bibliothek

Die Deutsche Bibliothek verzeichnet diese Publikation in der Deutschen
Nationalbibliografie; detaillierte bibliografische Daten sind im Internet über
http://dnb.ddb.de abrufbar

ISBN 3-8282-0307-8 (Lucius & Lucius)
© Lucius & Lucius Verlagsgesellschaft mbH Stuttgart 2005
    Gerokstr. 51, D-70184 Stuttgart
    www.luciusverlag.com

Druck und Einband: Druckhaus Thomas Müntzer, Bad Langensalza

Printed in Germany

Vorwort

An der Wurzel der vier Verfehlungen des abendländischen Geistes, die ich in meinem Buch *Adolf Hitler in der Geschichte* von Homer bis zur Gegenwart verfolgt habe, steht ein Paradigmenwechsel um 400 v. Chr., der seither die dominante europäische Intellektualkultur bestimmt, eine doppelte Zerlegung: der Welt in private seelische Innenwelten und eine gemeinsame physische Außenwelt und des Menschen in die Seele, die seine private Innenwelt ist, und den Körper, ein Stück der Außenwelt. Die Außenwelt wird bis auf wenige Merkmalsorten, die sich für Experiment und Statistik besonders eignen, und deren hinzugedachte Träger (z.B. Atome) ausgeräumt. Die wichtigsten Massen der unwillkürlichen Lebenserfahrung – d.h. dessen, was Menschen merklich widerfährt, ohne dass sie es sich absichtlich zurecht gelegt haben – werden, sofern sie sich der Zerlegung nicht fügen, entweder vergessen und den Dichtern überlassen oder in entstellter Form in den Seelen privatisiert: der spürbare Leib und die in den Kanälen seines vitalen Antriebs und seiner privativen Weitung verlaufende leibliche Kommunikation; die subjektiven Tatsachen des affektiven, leiblichen Betroffenseins; die Atmosphären, die betroffen machen, wie die Gefühle als ergreifende Mächte oder das Wetter; die vielsagenden Eindrücke und anderen, namentlich auch gemeinsamen, Situationen mit ihrer binnendiffusen Bedeutsamkeit aus Sachverhalten, Programmen und Problemen.

In dieser hochgradig gekünstelten Vergegenständlichung, die schon in der Antike dem maßgeblichen Denken eingeschliffen worden ist, steckt ein ungeheures Potential für partielle, aber weiträumige Weltbemächtigung, das seit 1600 von der modernen Naturwissenschaft und Technik, mit Zusatz des mathematischen Kalküls und der experimentellen Methode unter Führung durch die Physik, wie im Rausch eines selbstläufigen Eroberungszuges, in unabsehbarer Fülle herausgearbeitet wird. Eine der Säulen dieses Heerzuges ist die naturwissenschaftliche Medizin, die menschliches Leiden durch gewaltige und segensreiche Erfolge gemindert hat, aber bei der Betreuung chronischer Krankheiten vor der Pflege bedürftigen Menschen ratlos bleibt, weil es dafür gerade auf jene Massen unwillkürlicher Lebenserfahrung ankommen würde, die in der Vergegenständlichungsweise der dominanten europäischen Intellektualkultur verdrängt, vergessen oder in entstellender Umdeutung privatisiert worden sind.

Zu diesen Massen gehört der spürbare Leib, der mit dem sicht- und tastbaren Körper die räumliche Ausdehnung teilt, sich von ihm aber (ähnlich dem Schall) durch Flächenlosigkeit und daher Unzerschneidbarkeit unterscheidet. Von diesem Leib, seiner ganz eigentümlichen und deutlich bestimmbaren Räumlichkeit und Dynamik, hat die traditionelle europäische Intellektualkultur überhaupt keinen Begriff, obwohl er den Menschen das Nächste ist, völlig vertraut und nahezu gänzlich unbekannt, der Herd aller ihrer Resonanz und Initiative. Die Unbekanntschaft mit der Dynamik des spürbaren Leibes zieht die theoretische Blindheit für die leibliche Kommunikation, d.h. die Erweiterung dieser Dynamik über den einzelnen Leib hinaus, nach sich, obwohl es sich dabei um die Grundform aller motorischen und sensiblen Kontakte handelt, darunter auch alles dessen, was zwischen den Menschen (und den Tieren) gleichsam „schwingt". Es dürfte einleuchten, dass es, wenn bedürftige Menschen gepflegt werden sollen, in erster Linie auf eine zwar praktische, aber der theoretischen Stützung durchaus bedürftige Vertrautheit gerade mit diesen leiblichen Grundlagen aller Kontakte ankommt. Die moderne Psychologie nähert sich diesem Bereich unter dem inadäquaten Titel der nonverbalen Kommunikation – als ob die verbale nicht dazu gehörte -, bleibt ihm aber äußerlich, weil sie fest auf dem Boden der traditionellen europäischen Intellektualkultur steht und an den Versuchen zu deren systematischer rationaler Vertiefung in Richtung auf die unwillkürlichen Lebenserfahrungen keinen Anteil nimmt.

Die Autoren haben im vorliegenden Buch meine auf breiter Front vorgetragenen Bemühungen um solche systematische rationale Vertiefung aufgenommen, soweit davon der spürbare Leib, die leibliche Kommunikation und die Gefühle und Atmosphären betroffen sind, und mit meisterhafter Geschicklichkeit die Anwendung auf die Wissenschaft des Pflegens eingeleitet, meisterhaft in mehreren Hinsichten: durch treffende Einordnung in die zeitgenössische philosophische, soziologische, anthropologisch-ethische und pflegewissenschaftliche Diskussion; durch Belebung des Stoffes mit einer Fülle eigener Anschauung und Erfahrung; durch fast immer korrekte Darstellung der Grundzüge meiner einschlägigen Gedankenführung in nur gelegentlich glättender, immer aber das Gemeinte auch über Fachkreise hinweg geschickt vermittelnder Form; durch souveräne Anwendung auf ihr eigenes Fach, dessen Perspektiven und Bedürfnisse. Mit völliger Zustimmung schließe ich mich dem Satz an, der unmittelbar vor dem Epilog des Buches steht: „Der Leiblichkeitsbezug der Pflege geht weit über die durchschnittliche bloße objektivistische Körperorientierung der klassischen Medizin hinaus und verweist mit den daraus ermöglichten originären pflegerischen Handlungsdimensionen auf die Eigenständigkeit der Pflege als Profession, auf das eigentümliche Feld der Pflege."

Meine Hochschätzung gilt der großartigen Pionierleistung, die mit diesem Buch vollbracht ist sowie den glänzenden Charakteristiken der leiblichen Regungen, wie sie in Kapitel 10 z.B. über Durst und Scham vorgenommen worden sind. Sympathisch berührt mich der Eifer, mit dem sich die Autoren gegen den ideologisch überladenen Kult der Menschenwürde wenden, der, wie in anderen Bereichen des öffentlichen Betriebes, offenbar auch in der Rhetorik der Pflege zu Hause ist. Um menschenfreundlich zu pflegen, bedarf es keiner solchen Forcierung der Beteuerung guter Absichten, womit schwierige und nüchterne Konfliktlagen überdeckt werden können.

Hermann Schmitz

Unseren Lehrern gewidmet

Prof. Dr. W. Rosenbaum
Prof. Dr. E. Schlesier (em.)

Inhaltsverzeichnis

1. Einleitung

Das größte Rätsel der Menschheit ist der Mensch selbst. Nichts in der Welt ist so undurchschaubar und unberechenbar wie menschliches Handeln und Verhalten. Wo Menschen sind, muss man im Guten wie im Bösen mit allem rechnen. Alles ist möglich. Dieser Unberechenbarkeit und damit verbundenen Herausforderung hat sich jede Humanwissenschaft zu stellen. Die Schwierigkeiten und Probleme des Verstehens werden nicht dadurch kleiner, dass der Raum der Möglichkeiten des Menschen immer größer wird. Die Qual der Wahl ist aber auch die des Wissenschaftlers, der sich mit dem Menschen befasst; mehr noch als die des Philosophen, dem eine größere spekulative Freiheit eingeräumt wird. Die Pflegewissenschaft hat sich bisher nur unzureichend mit der Frage nach dem Menschen auseinandergesetzt. Dabei setzen die Betonung der Frage nach dem `Wie kann (optimal oder überhaupt) gehandelt werden?` in allen bisherigen Bemühungen um Antworten sowie die Konjunktur ethischer Fragen nach dem `Was darf gemacht werden?` eine wesentliche Frage als beantwortet voraus, die nicht beantwortet ist. Wenn Pflege den (ganzen) Menschen behandelt, am und mit Menschen handelt und den Anspruch erhebt, dass dieses Handeln eine bestimmte therapeutische Qualität besitzt, dann ist die Frage nach dem `Was ist der (ganze) Mensch?` von entscheidender Bedeutung. Auch wenn – wie die philosophische Anthropologie gezeigt hat – diese Frage nie endgültig beantwortet werden kann, gewinnt man doch immer wieder neue Erkenntnisse über das, was der Mensch ist; und diese neuen Erkenntnisse sind die Grundlage für neues – besseres – Handeln. Die Frage nach dem `Was` geht also zwangsläufig der Frage nach dem `Wie` voraus. Man sollte sich also davor hüten, umgekehrt vorzugehen und den Wunsch zum Vater des Gedankens zu machen. Sehr schnell wird der Gegenstand Mensch in seinen Eigenarten verfehlt, in dem man ihn etwa zu einem göttlichen Wesen hypostasiert oder zu einem Exemplar aus Flora und Fauna degradiert.

Jegliches Handeln, und damit selbstredend auch pflegerisches Handeln, wird von – zumeist impliziten – Theorien gesteuert. Pflegen ist vorwiegend eine soziale Tätigkeit. Pflegerisches Handeln ist daher, im Sinne von Max Weber, soziales Handeln. Soziales Handeln, d.h. Handeln, welches sich in irgend einer Weise auf andere Menschen bezieht, wird von anthropologischen Theorien gelenkt. `Menschenbilder` sind Leit`bilder` sozialen Handelns. `Menschenbilder` zielen auf die Bestimmung der conditio humana, auf das, was den Menschen zum Menschen macht und ihn von anderen Lebewesen unterscheidet, aber auch, was er mit ihnen gemeinsam ist. Jenseits einer rein biologischen Definition von Mensch als lebendem

Organismus fußt jede wissenschaftliche Disziplin auf impliziten Vorstellungen des Menschseins. Allen unterschiedlichen traditionellen Erklärungsversuchen ist gemeinsam, dass sich das `Menschenbild` auf Handeln und Verhalten bezieht als einem Konglomerat aus kognitiven, emotionalen, physiologischen und psychologischen Aspekten.

Die Rede von `Menschenbildern` ist allerdings ungenau, wenngleich sie in anthropologischen oder auch anthropologiekritischen Abhandlungen immer wieder vorkommt. Tatsächlich sind anthropologische `Menschenbilder` gar keine Bilder. Es handelt sich hierbei um etwas Diffuses, Vages, aber nicht bildlich Vorschwebendes. Niemand macht sich z.B. vom homo oeconomicus ein `Bild`. Verstreute, wechselnde, vage Bilder mögen hierbei auch eine Rolle spielen; aber sie sind nur Bestandteile und „eingebettet in ein vielsagendes Ganzes"[1] von Wissens- und Sinnordnungen. Vieles fließt in sie ein: Standpunkte, Moral, Erinnerungen, Vergessenes, Gesinnungen, Wünsche, Pläne, Probleme, Gefühle, Vorurteile, Wissen etc. Selbst unter der Hand der Wissenschaftlerin oder des Philosophen werden diese Konglomerate jedoch nicht zu Bildern, sondern höchstens zu Prosa-Skizzen mit groben Stichen. In einem Aufsatz „Einige kritische Anmerkungen zum Menschenbild in ausgewählten Pflegemodellen" haben van Kampen und Sanders beklagt, dass viele Pflegemodelle „Menschen mit unheilbaren Krankheiten (ausschließen)" würden und dass dieser Ausschluss „unweigerlich zur Aussonderung dieser Menschen"[2] führe. Diesem Vorwurf hat sich jedes Pflegemodell und jede Pflegetheorie oder – philosophie selbstkritisch zu stellen. Und zwar nicht deshalb, weil es etwa unmoralisch oder unethisch wäre, Menschen auszugrenzen, sondern weil unheilbar krank zu sein eine Möglichkeit des Menschseins ist. Davor den Blick zu verschließen, kann sich die Pflegewissenschaft weder aus erkenntnistheoretischen noch aus praktischen Gründen leisten.

Dieses Buch soll eine erste Einführung in eine allgemeine Anthropologie des Pflegens, speziell in die Leibphänomenologie von Hermann Schmitz sein, keineswegs aber eine abschließende und kritische Auseinandersetzung mit seinem Werk. Um sich zu einem Thema kritisch zu äußern, muss man zunächst einmal verstanden haben, worum es geht. Und um etwas zu verstehen, ist es notwendig, sich darauf einzulassen und seine Gedankengänge nachzuvollziehen. Weiterhin ist es unsere Absicht, an einigen Beispielen zu demonstrieren, wie weit die Neue Phänomenologie

---

[1] Schmitz 1995b: 78f.
[2] van Kampen/Sanders 2000: 61

des Leibes reicht, um zum Verständnis der Menschen etwas beizutragen. Unsere Intention ist es dabei zu zeigen, dass Pflege und Pflegewissenschaft auf solches Verständnis nicht verzichten können. Zwar sind phänomenologische Ansätze in der Pflegewissenschaft nicht gerade selten[3], aber die Neue Phänomenologie ist hier bisher nicht zur Kenntnis genommen worden. Statt dessen setzt die Pflegewissenschaft eine phänomenologische Tradition fort, die sie auf Irrwege führt: „Die Phänomenologen ließen sich mit ihrer Wesensschau irreduzibler Niveaus zu früh und zu sehr in das Reich der Werte abdrängen (...)."[4] Da der normative Ansatz erkenntnistheoretisch vor den Wissenschaften kapituliert, wird er zu einem Ersatz sachgemäßer Auseinandersetzung, der nur noch insistiert und sich Surrogate aus einer idealisierten Welt holt. Über das Appellative und Insistierende kommt der normative Ansatz selten hinaus (vgl. Kap. 3.4).

Es geht im Folgenden mitnichten um die definitive Antwort auf die Frage, was das Menschsein – etwa im Vergleich und in Abgrenzung zu anderen Lebensformen – ausmacht. Vielmehr soll dieser Frage nachgegangen und *nachgespürt* werden, um dabei die Dimensionen des Menschseins wieder zu entdecken und freizulegen, die durch eine rationalistische und kognitivistische Tradition zugedeckt und vernachlässigt worden sind. In diesem Sinne sind die klassischen Anthropologien unzureichend, und eine moderne Pflege kann darauf nicht bauen. Die Defizite der Wissenschaften, die auf dem anthropologischen Dualismus von Leib und Seele bzw. Körper und Geist beruhen, sind hinlänglich bekannt und seit Jahrhunderten Gegenstand theoretischer Bemühungen. Eindrucksvoll sind zuletzt noch einmal die gravierendsten Mängel der Schulmedizin von Remmers[5] sowie die wissenschaftlichen Unzulänglichkeiten der verschiedenen Psychologien von Jüttemann[6] dargelegt worden. Bis in die jüngste Vergangenheit hinein gab es keine überzeugenden, wenngleich meist mit dem Brustton der Überzeugung Hoffnungen weckenden Ansätze, die diesen Dualismus überwinden konnten. Namentlich die sog. psychosomatischen Theorien implizieren diesen Dualismus weiterhin, wollen Geist und Körper bzw. Leib und Seele lediglich als gleichberechtigt anerkennen (vgl. Kap. 3.2). Physiologie und Psychologie sind jedoch nur jeweils die andere Seite der Medaille. Die Körperabstinenz der Psychologien, insbesondere der Psy-

---

[3] Vgl. exemplarisch hierzu Benner/Wrubel (1997), Käppeli (1998) und Schoppmann (2003).
[4] Schmitz 1980: 34
[5] Vgl. Remmers 2000
[6] Vgl. Jüttemann 1991

choanalyse[7], ist schon so legendär, wie umgekehrt die Psychoabstinenz der klassischen, immer noch naturwissenschaftlich dominierten Schulmedizin. Der Leib hingegen, „der Gegenstand des eigenleiblichen Spürens als *eigenartiger* (Herv. d.V.) (wurde) verkannt und als Bastard von Körper und Seele mißverstanden."[8]

In dieser binär codierten Zerlegung des ganzen Menschen in Körper und Seele[9] war und ist für die leiblichen Regungen kein Platz. Dabei waren sie es, die immer den eigentlichen Anlass für Körperzucht und geistig-moralische Disziplinierungen boten, die Foucault[10] so eindringlich beschrieben hat, weil sie in ihrer begrifflich nicht zurichtbaren Unmittelbarkeit und Nacktheit unheimlich und bedrohlich Widerstand leisteten. Es ist nicht immer das Fleisch schwach, wo der Geist willig ist, vielmehr wehrt sich die lebendige Leiblichkeit gegen derartige Zumutungen. Den Geist kann man `abtöten`, den Körper – wie in der Psychoanalyse[11] oder unter der Folter[12] – `ruhigstellen`, den Leib kann man nicht abstellen, ohne den Menschen zu töten oder zumindest ihm das Bewusstsein zu nehmen. Ein separates Leben des Geistes oder der Seele gibt es so wenig wie eines des Körpers.

Die traditionellen anthropologischen Theorien reichen an das durchschnittliche Leben nicht heran, weil sie in rationalistischer Verkennung von leiblichen Dispositionen und Regungen abstrahieren. Sie zehren vom Ideal der Reinheit in der Mathematik und der Geometrie. Le Corbusier hat dieses Ideal auf die Formel gebracht: „Die Ingenieure verwenden, da sie auf dem Wege der Berechnung vorgehen, geometrische Formen und befriedigen unsere Augen durch die Geometrie und unseren Geist durch

---

[7] Vgl. hierzu von Polenz 1994

[8] Schmitz 1992: 11

[9] Nach Schmitz ist der Leib das Jenseits der Seele und das Diesseits des Körpers. Die *Seele* ist der – unverstanden – mentalistische Platzhalter des Leibes im Abendland, und diesen gleichzeitig völlig verfehlend, fungiert sie als Residualkategorie für all das, was irgendwie nicht passt. „Die dualistische Tradition sucht sich die leiblichen Regungen als Organempfindungen zurechtzulegen; `Organ` soll die körperliche, `Empfindung` die seelische Hälfte sein, in die das schlichte Phänomen zerrissen wird." (Schmitz 1992: 290) Die Seele fungiert in der normativen Hierarchie als das Höchste und Edelste, als das, was vom Menschen übrig bleibt, wenn der Körper stirbt. Sie gilt als unsterblich.

[10] Vgl. Foucault 1977; 1974

[11] Vgl. von Polenz 1994

[12] Ein beeindruckendes Beispiel gibt Tisma 1993: 35-71.

die Mathematik."[13] Indem sie aber von den Kontextbedingungen absehen, konstruieren sie sich eine eigene Welt. Die Geometrie z.B. beschreibt die Welt wie sie wäre, wäre sie geometrisch; allein die Welt ist (noch) nicht geometrisch. Die Geometrie ist eine idealisierte Beschreibungsmethode. Das Krumme, Schnörkelige, Asymmetrische begradigt sie für ihre Zwecke, die aber nicht die Zwecke der in der krummen Welt Lebenden sind. Die in der krummen Welt Lebenden – selbst eher krumm als gerade – müssen mit dem Krummen leben, das ihnen die Begradiger ausreden wollen. Nur ist es für die Betroffenen nicht damit getan, wenn *ihre* Welt lediglich anders interpretiert wird.

Vor allem im gesamten Sozial-, Gesundheits- und Kriminalwesen haben wir es – wenn man das so sagen darf – mit dem Krummen, Eckigen und Kantigen zu tun. Die entsprechenden Wissenschaften haben eine Vielzahl von `Menschenbildern` nach dem Muster von homo oeconomicus oder homo sociologicus für den ihrer Meinung nach durchschnittlichen homo sapiens entwickelt. Ihre Konstruktionen, die durchaus als Handlungsanleitung für die Wirklichkeit benutzt werden, sind Begradigungen, d.h. Disziplinierungen von Subjekten, die nach diesen Mustern auf einen Durchschnittstypus der Normalität zurecht gemacht werden.

Wir denken nicht daran, unser Denken oder unseren Zugang zum Menschen dem Herkömmlichen einfach nur entgegenzusetzen. Vielmehr sehen wir in dem anderen anthropologischen Ansatz, den wir hier vorstellen möchten, eine Ergänzung im Sinne einer Erweiterung des pflegerischen Horizontes. Die klassischen Ansätze, Modelle und Theorien sind nicht in toto falsch, sie sind nur nicht ausreichend.

Um dieses Neuland auch für die Pflege als Profession und das Pflegen allgemein begehbar zu machen, beginnen wir dieses Buch mit einem Exkurs zur Einstimmung. Allgemeine Betrachtungen über menschliches Verhalten, Handeln und Leiden sollen die Leser und Leserinnen vom engen Pflegefokus zunächst wegführen, um zu verdeutlichen, wie sehr auch Pflege von philosophischen, religiösen und wissenschaftlichen Ideen geleitet wird (Kap. 2). Im ersten Hauptteil des Buches werden dann die zentralen Fragen `Was ist Anthropologie?` und `Was ist Pflege?` aus der Perspektive klassischer Erklärungsansätze der Anthropologie und der Soziologie dargelegt (Kap. 3 und 4). Die deskriptive Analyse veranschaulicht die daraus abgeleiteten konkreten Konsequenzen für Hand-

---

[13] Zit. n. Welsch 1996: 577f.

lungstheorien und praktisches Handeln (Kap. 5). Damit wird nachvollziehbar, wie die Erklärungsversuche des menschlichen Handelns und
Leidens von den zu Grunde gelegten Vorstellungen über Mensch und
Leben, über Körper und Leib bestimmt sind (Kap. 6). Kapitel 7 ist als
Übergangskapitel vom ersten Hauptteil zum zweiten Hauptteil des Buches
konzipiert. Vorstellungen über Körper und Leib haben Einfluss auf
Handeln und Leiden der Menschen und die verschiedenen wissenschafts-
theoretischen Ansätze eröffnen unterschiedliche Reichweiten der Erklärung und des Verstehens. Die Phänomenologie hat sich dieser Fragen
nach dem Menschen, seinem Körper und seinem Leib schon früh angenommen, wenn auch in unterschiedlicher Weise. Daher haben wir die
verschiedenen phänomenologischen Zugangsweisen zu diesen Themen
skizzenhaft zusammengestellt, um zu verdeutlichen, was das Neue an der
Neuen Phänomenologie ist und um auf den zweiten Teil des Buches
vorzubereiten, in dem in den Leibdiskurs eingeführt wird. Ausgehend von
der scheinbaren Unüberwindlichkeit des anthropologischen Dualismus
seit Descartes, mit all seinen Implikationen und Konsequenzen für die
handelnden Menschen, wird die Grundbegrifflichkeit der Leibphänomenologie von Schmitz dargelegt (Kap. 8), hier und da, wo es nötig erscheint, durch Ausführungen anderer Theoretiker und Leibphänomeno-
logen ergänzt. Schmitz räumt dabei rigoros mit einigen in Philosophie,
Wissenschaft und durchschnittlichem Alltagsverständnis liebgewonnenen
Vorstellungen auf und führt erstmals in der europäischen Kultursphäre
bisher Verdrängtes und Nicht-Kommunizierbares einem vernünftigen
und diskursiven Sprechen zu.

Seine bahnbrechende leibphänomenologische Anthropologie zeigt gerade
auch für das Pflegen Wege auf, die an pflegerisches Wissen anknüpfen
können, dieses z.T. aber auch erst zur Sprache bringt und weitreichende
Konsequenzen für die Profession und für jeden (Pflege-) Laien haben
dürften, wenn denn die Pflege und die Pflegewissenschaft bereit sind, die
Herausforderungen und Anregungen aufzunehmen. Zu ihrem Schaden
wäre das nicht, böte sich doch hier auch die Chance, die Pflegeprofession
gegenüber – vor allem – der Medizin und der Psychologie zu profilieren
und ihr Proprium, den Leib, zu explizieren. Um die herausragende Bedeutung der Leiblichkeit zu untermauern, soll nicht nur die Schmitzsche
Leib- und Gefühlstheorie gegenüber anderen Ansätzen herausgearbeitet
werden (Kap. 9). Mit dieser Herangehensweise wird es möglich, elemen-
tare Phänomene wie leibliche Regungen, die in der Pflege alltäglich sind,
zu versprachlichen – jenseits von Biologie, Physiologie oder Psychologie
(Kap. 10). Welche Möglichkeiten der leibliche Zugang auch im Bereich
der Kommunikation bietet – gerade dann, wenn Sprache nicht (mehr)

möglich ist – wird in Kapitel 11 erläutert. Die Relevanz derartiger Phänomene für diverse pflegerische Prozesse und Handlungsfelder sollte bis hierher deutlich geworden sein. Um am Schluss des Buches nochmals deutlich zu explizieren, welchen therapeutischen Anteil die Pflege bereits hat, aber auch noch entwickeln kann und muss, wird das Konzept der Basalen Stimulation mit der Leibtheorie von Schmitz verbunden und überprüft (Kap. 12). Daraus ergeben sich weiter zu denkende Konsequenzen für verschiedene pflegerische Interventionen. Deutlich werden damit aber auch noch bestehende Forschungsdesiderata. Das Schlusskapitel (Kap. 13) stellt zusammenfassend den Gewinn der Schmitzschen Leibphänomenologie für Pflegewissenschaft und Pflegepraxis heraus.

Der neue leibphänomenologische Ansatz rechtfertigt sich aber nicht nur durch die Erforschung von objektiven Tatsachen, sondern auch durch seine unmittelbare Evidenz und seine bestrickende Einfachheit – ein nicht zu unterschätzendes notwendiges, wenn auch noch nicht hinreichendes Qualitätskriterium für Forschung, sowie sein Anknüpfen an die durchschnittliche unwillkürliche Lebenserfahrung. In allen `leibnahen` Bereichen, und das sind die zentralen, kann diese Philosophie auch von (fast) allen Menschen, sofern sie bei Besinnung[14] sind, nachvollzogen, nachgespürt werden und nicht nur von Wissenschaftlerinnen und Wissenschaftlern, mit ihren ausgefeilten Instrumenten der Analyse, Hermeneutik oder Logik. Wer demgegenüber die subjektiven Tatsachen ignoriert oder überhaupt die Tatsächlichkeit des Subjektiven leugnet, kann weder Mensch noch Tier in ihrer Not, aber auch in ihrem Glück, verstehen, geschweige denn, Patienten heilen oder auf ihrem Weg begleiten.

So besehen kann man die Philosophie von Hermann Schmitz durchaus als Fortführung des Projekts der Aufklärung sehen, gerade weil sie auch der Aufklärung (und ihrem Rationalismus) ihre Grenzen zeigt und ihr doch kritisch verbunden bleibt. Die Stoßrichtung dieser Philosophie zielt auf jegliche Orthodoxie, die an dem Dualismus von Körper und Seele festhält. Sie geht dabei einen Schritt weiter über die „Aufwertung der Sinnlichkeit"

---

14 Wer nun meint, das würde sich im Widerstreit befinden zu dem vorne geäußerten Anspruch, gerade auch die unheilbar Kranken, wie z.B. die Dementen oder Komatösen, die Sterbenden oder Schwerstbehinderten nicht auszuschließen, der irrt insofern, als dass gerade denen, oder, wo das nicht (mehr) möglich ist, über diese die Leibphilosophie von Schmitz einiges zu sagen hat. Kein menschliches Leben, aber auch kein tierisches Leben ist hier grundsätzlich ausgeschlossen. Ein irgendwie geartetes Bewertungskriterium höheren oder minderen Lebens findet sich bei Schmitz überhaupt nicht.

(Kondylis) hinaus zur Rehabilitierung der subjektiven Tatsachen der leiblichen Regungen, des affektiven Betroffenseins und der unwillkürlichen Lebenserfahrung.

Dass es diese Philosophie insgesamt, die Leibphänomenologie im besonderen, trotz all dieser Vorteile bisher so schwer hat, sich durchzusetzen[15], liegt zum einen sicherlich an dem öffentlichen Beschweigen durch die philosophische und wissenschaftliche Fachwelt, das nur sporadisch von wenigen löblichen Ausnahmen unterbrochen worden ist. Die Fachwelt wird hier immerhin mit einem Denken konfrontiert, das sich nur ganz weniger Spekulationen bedient und auf eine sich in ihren eigenen esoterischen – nicht nur postmodernen – Jargon verliebte akademische und Feuilletonphilosophie nichts gibt. Zum anderen liegt die Ignoranz gegenüber der Schmitzschen Philosophie sicherlich auch daran, dass wir alle als gewöhnliche europäische Menschen von einer Metaphysik der Seele und einem Absolutheitsanspruch der positivistischen Naturwissenschaften (bis vor kurzen unter dem Primat der Physik, das ihr nun von der Biologie zunehmend streitig gemacht wird) durchdrungen sind, die es keinem leicht machen sich diesen Einflüssen zu entziehen. Hier wäre es vielleicht am angemessensten, von einem „objektiven Verblendungszusammenhang" (Adorno) zu sprechen, der die Bemühungen so mancher zu einem Lauf im Hamsterrad geraten lässt. Wenn man so will, hat Schmitz aus dieser Kreisbewegung herausgefunden.

Bevor nun die geneigten Leserinnen und Leser sich in die Inhalte des vorliegenden Buches vertiefen und dabei vielleicht selbst Höhen und Tiefen des Erkennens, des Spürens erleben, möchten wir an dieser Stelle einem schönen Brauch huldigen. Es ist nicht leicht, ein Buch zu schreiben und es gehören immer mehr Menschen dazu als nur die Autoren selbst. Daher möchten wir all denjenigen danken, die uns geholfen haben, dass dieses Werk überhaupt entstehen konnte. Der Katholischen Stiftungsfachhochschule München gilt unser Dank, da sie der Autorin ein Forschungssemester gewährt und damit die nötigen Freiräume geschaffen hat, sich einem solchen Thema intensiv widmen zu können. Den Studentinnen und Studenten sei gedankt, die durch ihre permanenten und insistierenden Fragen in den Seminaren zum Leibthema uns dazu gebracht haben, die philosophischen Konzepte auch aus einer Praxisperspektive zu hinterfragen. Die Konfrontation mit der jeweils anderen Sichtweise hat uns

---

[15] Immerhin ist das opus magnum von Schmitz von 1964 bis 1980 veröffentlicht worden, wobei die Leibphänomenologie seit 1965 ausgearbeitet vorliegt.

immer wieder gezwungen, genauer hinzuschauen und uns selbst in der Argumentation zu überprüfen. Herrn Prof. Schild (em.) möchte die Autorin für seine Ermutigung danken, unbequeme und nicht immer gerade Wege weiterzugehen. Die Gespräche, das Interesse und die wohlwollende und immer offene Haltung den Belangen einer jüngeren Kollegin gegenüber haben ihr den Rücken gestärkt. Herrn Prof. Dr. Gabriel danken wir für die kritische Durchsicht einiger Kapitel und seine wertvollen Anregungen. Frau Gottschall-Güther gilt unser Dank für das umsichtige und zügige Lektorieren des Manuskripts. Und last but not least möchten wir Herrn Prof. Dr. Schmitz (em.) ganz herzlich für seine Unterstützung danken, die er uns durch seine Briefe hat zukommen lassen. Es ist von unschätzbarem Wert – wenn auch eine große Herausforderung –, dass wir unsere Fragen zur Leiblichkeit direkt mit ihm selbst haben diskutieren dürfen, und es ist uns eine große Hilfe und Freude gewesen, dass wir immer auf offene Ohren gestoßen sind. Kein Problem, keine Frage war ihm zu banal, als dass er sie nicht mit uns erörtert hätte. Für eventuelle Mängel in diesem Buch sind wir selbstverständlich allein verantwortlich.

2. Zur Einstimmung

> „Die technische und ökonomische Ausfüllung des Raumes durch Plätze nutzbringender Einrichtungen und Verbindungsbahnen des Verkehrs zwischen ihnen schreitet unabsehbar fort und verschlingt mehr und mehr Weite." (Schmitz 1998b: 2)

Menschliches Leben ist Bewegung. Seit die Menschen zu Menschen geworden sind, sind sie sich selbst immer schon voraus. Selten sind sie mit den Orten, an denen sie lebten, zufrieden gewesen; kaum einmal haben sie sich mit dem Erreichten abgefunden und schon gar nicht haben sie sich mit irgendeinem Ende, einer Grenze, einem Bis-hierher-und-nicht-weiter begnügt. Gerade irgendwo angekommen, rüsten sie schon wieder zum Aufbruch. Auch mit ihrer eigenen Zeit ist es ihnen nie genug, und so haben sie sich der Vergangenheit und dann immer stärker der Zukunft zugewendet. Sie haben von jeher das Weite gesucht – in Raum, Zeit, Gedanken und Gefühlen. Geboren aus der Angst vor Widerfahrnissen und Unwägbarkeiten – wilde Tiere, raue Umwelt, Dämonen, Götter, Katastrophen –, und daher zunächst rein defensiv eingestellt, sind sie im Laufe ihrer Geschichte `in die Offensive` gegangen. Die Menschen erweiterten ihren Horizont, wurden mobil. Ebenso wie sie `in der Gegend` umherschweiften, so ließen sie auch ihren Geist schweifen. Auf der Suche nach mentaler und motorischer, nach leiblicher Weite begannen sie ihre Geschichte. Paradoxer Weise scheint nach dem Ende der nomadischen Lebensweise mit der Sesshaftwerdung der Menschen dieser Bewegungsdrang ins Unermessliche gesteigert worden zu sein und ist noch nicht zu seinem Ende gekommen. Sie schufen Verkehrswege und -mittel zu Wasser, zu Lande und in der Luft; sie schickten Worte, Bilder und nicht zuletzt ihre Gedanken auf Reisen. Weltraumflüge, Sport, Singen oder Tanzen sind ebenso Strategien, das Weite zu suchen wie Utopien, Mythologien, Phantasien, der Konsum von Drogen oder imperialistische Kriege. Über Raum und Zeit hinauszugreifen, der Drang in die Ferne, ins Transzendente ist der Motor menschlicher Geschichte. Nimmt man den Menschen die Chance von Bewusstseinserweiterung und körperlich-leiblicher Ausdehnung, schränkt man sie in ihren Möglichkeiten ein, so regredieren und verkümmern sie. Da das Wesen des Menschen vor allem auch in seinen Möglichkeiten besteht, ist damit seine Menschlichkeit (im anthropologischen und nicht moralischen Sinne) eingeschränkt.

Auch wenn Menschen sich in einer Umwelt, in einer Umgebung finden, so sind sie doch immer auf der Suche nach Weite. „Jeder Mensch findet sich in einer Umgebung. *Umgebung* eines Menschen soll heißen: das Ganze dessen, was in seinem Sichfinden mitgefunden wird. Dazu gehört z.B. der Horizont im Sinne von Husserl, das Milieu im Sinne von Scheler, die Welt im Sinne von Heidegger."[16] Aber seine Umgebung genügt ihm nicht, er will seinen Horizont erweitern, über sein Milieu und seine Welt hinaus. Nichts kann ihn auf Dauer dabei aufhalten, es sei denn der Tod. Der Tod bricht dieses `Immer-weiter` ab; er ist absoluter Stillstand. Er macht den Menschen Angst, nicht weil er eine `Reise ins Unbekannte` wäre, sondern weil alle Reisen zu Ende gehen. Die einstmals tröstenden `großen Erzählungen` helfen nicht mehr weiter. Heute werden große Summen für die Forschung bereit gestellt, die verspricht, den Tod irgendwie ungeschehen zu machen, wie das z.B. in den Meldungen über die vermeintlichen Erfolge der Krebsforschung immer wieder bekundet wird; aber auch die Transplantationsmedizin hat sich die Überwindung des Todes auf ihre Fahnen geschrieben.[17] Und zuletzt sind vor allem die lebensverlängernden Maßnahmen Ausdruck dieser Nicht-Akzeptanz des Endes.

Letztlich ist jede Angst Angst vor dem Tod. Alle Anstrengung, alle Kultur, aller Fortschritt, alle Religion dient der Vermeidung und Überlistung des Todes.[18] In diesem Sinne sagt Heidegger: „Das Sein zum Tode ist wesenhaft Angst."[19] Diese Angst treibt den Menschen an. Vor dem Tod sucht er das Weite. „Wer in keinem Sinn weg will, ist der Angst ganz unfähig."[20] Das Urphänomen der Angst nennt Schmitz das „gehinderte `Weg!`". Es bezeichnet die Situation der Ausweglosigkeit. Kein Weg führt aus der bedrängenden und bedrohlichen Situation. Der Bedrohung ins Auge sehen zu müssen, auf keine Hilfe bauen und auf keine Rettung hoffen zu dürfen, in die Enge getrieben zu sein, macht Angst. „Der *Bewegungsdrang* ist eine verlarvte und zerstreute Manifestation des Fluchtimpulses."[21] Angst, Schmerz, Grausamkeit und andere Beeinträchtigungen hindern den Menschen daran, das Weite zu suchen. Wer nicht aus seiner Haut kann, ans Bett gefesselt oder (z.B. im Gefängnis) eingesperrt ist, der regrediert. Während ein Strafgefangener gezielt daran gehindert wird, das Weite zu suchen – das ist schließlich der Sinn des Gefängnisses –, ist es das Ziel von Medizin und Pflege, die Patienten aus ihrer Situation des „gehin-

---

[16] Schmitz 1998a: 1

[17] Im Gegensatz dazu nimmt sich die Förderung und Unterstützung der Palliativmedizin und -pflege, die den Tod nicht verneint, sondern ihm Pflege und Aufmerksamkeit schenkt, eher ärmlich aus.

[18] Mit Ausnahme des Buddhismus. Vgl. Uzarewicz/Uzarewicz 1998: 245ff.

[19] Heidegger 1993: 266

[20] Schmitz 1998a: 181

[21] Schmitz 1998a: 179

derten `Weg!`" zu befreien, die Not zu lindern oder andere Aus-Wege aufzuzeigen.

Das existentielle, alles überschattende Problem der Menschen besteht nicht in der Kürze des Lebens, wie manche Sinnstifter des Todes uns glaubhaft machen wollen[22], sondern dass es überhaupt endet. Das Leben ist sowieso immer zu kurz. Der Mensch ist das Lebewesen, das nicht sterben will. Er weiß, dass er sterben muss, aber er weigert sich beharrlich. Wer nicht sterben will, der setzt alles daran, sich selbst zu erhalten. Sich selbst zu erhalten heißt auch, sich zu pflegen. Pflege ist Bedingung des (guten) Lebens. Wer sich nicht selbst erhalten will, dem ist das eigene Leben entweder so unerträglich, dass er nicht mehr leben kann oder so unwichtig und gleichgültig, dass ihn buchstäblich nichts mehr betrifft.[23] Wem aber das eigene Leben schon gleichgültig ist, dem ist letztlich alles Leben gleichgültig. Selbsterhaltung ist jedoch nur die Voraussetzung für Selbstüberschreitung, für ein `Über-sich-hinaus`. Fast jeder will weiterleben; sei es genetisch über die eigenen Kinder[24], oder sei es symbolisch im Gedächtnis der anderen durch Schaffung großer literarischer Werke oder durch besonders unvergessliche Taten – schlechte wie gute –, die uns unsterblich machen sollen; die Geschichtsschreibung ist ebenso voll von derartigen Beispielen wie die Literatur.[25]

Solange der Mensch lebt, hat er einen *Überschuss* an Ressourcen und Energien, die vielfältig mobilisiert werden können. Menschlicher Fortschritt ist vor allem aus dieser `Überschussproduktion` zu erklären und nicht aus dem Mangel. Der Mensch ist eher ein Überschuss- als ein Mängelwesen. Weil er zu viel mentale und motorische, zu viel leibliche Überschüsse hat, gibt es eine menschliche Entwicklung – im Guten, wie im Schlechten. Die Geschichte des homo sapiens sapiens ist eine Geschichte von Luxus und Verschwendung und nicht von Mangel und Knappheit. Keine noch so große Armut, kein noch so großes Elend konnte die Menschen daran hin-

---

[22] „Man macht das Leben zunichte, wenn man es eternalisieren will (...)." (Schmid 1998: 89)

[23] Vgl. Lütkehaus 1999

[24] Auch hier zeigt sich, warum die Forschung und Technik der Reproduktionsmedizin in unserer Gesellschaft – trotz ihrer relativ geringen Erfolgsquote – so hohe Akzeptanz erfährt und trotz vieler Diskussionen in Ethikkommissionen nicht mehr weg zu denken ist. Sie trifft den Urgrund des Daseins und Bleibenwollens ebenso wie die Transplantationsmedizin.

[25] Vgl. Uzarewicz/Uzarewicz 1998: 245ff.

dern, `Nutzloses` zu produzieren und zu verschwenden.[26] Die nutzlose Verschwendung von Ressourcen ist jedoch nur möglich, wenn sie für die unmittelbare Reproduktion menschlichen Lebens nicht notwendig ist. Schon die Hege und Pflege von Kindern erfordert Ressourcen, die nicht für die individuelle Selbsterhaltung nötig sind. Insofern hatten die Menschen, aber auch die Tiere, immer schon mehr als das existenziell Nötige. Menschliches Leben ist immer mehr als bloßes Überleben und Erhaltung des Selbst.

Mit diesem Überschuss müssen die Menschen etwas anfangen; sie können (sich) nicht einfach `abschalten`. Der Überschuss an motorischer Energie nötigt sie zur Aktivität, drängt sie zum Handeln. Wir Menschen können kaum an uns halten: die Hände, die Füße, die Augen, der Kopf wollen (von sich aus) immer in Bewegung sein. Sind sie nicht in Bewegung, so brauchen sie einen Halt, einen Punkt, auf den sie sich fixieren, in den sie sich `einleiben`[27] können. Die Extremitäten und die Sinne ruhig zu halten, gelingt uns nur, wenn sie Kontakt haben. Freischwebend können sie wegen ihrer `inneren Unruhe` nicht verharren: die Finger schnippen, zerkrümeln, zerbrechen[28] unentwegt, die Hände liegen auf dem Tisch, auf der Lehne oder in der Hosentasche, die Füße stehen auf dem Boden, stemmen sich gegen die Wand, pendeln hin und her oder wippen, die Augen beobachten, lauern oder zucken, die Zunge spielt im Mund mit den Zähnen, nur die Nase scheint sich aus allem heraus zu halten; dabei ist sie unentwegt `auf Empfang`.

Der (einzelne) Mensch ist also immer in Bewegung, immer auf der Suche und trotzdem mangelt es ihm an nichts. Sowohl die Frage `Wer bin ich?` als auch `Was ist der Mensch?` zielen auf seine Unvollständigkeit – trotz Überschuss. An diesen Fragen zeigt sich, „dass ich als vollständiger Gegenstand mich unvollständig kenne"[29] und dass ich *den* Menschen nie vollständig kennen werde. Unvollständigkeit ist etwas anderes als Mangel. Menschen sind vollständig; aber diese Vollständigkeit zu kennen hieße, ihr Wesen zu kennen. Das wird jedoch niemals der Fall sein, weil Menschen in ihren Möglichkeiten ihrem Status quo immer schon voraus sind, und ihre Möglichkeiten sind grenzenlos. Sie sind nicht in ihrem Wesen angelegt. Tatsächlich gibt es unendlich viele Möglichkeiten, aber keine kann Menschsein auch nur annähernd erfassen. Kein genetisches Programm,

---

[26] Vgl. Bataille 1985: 17
[27] Zur Einleibung vgl. Kap. 11.3.1
[28] Vgl. Canetti 1980: 241ff.
[29] Schmitz 1998a: 13

kein Instinkt oder Trieb, kein sozialer, kultureller, ökonomischer oder personaler Sachverhalt determiniert ihn. Menschen denken und handeln über sich hinaus; sie können über ihre Schatten springen. Menschen können ohne Hilfsmittel nicht fliegen wie die Vögel und auch nicht so lange unter Wasser bleiben wie die Fische, sie können keine Eier legen und haben auch kein Gift, wie manche Schlangen. Um nicht beim Vergleich mit Tieren zu bleiben, kann man noch anfügen, dass sie – zumindest als einzelne Individuen – nicht ewig leben und dass sie sterben müssen, dass sie nicht allmächtig sind und auch nicht grenzenlos gut oder böse. Aber welches Lebewesen kann schon auf Bäume klettern *und* laufen *und* springen *und* schwimmen *und* sitzen?[30] Menschen können aufrecht gehen und auf dem Bauch kriechen, singen, sprechen, abstrakt denken und sich auf mannigfaltige Weise ausdrücken. Dem einzelnen Menschen – und der Gattung Mensch – ist es auch deshalb nicht möglich, die Möglichkeiten auszuschöpfen, weil er zum einen eine begrenzte Lebensspanne hat und wir nie wissen, welche Möglichkeiten er in dieser Spanne jeweils realisieren kann, und weil er zum anderen an der permanenten „Reizüberflutung, der `unzweckmäßigen` Fülle von einströmenden Eindrücken, die er irgendwie zu bewältigen hat"[31], leidet. Dieses Leid ist die Qual der Wahl. Immer läuft er seinen Möglichkeiten hinterher; immer ist er dazu verurteilt, die schiere Masse und Komplexität vielsagender Eindrücke zu reduzieren. Auch dem unsterblichen Menschen würde es nicht langweilig werden. Eine Fest-Stellung *des* Menschen scheitert an einer unendlichen Vielfalt an Möglichkeiten *der* Menschen. In keinem einzigen Menschen geht diese Pluralität auch nur annähernd auf. Nirgendwo sehen wir einen solchen Über-Menschen. Nur von einem göttlichen Standpunkt der Vollständigkeit aus, dem keine seiner Möglichkeiten und Realitäten fremd wäre, könnte man aber von einem Mangel sprechen.

---

[30] Die Mängeltheorie wird immer wieder damit begründet, dass der Mensch kein Spezialist, sondern vielmehr völlig unspezialisiert sei. Dabei wurde bisher ignoriert, dass der Mensch, lange bevor man bei ihm von Kultur sprechen kann, „der beste Werfer aller Zeiten" war und geblieben ist. Das gilt nicht erst für den homo sapiens, sondern schon für den homo habilis und den homo erectus. Neben der sprachlichen Entwicklung, die eine Anpassungsleistung an das gezielte Werfen war, und der sozialen Gruppenorganisation ist der Mensch damit „in höchstem Maße spezialisiert und für eine schwierige Aufgabe optimiert", die ihm zunächst erlaubte, Raubtiere auf Distanz zu halten und sie schließlich auch zu töten und die ihn „zum gefährlichsten Primaten aller Zeiten macht" (Kirschmann 1999: 19; 34).
[31] Gehlen 1986: 36

Die Menschen sind in ihrem Handeln fast immer auf andere bezogen, somit auch soziale und kulturelle Lebewesen. Die kulturelle Evolution ist keine lineare Weiterführung der biologischen. Es ist der grandiosen Fähigkeit der Menschen zur Kultur zu verdanken, dass nicht jeder Mensch immer wieder von vorne beginnen muss. Die Menschen sind lernfähig und können das Gelernte weitergeben, ohne auf Vererbung `zurückgreifen` zu müssen. Kultur ist das, was die Menschen an Andere ohne ein natürliches Programm weiterreichen.[32] Kultureller Fortschritt entsteht dadurch, dass das Weitergereichte modifiziert wird; es wird auf je einzigartige Weise rezipiert, interpretiert, transformiert. Das Wissens- und Sinnsystem gleicht sich bei keinen zwei Menschen vollständig. Die Eindrücke, die sie zu verarbeiten haben, sind derartig vielsagend, zu vielsagend, als dass der einzelne Mensch nicht dazu gezwungen wäre, sein eigenes Leben zu führen. Niemand kann sein wie ein anderer; niemand kann das Leben eines anderen führen. Immer seltener sind Traditionen, Regeln, Normen dabei hilfreich. Auf nie da gewesene Weise sind die modernen Menschen auf sich selbst gestellt und zur Freiheit verurteilt (Sartre). Je weiter die Evolution der Menschen voranschreitet, desto größer wird die Chance, Möglichkeiten zu verwirklichen, desto größer wird aber auch die Einsicht, wie unvollkommen wir sind. Vollkommenheit ist, im Gegensatz zur Vollständigkeit, ein durch und durch ambivalentes und menschlich-unmenschliches Ideal: ein Ziel, das nie erreicht wird und doch gleichzeitig Maßstab der Orientierung ist. Das Erreichen dieses Zieles wäre das Ende der Menschheit. Und erst `am Ende aller Tage` könnte man abschließend feststellen, was *der* Mensch ist bzw. was er war. Solange aber noch nicht `aller Tage Abend` ist, solange können wir nichts Definitives sagen, solange bleiben alle Aussagen über den oder die Menschen unvollständig. Das wird die Menschen jedoch in keiner Weise davon abhalten, weiter zu fragen.

---

[32] Vgl. Mühlmann 1996

Teil I – Theoretische Grundlagen

3. Anthropologie

> „ (...) Menschen sind wir sowieso, wie soll man daraus ein Programm machen?" (Schmitz 1999b: 383)

Anthropologie ist diejenige Wissenschaft, die zwischen einer Zoologie des homo sapiens sapiens und einer Soziologie der Lebensweisen angesiedelt ist. Sie umfasst dabei durchaus noch die Physiologie als „letztem Kapitel der Zoologie"[33], wie auch die kollektiven `sozialen Tatsachen`, dem ersten Kapitel der Soziologie. Weder sitzt sie einem deterministischen (zoologischen) Verständnis *des* Menschen auf, noch einem radikalen Konstruktivismus, der jegliches Handeln und Verhalten an die Verfügungsgewalt menschlicher Beliebigkeit delegiert. Jenseits derartiger krass deterministischer Natur- und possibilistischer Sozial- und Kulturtheorien thematisiert sie die Nötigungen und Möglichkeiten, zwischen denen menschliches Leben existiert. Die Menschen können sich diesen Nötigungen nur z.T. unbefangen entziehen. Befangenheit meint, dass der biologische, soziale oder kulturelle Druck so groß sein kann, dass die Menschen von ihm überwältigt werden und ihm nur sehr schwer widerstehen können.[34] Sie können aber auch auf Möglichkeiten verzichten. Es gibt kein genetisches Programm, das ihnen ihr Verhalten vorschreibt. Daraus lässt sich ersehen, dass „das Handeln des Menschen (...) offensichtlich einer einheitlichen wissenschaftlichen Grundlage (entbehrt)"[35]. Die verschiedensten wissenschaftlichen Disziplinen befassen sich daher mit der Frage `Was ist der Mensch?` von je unterschiedlichen Blickwinkeln und mit unterschiedlichen Schwerpunktsetzungen, wobei die Frage letztlich immer unbeantwortet bleiben muss, denn das Dilemma aller Anthropologien ist, dass sie den Menschen schon als Menschen gesetzt haben und damit die Voraussetzungen aus dem Fragenhorizont ausblenden.[36]

Die *biologischen Anthropologien* untersuchen den Einfluss der menschlichen Biologie auf Handeln und Verhalten von Menschen. Dazu gehörten

---

[33] Gehlen 1974: 44

[34] Beispiele wären hier die sogenannten `Triebe` der Psychoanalyse, die `Moral` oder soziale Gebilde wie z.B. `Massen` oder `Meuten`, von denen man geradezu mitgerissen wird, aber auch `Stimmungen`, `Gefühle` und `Atmosphären`, die uns ergreifen.

[35] Rössner 1986: 18

[36] Vgl. Rössner 1986: 20

Disziplinen wie z.B. Rassenkunde, Kraniologie/Kraniometrie, Erb- und Abstammungslehre, die versuchten, `biologische Sozialtypen` zu identifizieren; diese Disziplinen haben sich historisch überlebt. Heute stehen Evolutionsbiologie, Genetik, Soziobiologie und Ethologie für die Untersuchung von biologischen Dispositionen für menschliches Verhalten und Handeln. Evolutionsbiologische Grundlagen für relativ konstante menschliche Phänomene (z.B. Organisation von Herrschaft als menschliche Universalie) werden erforscht. Die Soziobiologie hat ihren Forschungsfokus erweitert und fragt nicht nur nach den Grundprinzipien der menschlichen Existenz, sondern des organischen Lebens überhaupt.[37] Längst hat sich daher ihr Interesse von den Gattungen und Arten zu den Individuen verschoben. Zu den *Kultur- und/oder Sozialanthropologien* werden die in den USA und Großbritannien entwickelten Wissenschaften gezählt, die in Deutschland eher als Ethnologie, Völkerkunde, Volkskunde und empirische Kulturwissenschaften bekannt sind. Es gibt zahlreiche Disziplinen, die der Frage nach dem formenden Einfluss von Kultur und Gesellschaft auf den Menschen und sein Verhalten nachgehen, wobei sich die britische, die französische, die US-amerikanische Sozial- und Kulturanthropologie in ihren theoretischen Ansätzen und Schulen unterschieden haben.[38] Allgemein lässt sich eine Schwerpunktverlagerung im Erkenntnisgewinnungsprozess erkennen, die von der historisch orientierten Sammlung und Archivierung menschlicher Artefakte wegführt, über naturwissenschaftlich geprägtes empirisches Forschen und Analysieren hin zu einem hermeneutischen Ansatz, der immer auch die eigenen (kulturellen) Hintergründe und Ausgangspunkte mit beleuchtet. Die *philosophische Anthropologie* schließlich stellt ein Bindeglied zwischen diesen beiden komplementären Anthropologien dar. Sie stellt die Frage nach dem Verhältnis zwischen Natur und Kultur und damit auch die Frage nach der Position des Menschen in der Welt. Diese Disziplin hat sich im Kontext des abendländisch geprägten Rationalismus erst spät entwickeln können, mit dem Ziel, „dem Menschen wieder seine Sonderstellung (als Krone der göttlichen Schöpfung, d.V.) zurückzugeben, ihn abzugrenzen von der Natur bzw. vom Tierreich"[39].

Eine wesentliche Voraussetzung aller Anthropologien ist die Erkenntnis, dass der Mensch nicht fest-gestellt ist; vielmehr sind Variabilität und

---

[37] Dressel 1996: 34

[38] Zu weiteren Spielarten, wie psychologische Anthropologie, historische Anthropologie etc. vgl. Dressel 1996.

[39] Dressel 1996: 38

Kontingenz seine zentralen Merkmale. Daher hat sich auch methodologisch eine Wende innerhalb der Disziplinen vollzogen: „Die diversen Anthropologien entwickeln sich zunehmend von analytischen zu verstehenden Wissenschaften."[40] Der Begriff Anthropologie trifft – trotz oder wegen seiner Verbreitung – auf grundsätzliche Vorbehalte, die im Hinblick auf ihre Geschichte auch keineswegs unbegründet sind. Nicht nur die alte Rassenkunde, sondern auch jene philosophische Anthropologie, die sich mit dem vermeintlichen Wesen des Menschen befasste, ist zurecht kritisiert worden. Seit langem gibt es jedoch auch eine negative Anthropologie, die darauf hingewiesen hat, dass es so etwas wie ein Wesen des Menschen oder bestimmter Menschengruppen nicht gibt.[41] Sowohl der universalistische als auch der häufig nur mühsam kaschierte rassistische Anspruch derartiger Anthropologien wurde verworfen, und zwar mit einer in sich keineswegs widerspruchsfreien Argumentation: Der Rassismus wurde verabschiedet mit dem Hinweis auf die Gleichwertigkeit aller Menschen und ihrer Lebensweisen, einem letztlich universalistischen Argument, dem Universalismus hingegen wurde Bescheid gegeben mit der Relativität dieser Lebensformen. Sie müssten alle aus sich selbst heraus verstanden und bewertet werden.[42] Bis heute ist der Streit zwischen Universalisten und Relativisten nicht entschieden und beigelegt worden.

Während der Rassismus (und die angeblich wertneutrale Rassenkunde oder Völkerbiologie) in seriöser Wissenschaft längst diskreditiert ist[43], wird sein legitimes Kind, die Ethnizität – eine theoretische Richtung innerhalb der modernen Sozial- und Kulturanthropologie – allgemein akzeptiert. Theorien der Ethnizität genießen in der Wissenschaft, vor allem unter den Kritikern einer universalistischen Anthropologie, eine hohe Reputation, an die Begriffe wie z.B. `ethnische Säuberung` nur leicht kratzen. Ethnizität steht jedoch ganz unbegründet in dem Ruf normativer Unschuld und hohen kognitiven Erklärungswertes. Wissenschaftshistorisch und systematisch ist Ethnizität nur ein pseudokulturalistisches Surrogat für Rasse.[44]

Das im vorliegenden Buch diskutierte anthropologische Konzept hat mit derartigen Ansätzen nichts zu tun, weil wir meinen, dass mit der Kritik an

---

[40] Dressel 1996: 55
[41] Vgl. Adorno 1997; Sonnemann 1981; Kamper 1973; Rombach 1971; Heidegger 1993
[42] Richtungsweisend für diesen Ansatz in der Kulturanthropologie waren die Arbeiten von Franz Boas (vgl. Hirschberg 1988: 65).
[43] Vgl. Cavalli-Sforza 1994
[44] Vgl. Uzarewicz/Uzarewicz 1998 und Sandall 2001

der universalistischen Anthropologie und ihrer ethnologischen Wende das Kind mit dem Bade ausgeschüttet worden ist. Während sich die alte universalistische Anthropologie den Menschen und seine Lebensform nur nach europäischen Mustern vorstellen konnte, hat die relativistische Anthropologie (z.B. die Ethnologie) alle Verbindungen und Gemeinsamkeiten zwischen den Menschen jenseits ihrer (vermeintlichen) Ethnien gekappt und huldigt einem radikalen Differenzialismus.[45] Dass man mit der einseitigen Betonung von Andersheiten und dem Beharren darauf aber auch nicht weiter kommt, zeigen die rezenten Auswirkungen: Ghettobildungen, Fanatismus, Fundamentalismus und letztlich auch Terrorismus. Diese Fehler gilt es zu vermeiden. Die neue Anthropologie hat den Anspruch, Gemeinsamkeiten *und* Unterschiede zwischen den Menschen schärfer herauszustellen, ohne vorschnell einer kategorialen Subsumtionslogik zu verfallen. Sie ist skeptisch gegenüber kollektivistischen Deutungs- und Erklärungsmustern, denn die Unterschiede sind innerhalb konstruierter Kollektive immer größer als die zwischen Kollektiven. Derartig ernüchtert führt uns ein solches Konzept unvermeidlich auf die tatsächlich Handelnden und Leidenden zurück: auf die einzelnen Individuen selbst.[46]

3.1 Grundzüge der philosophischen Anthropologie

Die philosophische Anthropologie hat sich in besonderer Weise mit der Frage nach dem Menschsein befasst und andere Wissenschaften maßgeblich beeinflusst. Sie speist sich einerseits aus der romantisch-lebensphilosophischen Tradition (Herder; Dilthey), sowie aus der Kritik am Rationalismus und dem mechanistischen Weltbild. Andererseits versucht sie, die allgemeine und Humanbiologie in ihren theoretischen Ansatz zu implementieren mit der Intention, eine neue Konzeption des Menschen und damit eine menschliche Philosophie zu entwickeln. Ihre unterschiedlichen `Menschenbilder` sind konträr, komplementär oder sich ergänzend und basieren auf der grundsätzlichen Instabilität und Gefährdung menschlicher Existenz. Einige verstehen den Menschen lediglich als Tier mit besonderen Fähigkeiten, andere thematisieren den `Bruch mit der Natur` und die Eigenverantwortung des Menschen. Diese Konzeption intendiert eine Emanzipation des Menschen gegenüber Gott und Natur. Mit Rückgriff auf Herder, der den Menschen erstmals als Mängelwesen, ander-

---

[45] Dieser Differenzialismus feiert in den angewandten Managementwissenschaften fröhliche Urständ; `Diversity Management` scheint das Konzept der Stunde zu sein!

[46] Vgl. Uzarewicz/ Uzarewicz 1998; Uzarewicz 2003b, 2003c sowie Kap. 3.1

erseits aber auch als den „ersten Freigelassenen der Schöpfung" betrachtete, hat vor allem Gehlen den Menschen als instinktarmes Wesen herausgestellt. Als nicht festgestelltes und umweltunabhängiges Tier (Nietzsche) ist der Mensch weltoffen. Sein `Wesen` lässt sich positiv deshalb nicht definieren; wir können eigentlich immer nur sagen, was *der* Mensch nicht ist. Er ist als bedürftige Existenz (Feuerbach) zum Ausgleich für seinen Instinktmangel zu intelligentem Handeln gezwungen. Es sind nach Gehlen vor allem die Institutionen, die das menschliche Sein, oder mit einem Wort Heideggers, das Dasein, auf Dauer stellen und entlasten. Diese Entlastung ist notwendig, weil uns sonst die Vielfalt unserer Möglichkeiten und Eindrücke derartig lähmen würde, dass wir nicht mehr handlungs- und damit auch nicht mehr lebensfähig wären.[47]

Das entscheidende Merkmal, das den Menschen – nach der philosophischen Anthropologie – gegenüber den anderen Lebewesen auszeichnet, an dem sich der `Bruch mit der Natur` am deutlichsten manifestiert, ist die *Spaltung in Subjekt und Objekt*. Sie konkretisiert sich in der Differenzierung von Körper und Geist, von Leib und Seele. Das hier zugrunde liegende mechanistische `Menschenbild` hat eine lange Tradition und wird im wesentlichen zurückgeführt auf René Descartes.[48] Seine Fragestellung ist theologisch inspiriert von der Suche nach dem Beweis der Unsterblichkeit der Seele. Der Mensch ist kein bloßes Tier, er ist das Ebenbild Gottes, wenn auch nicht gottgleich. Das Lebensprinzip stellt Descartes sich als Geist (spiritus naturalis = natürlicher Geist, spiritus animalis = seelischer Geist und spiritus vitalis = lebendiger Geist)[49] innerhalb des Körpers vor.

---

[47] Vgl. Girtler 1979: 258ff.

[48] Damit widerfährt Descartes insofern Unrecht, als dass er nur wiederholt und weiterführt, was andere – namentlich Demokrit und Platon – vor ihm formuliert haben. Vgl. Schmitz 2003: 9; 2002: 114; 1997: 67f.; 1995b: 24

[49] Ein ganz ähnliches, wenngleich nur zweigeteiltes Seelenkonzept ist in China bekannt. Hier werden „zwei Arten von Seelen (...): eine animalische Seele, p`oh (...) genannt, die die Lebensfunktionen leitet, und ein geistiges Wesen, hun (...), von dem die Verstandestätigkeit ausgeht" unterschieden (Steiniger 1953: 22). Das Leben, die Vitalfunktionen sind damit, anders als im christlichen Abendland und der in ihrer Tradition stehenden Transplantationsmedizin, die auf dem Hirntodkriterium beruht, an die kreatürlichen Aspekte gebunden, denn „solange die animalische Seele im Körper bleibt, lebt er (der Mensch; d.V.); erst wenn sie ihn verläßt, verfällt er dem Tode. Der Geist hingegen kann, wie das nach dem chinesischen Volksglauben bei Träumen und Ohnmächten der Fall ist, den Körper verlassen, ohne daß dieser deshalb zu sterben braucht." (Steiniger 1953: 22)

Damit ist der neuzeitliche Grundstein für eine duale Struktur des Menschseins gelegt. Das, was alle Körper gemeinsam haben, ist Ausdehnung im
Raum. Descartes definiert die zwei unterschiedlichen Substanzen als die
denkende (immaterielle) und als die ausgedehnte (materielle) Sache: res
cogitans und res extensa. Ausgehend von den Phänomenen der Sinnes-
täuschung gelangt er zu dem Schluss, dass es kein gesichertes Wissen vom
Körper gibt. Daher ist es ausgeschlossen, dass das Ich, dessen Existenz
nicht zu bezweifeln ist, von etwas Körperlichem abhängt.[50]

Menschlicher Geist und menschliche Seele werden vor allem von Scheler
und Plessner gegen Körper und Leib als bloßem Leben abgehoben. Der
Mensch ist Geist, einzig er ist zur `exzentrischen Positionalität`[51] befähigt,
sich von sich selbst zu distanzieren. Alles andere ist bloße Biologie. Der
Mensch ist deshalb gezwungen, aber auch in der Lage, (s)ein Leben zu
führen, über das er permanent reflektiert: Woher kommen wir? Wer sind
wir? Was sollen wir tun? Wohin gehen wir? Apriori ist seine Existenz auf
nichts gestellt, hat sein Leben keinen Sinn. Der Mensch muss seiner
Existenz selbst einen Sinn geben. *Sinnsuche* ist damit, sofern wir das wissen
können, unabhängig davon, ob wir Scheler und Plessner in ihrem Mental-
ismus folgen wollen, ein weiteres Spezifikum des Menschseins.

Diese exzentrische Positionalität, die das Tier noch nicht kennt, ist Voraussetzung für den anthropologischen Dualismus: Indem der Mensch von
sich Abstand nimmt, konstituiert er zwei Welten: eine vermeintlich subjektive und eine vermeintlich objektive. Mit dieser Distanzierungsleistung
des Selbstbewusstseins von sich selbst hat er sich auch von seiner Leiblichkeit `entfremdet`.

Entfremdung wäre ohne diese Besonderheit des Menschen nicht möglich.
Entfremdung ist ein weiteres Proprium des homo sapiens sapiens. Sie hat
keineswegs nur negative Konnotationen, wie manche politische Richtungen unterstellen. Entfremdung heißt im durchschnittlichen Alltags-
und Wissenschaftsverständnis, dass mir etwas fremd wird, und das kann
durchaus ich selbst sein, oder dass sich Menschen einander fremd, d.h.
unverständlich werden. Die andere Seite von Entfremdung ist die Entfremdung (Nostrifizierung), im Sinne von Kennenlernen, Sich-Bekannt-

---

[50] Vgl. Uzarewicz 1997; Röd 1982; Rothschuh 1969. Die Frage nach dem Ich
und seiner Identität ist für die heutige Transplantationschirurgie und in der
Ethikdiskussion von zentraler Bedeutung (vgl. Hauser-Schäublin u.a. 2001;
Kalitzkus 2003).

[51] Vgl. Plessner 1982; 1975

Machen, Fremdheit reduzieren, kurz: Entfremdung und Ent-fremdung sind Prozesse, die Gewinne und Verluste bringen. Beide setzen die Distanzierungsmöglichkeit der exzentrischen Positionalität voraus. Nur was nicht zentrisch in der Mitte seiner selbst lebt, kann sich von etwas entfremden. Exzentrische Positionalität, das Personwerden der Menschen, bedeutet Ent(-)fremdung voneinander und ihrer körperlich-leiblichen Basis – zumindest im Abendland. Unsere mentalistische Kultur hat die geistige Ent-fremdung auf Kosten der leiblichen Entfremdung betrieben; mit den Worten Schmitz': Sie hat die regressiven Seiten der Personalität gegenüber den emanzipatorischen Seiten vernachlässigt. Zum Menschsein gehören jedoch beide Seiten.[52]

Die exzentrische Positionalität nach Plessner, der Geist nach Scheler oder aktuell die „Fähigkeit zur Selbsterkenntnis"[53] nach Singer mag die Spezifität, das Besondere des Menschen[54] im Vergleich zu Pflanzen und Tieren sein, das heißt aber noch nicht, dass dieses Spezielle sein Wesen ist. Der Mensch ist in *komparativer* Hinsicht ein geistiges Wesen; das hat er – vermutlich – anderen Lebewesen voraus. Aber er ist *auch* geistiges Wesen und nicht *nur*, er ist es daher auch nicht in *essentieller* Hinsicht. Er ist weder nur geistiges noch nur körperliches Wesen; weder nur Natur noch nur Kultur. Als einheitliches Lebewesen ist er etwas Anderes, etwas Neues und Fremdes in dieser Welt, gleichzeitig aber auch etwas Altes.

Der menschliche Geist, sein Leben vorwiegend in „personaler Emanzipation"[55], ist eine Besonderheit, aber nicht alles, was den Menschen als Gattungswesen ausmacht. Letztlich bleibt er „sich immer verborgen (...), weil er sich selbst nie ganz in seinem Verhalten erkennt"[56]. An dieser Stelle kann man nun nicht mehr von *dem* Menschen sprechen, der auch für die philosophische Anthropologie der gesunde, durchschnittliche, erwachsene aber noch nicht betagte Europäer ist. *Der* Mensch „verschwindet wie am Meeresufer ein Gesicht im Sand"[57] – so das weithin unverstandene und daher als skandalös empfundene Dekret Foucaults, der aber nicht den *Menschen* verabschiedet hat, sondern *die Idee des* Menschen, um die konkreten, empirischen, individuellen Menschen in

---

[52] Vgl. Schmitz 2003: 165
[53] Singer 2001: 241
[54] Gemeint ist hier der dem Kleinkindalter entwachsene, gesunde und bei Sinnen seiende Mensch.
[55] Schmitz 2003: 165
[56] Schilling 2000: 74
[57] Foucault 1974: 462

ihre Rechte zu setzen. *Der Mensch*, das ist die Vielfalt individueller Menschen, die die gleiche körperlich-leibliche Struktur haben sowie die gleiche Potenz des Denkens, die sich aber genau darin auch wieder unterscheiden: in ihrer Körperlichkeit, Leiblichkeit, Geistigkeit. Es gibt keine zwei vollständig identischen Menschen. *Den* Menschen gibt es nur im Plural. Gleichwohl – und das kann man letztlich auch Foucault entgegen halten – kann, wer (wie die kritische oder negative Anthropologie) auf die Frage nach *dem* Menschen verzichtet, auch nicht mehr nach *den* Menschen fragen. Es muss zumindest eine Gemeinsamkeit all jener Lebewesen, die man Menschen nennt, geben, sonst könnte man sie nicht mehr unter dem Begriff Mensch fassen. Auf jeglichen Begriff, sei er auch immer nur vorläufig und unzureichend, vom Menschen zu verzichten, heißt darauf zu verzichten, das Wort Mensch zu benutzen. Den einzelnen Menschen gibt es nur, weil es überhaupt Menschen gibt, denn Einzelnes kann es überhaupt nur geben, wo es Gattungen gibt, wo es Fall einer Gattung ist. „Allgemeine Gegenstände sind Gattungen und Arten. Wir benötigen sie zu so trivialen und unentbehrlichen Tätigkeiten wie dem Zählen. Wenn jemand nur aufgefordert wird, zu sagen, wie viele Sachen – im Sinne von irgend etwas – im Zimmer sind, weiß er nicht, was er zählen soll. Erst wenn ihm eine Gattung (Mensch, Stuhl usw.) vorgegeben wird, hat er eine Aufgabe."[58] Hier knüpft die neue Anthropologie an in ihrem Beharren auf die erkenntnistheoretische Gleichrangigkeit von Gemeinsamkeiten und Unterschieden.

---

[58] Schmitz 1995b: 80

Überblick[59]

Theoretiker	Grundidee vom Menschen
Descartes (1596 – 1650)	Der Mensch als res cogitans und res extensa; mechanistische Spaltung von Leib und Seele
Herder (1744 – 1803)	Der Mensch als Mängelwesen
Feuerbach (1804 – 1872)	Der Mensch als bedürftige Existenz, Mitglied der Welt, Leidenschaft als Wahrzeichen der Existenz
Nietzsche (1844 – 1900)	Leib als Totalrepräsentation des Individuums; Geistigkeit als abgeleitete physiologische Tatsache
Scheler (1874 – 1928)	Geist als menschliches Prinzip, Leben als biologisches Prinzip
Plessner (1892 – 1985)	Exzentrische Positionalität: Reflexion, das Leben führen. Die Existenz ist wahrhaft auf nichts gestellt
Gehlen (1904 – 1976)	Der Mensch als instinktarmes Wesen; Weltoffenheit des Menschen; Ausgleich durch intelligentes Handeln; Institutionen, um das Sein auf Dauer zu stellen
Merleau-Ponty (1908 – 1961)	Leibkörper (Vitalität, Handeln) und Dingkörper (Objekt); Theorie der Wahrnehmung (Leib als Wahrnehmendes und Wahrnehmbares zugleich); Leib als Medium des Welt-lebens, als Verankerung in der Welt

3.2 Grundlagen der medizinischen Anthropologie

In der modernen Medizin als empirische Wissenschaft sind – vereinfacht gesagt – zwei `Menschenbilder` erkennbar, die sich gegenseitig ausschließen. Das eine `Bild` basiert schlicht und explizit auf dem Körper-Seele-Dualismus: Körper und Seele haben nichts miteinander zu tun. Das an-

---

[59] Vgl. ausführlicher hierzu auch Girtler 1979

dere Bild geht von einem synthetisch-ganzheitlichen Verständnis aus: Körper und Seele sind so etwas wie zwei verschiedene Bewohner der gleichen Welt. In der klassisch-dualistischen Perspektive, die den weitaus größten Einfluss hatte und hat, gibt es "Medizin für den Körper ohne Seele als mächtige Institution mit hochspezialisierten Organkliniken"[60]. Der Krankheitsbegriff dieses biomedizinischen Modells besagt, dass Krankheiten im Körper einen Sitz haben, sie sind lokalisierbar (spätestens seit der Zellularpathologie von Virchow); Krankheitsorte (bzw. -herde) sind Zellen bzw. Zellkerne, Organe, Gewebe. Zum anderen gibt es eine „Medizin für Seelen ohne Körper, deren Patienten in Sanatorien oder Neurosekrankenhäusern behandelt werden"[61].

Eine der ersten, die sich mit einem veränderten Zugang zum Menschen in der Medizin befasst hat, war Anfang diese Jahrhunderts die Heidelberger Schule um Ludolf von Krehl (1861-1937), einem Förderer von Weizsäckers (1886-1957). Von Krehl fragt: „Wenn der Mensch als Ganzes zum Gegenstand der Forschung dient, `da kann man nicht mehr fragen, gehört eben diese Erforschung zu der Naturwissenschaft, zur Biologie, zu den Geisteswissenschaften? Sie braucht sie alle, sie steht zu allen in Beziehung – aber sie geht in keiner von ihnen auf."[62] Von Krehl erkennt zwei Problemkreise: zum einen die Einheitlichkeit der organismischen Zusammenhänge, zum anderen das Problem der Individualität.[63] Das führt zur These der modernen medizinischen Anthropologie: „Der Mensch steckt nicht blind im Leib wie das Tier, sondern sein Sich-Verhalten zum Leib, das Leibsein und das Leibhaben, bestimmt auch das Gesamtphänomen der Krankheit."[64] Denn: „Wesensgleiche Krankheiten laufen individuell ab; es gibt keine echte Gleichheit der Krankheitsbilder."[65] Es geht in der medizinischen Anthropologie nicht um Substanzen (wie Körper und Seele), sondern um Bezugsverhältnisse, Umgangsformen etc.[66]

Viktor von Weizsäcker[67] gilt als Begründer der medizinischen Anthropologie. In seinem 1940 erschienenen Buch `Der Gestaltkreis. Theorie der Einheit von Wahrnehmen und Bewegen` hat er ihre Grundzüge dargelegt.

---

[60] von Uexküll 1986a: 146

[61] von Uexküll 1986a: 146

[62] von Krehl zit. in Christian 1989: 22

[63] Vgl. Christian 1989: 22

[64] Christian 1989: 23

[65] Doerr zit. in Christian 1989: 24

[66] Vgl. Christian 1989: 25

[67] von Weizsäcker 1940; 1951; 1986

Er thematisiert erstmalig das Subjekt in Bezug auf Krankheit. Ihm geht es nicht um den kranken Körper, sondern um den gesamten Menschen in seiner Subjekthaftigkeit. Ebenso ist der objektiven medizinischen Wissenschaft der Arzt als Subjekt in Begegnung mit dem anderen Subjekt hinzuzufügen. Er fasst Erkrankungen als Stellvertreter für ein nicht gelebtes Leben auf. Der Leib stellt eine Art Antwort des Individuums auf die existenziellen Bedrängnisse und Nöte dar. Eine so begründete biografisch und anthropologisch orientierte Medizin hat die Aufgabe, Lebenskrisen zu erkennen, Erkrankungen in den Lebensprozess und in die soziale Umwelt einzuordnen. In seiner Pathosophie führt von Weizsäcker aus, dass der Mensch ein pathisches Wesen ist, welches nicht nur lebt, sondern auch gelebt wird. Damit meint er, dass die menschliche Existenz zwischen Notwendigkeit und Freiheit steht; diese beiden Pole hat er in seinem pathischen Pentagramm differenziert:

- Dürfen: Freiheit
- Müssen: Notwendigkeit
- Wollen: Verbindung von Freiheit als Dürfen mit der Qualität des Könnens
- Sollen: ethische Implikationen menschlichen Daseins
- Können: Leben können; die Lebenszeit als Spanne von Vergangenheit, Gegenwart und Zukunft zu begreifen als Werden und Selbstverwirklichung der Person[68]

Krankheiten sind somit Werdenshemmungen oder Krisen der Selbstverwirklichung. Urformen des Pathischen, die in jeder Krankheit auftreten, sind Angst, Schmerz, Schwäche und Schwindel. Der Mensch ist Teil der Natur und geprägt von seiner ontischen und pathischen Existenz.[69] Zentralbegriff ist in diesem Konzept die Krise: Der Mensch als Subjekt ist ständig durch Krisen (Krankheiten) bedroht, er hat aber auch die Möglichkeit, über sich selbst hinauszufinden, die Krise des Seins zu bewältigen und dadurch zu etwas für sich Neuem zu gelangen. Zwischen Bedrohung und Bewältigung stellt die Krise den Wendepunkt dar. Das Subjekt Mensch ist auch in seiner Krankheit durch seine Geschichtlichkeit, Sozialität und Finalität bestimmt (*biographischer Ansatz*).[70] Das Verhältnis von Körper und Seele ist hier komplementär. Komplementarität ist ein Schlüsselbegriff der modernen Psychosomatik und wurde aus der Gestaltkreis-

---

[68] Vgl. von Weizsäcker 1987

[69] Pathische Existenz bezieht sich bei von Weizsäcker auf den Werdensprozess, während ontische Existenz den Seinscharakter bezeichnet.

[70] Vgl. von Uexküll 1986: 64

idee übernommen: Komplementarität zweier altbekannter Bezugssysteme, nämlich von Psyche und Soma. „Die Hauptsache beim Verhältnis von Leib und Seele besteht nicht darin, dass sie zwei Dinge sind, welche nebeneinander da sind und aufeinander wirken, sondern dass sie einander wechselseitig erläutern. Das psychophysische Verhältnis ist also ein Beispiel für einen Gestaltkreis, kein Verhältnis zweier Substanzen."[71]

Infolge dessen ist der Krankheitsbegriff der medizinischen Anthropologie auch ein anderer als in der klassischen Schulmedizin: Krankheit ist für von Weizsäcker eine Beziehung, deren Manifestationen an einem spezifischen Ort nicht Ausgangspunkt der therapeutischen Überlegungen sind, sondern Endpunkt von psycho-sozialen Erklärungszusammenhängen. „Ein Begriff von Therapie kann gefunden werden, wenn Innenwelt und Umwelt des Kranken wahrgenommen werden."[72] Krankheit ist kein Zustand, sondern ein existentieller Prozess und gehört zur Seinsweise des Menschen. Krankheit ist nicht objektives Schicksal, sondern immer auch persönlicher Sinn im Lebensentwurf eines Subjekts. „Krankheit als eine Weise des Menschseins: Der Mensch hat nicht nur seine Krankheit, sondern er macht sie auch, sie hat etwas mit seiner Wahrheit, mit seiner Existenz zu tun."[73] Krankheit ist dabei immer mit der „Beziehung des Kranken zu seinen Mitmenschen" und „seinem Platz in der Gesellschaft" verknüpft.[74] Daher ist Krankheit auch zu verstehen als „Riß in der Verwirklichung des `richtigen` Lebens", als „Herausfallen aus der Wahrhaftigkeit"[75]. Insofern stellt eine individuelle Krankheit auch immer ein Spiegelbild der sozialen Krankheit dar.[76]

Allerdings bleibt von Weizsäckers Theorie nicht widerspruchsfrei: Wenn Krankheit als pathische Existenz gedacht wird, die untrennbar verbunden ist mit der ontischen, ist sie dann nicht nur eine von mehreren Seinsweisen? Darf sie dann so stigmatisiert werden als Mangel an Wahrhaftigkeit? Die Voraussetzung eines solchen Denkens hält an der Utopie bzw. dem Ideal einer vollkommenen Gesundheit als Zustand fest. Durch die soziale Dimension ist dabei gleichzeitig ein Fallstrick eingebaut: Dieses Verständnis von Krankheit führt schnell zu einem moralischen und moralisierenden Krankheitsbegriff, gerade auch im Zusammenwirken mit der

---

[71] von Weizsäcker zit. in Christian 1989: 25
[72] Rimpau 1976: 60
[73] zit. nach Rimpau 1976: 59
[74] Vgl. von Uexküll 1986: 64
[75] von Weizsäcker zit. in von Uexküll 1986: 64
[76] Vgl. Rimpau 1976: 60

Verantwortung des Arztes, auf die von Weizsäcker besonders Wert legt.[77] Ausgeblendet bleibt hier auch, dass Krankheiten immer häufiger ein Angebot professioneller Erfinder sind, die zu einem totalisierenden Krankheitsbegriff neigen: Wer noch nicht krank ist, ist nur noch nicht richtig diagnostiziert worden! Diese Neigung erklärt sich zu einem Gutteil dadurch, dass die „Krankheitserfinder"[78] von Krankheiten und nicht von Gesundheit(en) leben. Einen sekundären Krankheitsgewinn haben u.U. nicht nur die von Krankheit betroffenen Subjekte.

Die *Psychosomatik* versucht, diese Kluft zwischen Seele und Körper zu überwinden, was aber insofern problematisch ist, als dass sie diese immer schon voraussetzt[79], wie die Bezeichnungen der neu entstandenen Disziplinen, wie z.B. Psychoneuroimmunologie, Psychoendokrinologie oder Sozialpsychiatrie, zeigen. Dieser Dualismus ist von Philosophen und Ärzten verschuldet, die „bis heute die Erklärung für Krankheitssymptome in anatomischen Strukturen von Leichen suchen, nicht aber in veränderten Lebensfunktionen"[80]. Die semiotische Wende in der Medizin bringt keine wesentlichen Fortschritte im Hinblick auf diesen Dualismus, denn die Aufteilung in Innenwelt und Außenwelt bleibt Grundlage aller theoretischen wie praktischen Bemühungen.[81] „Das Modell der `nichttrivialen Maschine` oder die semiotische Alternative"[82], die von Uexküll und Wesiack angekündigt wird, laboriert an der falschen Wahrnehmungstheorie der Synthese, wenn sie dabei bleibt, dass die „Produktion von Erkenntnis" in drei Schritten abläuft, nämlich der Wahrnehmung, der Deutung des Wahrgenommenen und der Realitätsprüfung[83] und dass das „Verhalten eines Lebewesens als Antwort auf Zeichen, die durch seinen inneren Zustand interpretiert werden"[84], gesehen werden kann. Erkenntnis synthetisiert sich nicht aus einzelnen Schritten, sondern stellt sich mit einem Schlag ein. Die Bemühungen der psychosomatischen Ansätze, den „geheimnisvollen Sprung (...) von dem körperlichen in den seelischen Bereich (und umgekehrt), der die Konzeptbildung in der psychosomatischen Medizin als ungelöstes Problem belastet"[85], aufzuklären, bleiben

---

[77] Vgl. von Weizsäcker 1955
[78] Blech 2003; Lenzen 1991; 1997
[79] Vgl. von Uexküll 1986a: 146
[80] von Uexküll 1986a: 147
[81] Vgl. von Uexküll/Wesiack 1998: 362
[82] von Uexküll 1997: 21
[83] Vgl. von Uexküll 1997: 21 bzw. von Uexküll/Wesiack 1998: 10
[84] von Uexküll 1997: 21
[85] von Uexküll/Wesiack 1998: 380

erfolglos. Keineswegs hilfreich ist die semiotische Umdeutung des klassischen Leib bzw. Körper-Seele-Dualismus mit seinen rätselhaften Sprüngen in einen „Bedeutungssprung (...) von einer Integrationsebene auf eine andere (...)"[86]. Damit werden keine Probleme gelöst, sondern lediglich anders, nämlich statt mechanisch semiotisch, interpretiert. Im übrigen wird die dualistische Rede von körperlichen und seelischen Funktionen als „quasiseelische"[87] Funktionen relativiert. Originell ist die Rückverlegung dieser quasiseelischen Phänomene auf die „Stufe des vegetativen (pflanzlichen) Lebens" bis hin zur „Zelle (Amöbe)". Je höher bzw. komplexer das Leben organisiert ist, desto „deutlicher" „wird der Bedeutungssprung"[88]. Das „ungelöste Problem" des Sprungs von der Seele zum Körper (und umgekehrt) wird damit zu einem bloßen Definitionsproblem.[89]

Grundsätzlich bleibt festzuhalten, „daß das Bild, welches der einzelne vom Menschen hat, sein Verhalten zu sich selbst und zu seinen Mitmenschen bestimmt. Ausgesprochen oder verborgen sind die verschiedensten Menschenbilder am Werk, welche unser Tun und Lassen bestimmen. (...) Damit ist auch die politische und moralische Bedeutung angesprochen, die ein Menschenbild für das Zusammenleben von Menschen hat."[90] Die medizinische Anthropologie setzt der Biomedizin die „Einführung des Subjekts in die Medizin" entgegen, das heißt, sie schließt konsequent die Finalität, den Entwurfscharakter des Lebens und die Sinnfrage mit ein.[91] In diese Richtung gehören die biographische Medizin, der Situationskreis von Jakob von Uexküll und die anthropologische Physiologie von Frederik J. Buytendijk.[92] „Die Frage, wie dieser `organische und sinnvolle Zusammenschluß` aussehen sollte, blieb unbeantwortet. Und deshalb fand auch die Einführung des Menschen als Subjekt in die Medizin bis heute nicht statt"[93], wenngleich man von einer Annäherung der Sphären sprechen kann. Von Annäherung kann man auf der praktischen Ebene insofern sprechen, als dass Mediziner vermehrt beide Aspekte (Psyche und Soma) gleichzeitig in den Blick nehmen, allerdings mit der Tendenz, dass Mediziner vermehrt psychologisieren, d.h. die Ursache (auch) von orga-

---

[86] von Uexküll/Wesiack 1998: 380
[87] von Uexküll/Wesiack 1998: 380
[88] Alle Teilzitate stammen aus: von Uexküll/Wesiack 1998: 380f.
[89] Vgl. von Uexküll/Wesiack 1998: 382
[90] von Uexküll 1986a: 151
[91] Vgl. von Uexküll 1986: 64
[92] Vgl. Christian 1989: 22
[93] von Uexküll 1986a: 150

nischen Krankheiten in der Psyche suchen und Psychologen vermehrt somatisieren, d.h. die Ursache von psychischen Erkrankungen im Körper vermuten.

3.3 Anthropologie und Pflege

Warum nun eine *Anthropologie* für Pflege? Ein `Pflegefall` zu sein ist eine Möglichkeit des Menschseins, insofern eine anthropologische Größe, die uns vor Fragen stellt, die beantwortet werden müssen. Jenseits der ethischen und moralischen Implikationen stehen wir auch vor anthropologischen bzw. ästhetisch-leiblichen Herausforderungen. Der Ekel, die Grausamkeit, die Trauer, die Angst, der Schmerz, der Hunger und der Durst sind solche Herausforderungen. Das Sich-Ekeln oder die Gewalt gegenüber anderen als verwerflich oder unprofessionell zu brandmarken genügt nicht. Eine Anthropologie versucht diese Phänomene aufzuklären. Anthropologie liefert `Menschenbilder`, die unter anderem Aufschlüsse über die Reichweite einer Pflegetheorie oder auch einer Pflegepraxis geben können: z.B. über die Bedeutungen und Konsequenzen des grundsätzlich Machbaren in der Pflege, oder über die Frage nach der Angemessenheit bestimmter theoretischer Ansätze und/oder praktischer Methoden. Die Schwierigkeit, der sie ausgesetzt ist, besteht darin, dass sie sich nicht auf naturwissenschaftliche Erklärungsmuster nach der Art der Determination von Ursache und Wirkung zurückziehen, aber auch nicht den Künsten einer hermeneutischen Deutungslehre überlassen kann, die nur nach der symbolischen Bedeutung von etwas fragt. Pflegen ist ein menschliches (und auch tierisches) Urphänomen wie Essen und Trinken, Schlafen, Defäzieren, Kopulieren, Atmen, Gehen oder Liegen. Während sich die Medizin und die Psychologie, manchmal in eifersüchtiger Abgrenzung voneinander, manchmal auch in falscher Bescheidenheit, den Gegenstand Mensch in Physis und Psyche aufteilen, kann sich die Pflege nicht mit den jeweils halbierten Menschen zufrieden geben.

Pflege gehört zur Normalität menschlichen Lebens[94]; erst wenn die (Selbst-)Pflege nicht mehr funktioniert, dann kommt die Stunde der Medizin.[95] In der Normalität bleibt der (sich selbst pflegende, sich pfleglich behandelnde) Mensch Herr seiner selbst. Im Katastrophenfall wird die Medizin zu seinem Herrn. Der sich pflegende Mensch bleibt souverän, er

---

[94] Vgl. die Selbstpflegekonzeptionen z.B. bei Orem

[95] Natürlich gibt es auch Pflege ohne vorherige medizinische Intervention. Wir fokussieren hier, um das Phänomen Pflegen anthropologisch zu fassen, nicht berufsethisch.

hält den Arzt draußen. Erst wenn die Selbstpflege `versagt` hat, greift die Medizin ein, die nach der Intervention entweder wieder an die Selbstpflege zurück oder an die professionelle Pflege weiter delegiert.

Im Gegensatz zur Medizin, die ihren Job dann ideal gemacht hat, wenn man den Körper, das körperliche Leiden nicht mehr spürt und die Maschine ohne Störungen wieder funktioniert, sollte die Pflege sicherstellen, dass es erst gar nicht zur medizinischen Intervention kommen muss, oder, wie z.B. nach einem Unfall und einer medizinischen Intervention, sichergestellt wird, dass nicht mehr medizinisch interveniert werden muss, sondern vielleicht `nur noch` pflegerisch.[96] Dazu muss sie den Menschen so in Bewegung bringen (in wohl dosierter Abwechslung – wir greifen hier unseren Ausführungen über die Leibphänomenologie etwas vor – von Ruhen und Regen, Spannung und Entspannung, Engung und Weitung), dass der Leib sich wohlfühlt; das ist mit Anstrengung und hoher Aufmerksamkeit für Pflege verbunden (körperliche Bewegung, leibliches Wohlsein, gutes Essen, guter Schlaf usw.). Pflege ist deshalb auch lebenslange Therapie.[97] Während die Medizin für den Akutfall da ist, ist die Pflege auch Teil einer Kunst guten Lebens und Sterbens.

Eine phänomenologische Anthropologie für Pflege beansprucht systematisch das zu explizieren, was zwar oft eingefordert, aber kaum jemals wirklich erfasst und durchdrungen, geschweige denn verstanden worden ist: die Leiblichkeit der Menschen, ihr affektives Betroffensein und (eigen)-leibliches Spüren.[98] Der Gegenstand der Pflege, auch der sich selbst pflegenden Person, ist nicht *der* Mensch, weil sich niemand in das umfassende Dasein oder Sosein eines (oder gar mehrerer) Menschen zum Zweck des Pflegens setzen kann. Die Einschränkung auf einen Teil(aspekt) des Menschen hilft, wie wir gesehen haben, hier auch nicht weiter: Denn was würde es heißen, den Körper, das Bein oder den Kopf zu pflegen? Somit kommen wir mit der Frage, was wir pflegen, auch hier zu keiner befriedigenden Antwort. Dass es – irgendwie – um den *Menschen* gehen soll und

---

[96] Man sollte sich jedoch davor hüten, die Unterschiede zwischen Pflege(wissenschaft) und Medizin zu überbetonen. Es existiert weder `die` Medizin, noch `die` Pflege. Längst gibt es in der Medizin kritische Stimmen, die einseitige, vor allem überholte mechanistische, naturwissenschaftliche Ausrichtungen kritisieren. In der Pflege ist andererseits funktionalistisches und mechanistisches Denken und Handeln immer noch weit verbreitet.

[97] „Das griechische Wort `therapeia` besitzt (...) die Konnotationen Behandeln und Pflegen." (Loytved 1997: 210).

[98] Ausführlich siehe dazu Kap. 8 - 11

nicht um einen außerhalb seiner selbst liegenden Sinn oder Zweck, dürfte auf breite Zustimmung stoßen. Da wir jedoch nicht wissen können, was genau *der* Mensch ist, können wir auch nicht sagen, was der genaue Gegenstand der Pflege und des Pflegens ist, es sei denn, wir beschränkten uns tatsächlich – wie das bisher ja oft geschehen ist und Anlass zur Kritik gibt – auf (z.B. funktionale oder temporäre) einzelne Aspekte des Menschseins: Körperpflege, Fußpflege, Altenpflege, Kinderpflege, Krankenpflege. Kind-, Alt-, Gesund- oder Kranksein oder Körperhaben sind Phänomene konkreten Menschseins – und nicht nur Abstrakta von `Menschenbildern`. Für ein modernes Pflegeverständnis ist das keine akzeptable Alternative.

Wir kommen offensichtlich nicht darum herum, die Fragestellung zu erweitern und zu ergänzen. Entscheidend für ein Pflegeverständnis *des* Menschen ist die Einsicht in seine unvollkommene aber vollständige Einheitlichkeit.[99] Menschen sind lebende Einheiten, die sich nicht aus Ein-

---

[99] Vgl. Kap. 2. Auch die sog. Ganzheitlichkeitskonzepte in den meisten Pflegetheorien helfen nicht weiter. Was ist der viel beschworene ganze Mensch? Der ganze Mensch ist der synthetisch zusammengesetzte Mensch. Eine angemessene Anthropologie für Pflege kann aber nur eine Theorie und Praxis sein, die die dualistischen Verkürzungen des Physiologismus und Psychologismus nicht mit vollzieht. Der ganze Mensch wird verstanden als `bio-psycho-sozio-spiritueller Organismus`. Eine Ganzheit besteht demnach aus verschiedenen Teilen, die miteinander in Beziehung stehen und aufeinander angewiesen sind. Man kann dies als integrierendes `Menschenbild` bezeichnen, da hier versucht wird, die einzelnen Teile unter einer bestimmten Perspektive miteinander zu verbinden, um sie zu einer Gesamtheit zu integrieren, die mit ihrer jeweiligen Umwelt, die als Gegenüber gedacht ist, in permanentem Austausch steht. Die eingenommenen Perspektiven spiegeln dabei den jeweiligen theoretischen Ansatz wider: z.B. systemtheoretische, interaktionistische, bedürfnisorientierte, adaptionistische Pflegetheorie (vgl. Uzarewicz 2003a). Eine solcherart aus einzelnen Teilen zusammengesetzte Ganzheit beinhaltet ein Paradoxon, dessen Konsequenzen auf der Handlungsebene sichtbar werden. Da in unserem Denksystem das analytische, also zergliedernde Paradigma dominant ist, wird auch das ganzheitliche Menschenbild als zerlegbares gedacht: Der jeweilige Bio-, Psycho-, Sozio- oder spirituelle Teil des Organismus wird *je* nach Bedarf gepflegt. Dabei finden sich auffällige Parallelen zwischen einem aus verschiedenen Teilen zusammengesetzten `Menschenbild` und einem ebenso aus verschiedenen Teilen zusammengesetzten Pflegeprozess. Bei beiden steht die Ganzheit(lichkeit) am Ende als *Ergebnis* eines Handlungsprozesses oder theoretischer Überlegungen; sie wird nicht als anthropologische *Voraussetzung* dem Handeln oder Denken zugrunde gelegt.

zelteilen zusammensetzen. Es gibt nichts, was man zu den Teilen hinzu-
zählen oder hinzufügen könnte. Menschen sind Lebewesen. Das Spezifikum von Lebewesen ist, dass sie leben. Wenn toter Stoff, ein Stein, ein
Tisch, ein Auto zerstört wird, dann ist die besondere Anordnung, die
Form, die Struktur zerstört. Zerstört man lebenden Stoff, so ist nicht nur
die Anordnung, die Form zerstört, sondern auch das Leben vernichtet.
Bei Menschen und Tieren, vielleicht auch bei Pflanzen, heißt lebendig sein
leiblich sein, nicht nur körperlich und/oder geistig sein. Menschenpflege,
ebenso wie Tier- und Pflanzenpflege, ist demnach etwas anderes als Auto-
oder Möbelpflege.[100] Aus dem Grund, dass es die Pflege mit dem Lebendigen zu tun hat, kann der Gegenstand, das Proprium der Pflege von
Menschen nur der Leib bzw. die Leiblichkeit sein. Ein Leib braucht eine
andere Zuwendung, Aufmerksamkeit und Pflege als ein Körper. Mit der
bloßen sachgemäßen Politur, Reinigung und Lagerung ist es nicht getan.

3.4 Zum Verhältnis von Ethik und Anthropologie in der Pflege

Der Ansatz der Ethik, die sich keineswegs nur als Wissenschaft *vom*
moralischen und ethischen Sollen und Dürfen versteht, sondern sich
selbst(-gerecht) *auf* einen moralisch-ethischen Standpunkt stellt[101], ist gegenüber dem Empirischen weitestgehend lernresistent. „Empirisch-kau-
sale Erwartungen sind faktische Erwartungen, an Fakten bewährt und
durch Fakten widerlegbar; verhält sich etwas nicht so, wie es einer fakti-
schen Erwartung entspräche, wird die Erwartung korrigiert. Es wird gelernt. Normative Erwartungen sind kontrafaktische Erwartungen; handelt
jemand nicht so, wie es normativ von ihm erwartet wird, wird die normative Erwartung nicht korrigiert, sondern beibehalten und vielleicht sogar
gestärkt, weil das Zuwiderhandeln gezeigt hat, wie wichtig die Norm und
ihre Einhaltung sind. Wo normative Erwartungen maßgeblich sind, muß
nicht gelernt werden, sondern darf insistiert werden, insistiert auf der
Existenz der Norm und darauf, daß sie eingehalten und ihre Verletzung
sanktioniert wird.“[102] Wer sich bei seinem Handeln und Verhalten hauptsächlich oder ausschließlich von normativen Erwägungen leiten lässt[103],

---

[100] Zu Pflege als Existenzial vgl. auch Kap. 4.1

[101] Damit sind derartige Ethiken aber selbst „normativ" und nicht mehr wertneu-
tral „funktionalistisch", wie Schweppenhäuser (2003: 19) kritisiert.

[102] Schlink 2004: 988

[103] Man behauptet wohl nichts Falsches, wenn man sagt, dass in der Pflegewissenschaft die sogenannte Zweckrationalität einen ebenso schlechten wie die
Wertrationalität einen guten Leumund hat.

neigt dazu, die Realität auszublenden oder – wie die rousseauistische Anthropologie – äußerst verzerrt wahrzunehmen. Je resistenter sich aber eine Wissenschaft unter dem Diktat von Ethiken gegenüber der Wirklichkeit zeigt und sich von Empirie nicht ernüchtern lässt, um so drückender werden die – keineswegs nur pekuniären – Kosten schließlich sein. „Unter der Herrschaft des normativen Paradigmas werden die Rechnungen später präsentiert, sind dann aber höher."[104]

Wer sich in den Humanwissenschaften daran macht, die schlechte Wirklichkeit zu verbessern, also den alten Adam (und die alte Eva) durch einen `neuen Menschen` zu ersetzen, begibt sich auf den Holzweg und verschlimmert sie nur noch. „Pflegetheoretikerinnen erheben den Anspruch, mit den von ihnen entwickelten Modellen weniger die Realität zu beschreiben als vielmehr eine aus ihrer Perspektive wünschenswerte Wirklichkeit zu entwerfen."[105] Wer die Menschen nicht so zum Ausgangspunkt seiner Betrachtungen nimmt, wie sie sind, der wird auch mit den vermeintlich besten moralisch-ethischen Absichten den Betroffenen keinen Gefallen tun. Im Gegenteil: Die schleichende Ideologisierung führt nicht nur zu einer schlechten Wissenschaft (und Philosophie), sondern auch zu einem dogmatischen (gesinnungsethischen) Zwangskorsett, das den betroffenen Pflegenden und zu Pflegenden Gewalt antut.

Letztlich muss aber jede (Berufs-) Ethik daran irre werden, dass sie einerseits „die Notwendigkeit, ethisch anspruchsvolle Bewertungsmaßstäbe für ein beruflich verantwortungsvolles Handeln zu entwickeln"[106], postuliert, aber andererseits die aufgeklärten Subjekte säkularisierter Gesellschaften nicht mehr zwingend verpflichten und binden kann. Die modernen philosophischen Ethiken zeigen die Unmöglichkeit, allgemein verbindliche Bewertungsmaßstäbe aufzustellen, aufgrund ihrer erkennbaren Relativität und „einem unabweisbaren säkularen Geltungsverlust religiös-metaphysischer Traditionen"[107].

In diesem Sinne sehen wir die Anthropologie als der Ethik, die vor allem in der Pflegewissenschaft dazu neigt, den Menschen als Exemplar „einer an Platon und Rousseau orientierten floristischen Anthropologie, die Menschen wie Obst- Bohnen oder Blumenpflanzen behandelt"[108], verste-

[104] Schlink 2004: 997
[105] van Kampen/Sanders 2000: 61
[106] Remmers 2000: 21
[107] Remmers 2000: 19
[108] Schmitz 1999b: 394

hen zu wollen, vorgängig an und legen Wert auf die anthropologische Fragestellung aus pflegewissenschaftlicher Sicht. Die Anthropologie bemüht sich um das Sosein des Menschen, die Ethik jedoch um das Soseinsollen und behauptet einen zwingenden Zusammenhang dieser unterschiedlichen Perspektiven, weil angeblich in „diesen Menschheitsfragen (der Krankheit, Gebrechlichkeit, Leiden und Sterblichkeit; d.V.) das Anthropologische mit dem Ethischen eine unauflösliche Einheit bildet, einen Problemzusammenhang"[109]. Aber kein noch so großer theoretischer Aufwand schließt hier eine Lücke zwischen dem Sein und dem Sollen, auch kein Übertünchen mit einem „ontische(n) Paradigma, in dem das schlicht Faktische `ist` evident mit einem `soll` zusammen fällt"[110]. Keine noch so „unmittelbare `anschauliche` Evidenz des lebendigen, atmenden aber hilfsbedürftigen Kleinkindes konstituiert Verantwortung"[111]. Dieses Junktim zwischen „Seinsollen" und „Tunsollen von jemand als Respons zu jenem Seinsollen"[112] öffnet das Tor zu autoritären Zwangsvergesellschaftungen, zumal das konkrete *Wie* einer derartigen Verantwortung in das Belieben des Verantwortlichen gestellt ist, sonst wäre er schließlich nicht verantwortlich. Was passiert mit jenen, die auf ein Seinsollen nicht mit dem erwarteten „Respons" antworten? Jede Ethik, die aus der Anthropologie eine Zumutung für andere ableitet, ist grenzenlos, doktrinär und in ihrer `sozialen` Hybris antisozial, Gesellschaft zerstörend und damit auch letztlich selbstzerstörerisch.

Als *die* kritische Instanz und als Zauberwort gilt der Ethik die `Würde`. Würde ist dabei ein durchaus ambivalentes Phänomen. Die Würde – was immer das sein mag – des Menschen – wer immer das sein mag – sei `unantastbar`, heißt es, und jeder habe das Recht auf körperliche Unversehrtheit.[113] Würde ist ein Wert, der Zentralwert muss man sagen, der sich aber gerade nicht auf „die in Grundrechten konkretisierte Freiheit" des Grundgesetzes bezieht, „sondern sie wird in einer staatlichen Werteordnung mit Hilfe der `Fundamentalabstraktion Menschenwürde`, die die Freiheitsordnung in eine Werteordnung verwandelt, zur Geltung ge-

---

[109] Gröschke 2002: 82

[110] Jonas 1984: 234 zit. n. Gröschke 2002: 99

[111] Gröschke 2002: 99

[112] Gröschke 2002: 99

[113] Um Missverständnissen vorzubeugen, weisen wir darauf hin, dass hiermit kein Einwand gegen die Geltung von (zumindest im Prinzip einklagbaren) Menschenrechten gemacht wird, sondern nur gegen die sogenannte Menschenwürde. Dass Menschenwürde überhaupt ein Menschenrecht ist bzw. logisch sein kann, darf bezweifelt werden (vgl. Schüßlburner 2004: 485).

bracht."[114] Werte werden von denen, die sie vertreten, immer als vernünftig behauptet; dabei entlasten sie eher vom Vernunftgebrauch. Wer sich an Werten orientiert, macht sich *über* sie keine Gedanken. Sie sollen bedingungslos gelten. Wenn aber etwas nicht mehr ein (einklagbares) Grundrecht, sondern nur ein (nicht einklagbarer) Wert ist, dann kann das, was (heute) einen Wert hat, (morgen) auch auf- oder abgewertet werden.[115] Die werttheoretische Argumentation „geht von der (...) Überzeugung aus, daß jedes Wertreich von der durchgängigen Paarung positiver Werte und negativer Unwerte, also vom konträren Gegensatz zwischen `Pluswerten` (...) und entsprechenden Minuswerten (...) geprägt wird. Der Werttheoretiker schreibt den Pluswerten den Vorrang zu, geltende oder sogar verbindliche, d.h. vom Belieben des Adressaten unabhängig geltende, Normen vorzuzeichnen. Seltsamerweise hat anscheinend noch kein Werttheoretiker das Bedürfnis gespürt, diesen Anspruch der Pluswerte auf ein Privileg zu rechtfertigen und die damit unverträgliche Möglichkeit, daß die konträren Unwerte ebenso geltende Normen fundieren oder motivieren könnten, auch nur in Erwägung zu ziehen."[116] Schließlich kann jemand explizit böse sein wollen; ebenso wie auch „nicht nur Love and Peace, Toleranz und Multikulturalität Werte (sind), sondern auch nationale Identität, Rassenhygiene, ethnische Sauberkeit und heilige Kriegsziele"[117].

Was die Würde der jeweiligen Person ausmacht, kann nur sie selbst bestimmen, sie ist eine subjektive und keine soziale (oder politische) Tatsache. Kollektive haben daher keine Würde – auch die Menschheit nicht, sondern höchstens eine Ehre. Eine allgemeine Menschenwürde ist deshalb eigentlich unmöglich. Zu bestimmen, was die Würde *des* Menschen ausmacht, ist eine unzulässige Anmaßung und arrogante Bevormundung. „Durch das Bekenntnis zum Prinzip der Menschenwürde erhebt man den Anspruch der Kennerschaft und des Urteilsvermögens hinsichtlich dessen, was für den jeweils behandelten Mitmenschen wahrhaft gut ist, und läßt offen, ob das auch diesem als Einsicht zugänglich und geläufig ist. Daher könnte das Prinzip der Menschenwürde auch `Prinzip der Arroganz` heißen: Hinter der herrlichen Schale einer moralisch anerkannt edlen Devise verbirgt sich ein ideologischer Kern, der das Prinzip der

---

[114] Schüßlburner 2004: 502
[115] „Die werttheoretische Grundlegung der Rechtslehre scheitert ebenso wie die materiale Wertethik an der Unmöglichkeit, mit dem Bestehen von Werten ohne Willkür die Geltung von Normen zu begründen." (Schmitz 1983: 13)
[116] Schmitz 1983: 13
[117] Schweppenhäuser 2003: 12

Menschenwürde zu einer Rolle prädestiniert, Bevormundungsversuchen aller Art als Deckmantel zu dienen."[118]

Die Bevormundung beginnt mit dem Dekret. „Man fange mit dem Menschen (!) an – mit den Fähigkeiten und Bedürfnissen, die allen Menschen jenseits der Schranken von Geschlecht und Klasse, von Rasse und Nation gemeinsam sind."[119] Da haben wir ihn wieder, *den* Menschen, der sich doch immer wieder bloß als die *Idee* des Menschen herausstellt. Die Menschen haben weder die gleichen Fähigkeiten, noch die gleichen Bedürfnisse. Sie sind keine „universalen Gegebenheiten der `conditio humana`"[120] bzw. die Gegebenheiten wie Sterblichkeit, Körperlichkeit, Verbundenheit und Getrenntsein[121] sind keine Fähigkeiten oder Bedürfnisse. Aus ihnen lässt sich keineswegs eine „heuristisch-pragmatische (menschenwürdige) Minimalkonzeption des `guten Lebens`"[122] ableiten.

Keiner kann letztlich sagen, was die Würde des (oder eines) Menschen ausmacht; niemand kann sich hier ungefragt zum Advokaten eines anderen machen. Mindestens so schwerwiegend wie seine Diffusität und Vagheit ist aber, dass der ethische Rekurs auf die Menschenwürde jegliche Kritik außer Kraft setzt, ja sogar moralisch diffamiert, weil sie sich angesichts *des* Menschen einfach verbietet, und zum weiteren, weil sie des metaphysischen Halts bedarf. Der Begriff der Menschenwürde ist nämlich nur „verständlich (...), wenn man voraussetzt, daß es eine metaphysische Instanz gibt, die dem Menschen diesen besonderen Status der Würde zuspricht"[123]. Mit einer solchen antiaufklärerischen Immunisierungsstrategie wird ein historischer Begriff anthropologisiert, schärfer gefasst: naturalisiert. Damit hat sich die moderne Ethik auf einem Feld ausgebreitet, das die (philosophische) Anthropologie längst geräumt hat, nämlich das verminte Feld der Natur des Menschen, die sie auf die Würde des Menschen gründet. Die (Wert- und Gesinnungs-) Ethiker haben daher selbst unbegründete, unreflektierte `Menschenbilder`, von denen aus sie andere kritisieren.

---

[118] Schmitz 1983: 168
[119] Nußbaum (1999: 177); zit. n. Gröschke 2002: 89
[120] Gröschke 2002: 89
[121] Gröschke 2002: 89
[122] Gröschke 2002: 89
[123] von Petersdorff 2004: 1017

4. Pflege

Pflegewissenschaft hat sich mittlerweile, wenngleich mit Verzögerung, auch in Deutschland an Universitäten, Fachhochschulen und in eigenen Forschungsinstituten etabliert. Auch die Politik hat, nicht zuletzt durch die demografische Perspektive einer Überalterung der Gesellschaft, erkannt, dass es einen pflegewissenschaftlichen Handlungsbedarf gibt z.B. dadurch, dass sie Geld für Forschung und Entwicklung bereit stellt. Die Signale aus anderen Gesellschaftsbereichen, insbesondere aus der Pflege selbst, sind eindeutig. Der Druck auf die Pflegewissenschaft wächst, innovativ auf die rezenten und absehbaren Herausforderungen zu reagieren und Handlungsoptionen aufzuzeigen. Das pflegewissenschaftliche Personal ist bemüht, die eigenständigen Handlungsfelder von Pflege und Pflegen (neu) zu definieren sowie die Handlungsweisen zu untersuchen und der Öffentlichkeit gegenüber zu legitimieren. Neben den praxisrelevanten Forschungen ist die Pflegewissenschaft also auch gefordert, Grundlagenforschung zu betreiben, die nicht nur im Hinblick auf Forschungs- und Wissenschaftspolitik von Bedeutung ist in dem Sinne, dass sie sich gegenüber anderen Wissenschaften profiliert. Ebenso wichtig ist im Kontext einer Grundlagenforschung die Fokussierung auf ihren Gegenstand: Das eigene Selbstverständnis und die Reflexion darüber, was gepflegt wird und überhaupt erst einmal, was Pflege(n) eigentlich ist, ist von herausragender Bedeutung.

Pflege ist zunächst ein Allerweltsbegriff und findet in verschiedenen Bezügen Anwendung: z.B. Gartenpflege, Tierpflege, Autopflege. Gleichzeitig bezeichnet der Begriff in Bezug auf die Krankenpflege ein sehr heterogenes Tätigkeitsfeld sowie den größten Berufsstand im Gesundheitswesen. Wortgeschichtlich lässt sich Pflege(n) ins Lateinische zurückverfolgen auf das Verb `colere` mit der Bedeutung `sorgen, betreuen, hegen, für etwas einstehen, sich für etwas einsetzen`. Auch das Verb `plicare` wird in Zusammenhang gebracht mit den Bedeutungen `falten, zusammenlegen, wickeln, biegen, neigen, nähren, sich beschäftigen, verantwortlich sein`. Etwa ab dem 4. Jahrhundert erscheint im Westgermanischen die Wortsippe `plegan` als `sich einsetzen für`, welches sich dann im Althochdeutschen zu `pflegan` und im Mittelhochdeutschen zu `pflegen` wandelt. In der modernen deutschen Sprache bilden sich um das Wort Pflegen die Begriffe `Sorge, Obhut, Betreuung, Pflicht`; allesamt sind sie auf die Grundbedeutung `sich für jemanden einsetzen` zurückzuführen.[124] In der

---

[124] Vgl. Krippner u.a. 1997: 37ff.

etymologischen Bedeutung ist die unspezifische Intentionalität erkennbar. In der reflexiven Wendung `sich für ... einsetzen` bleibt die Richtung offen; zum einen kann der Rückbezug auf sich selbst gemeint sein im Sinne von `sich für sich selbst einsetzen`, `sich selbst hegen`, `sich selbst betreuen, sorgen`; zum anderen kann die Intention auf andere und anderes gerichtet sein: `für jemanden oder etwas sorgen, sich für jemand anderen einsetzen`. Diese Unspezifik der Intentionalität findet ihren Niederschlag in der doppelten Ausrichtung der Pflege als heterogenes Tätigkeitsfeld, wo zwischen Selbstpflege und Fremdpflege unterschieden wird.

4.1 Pflegen und Sorgen als Conditio humana

Der Begriff der Sorge verweist auf eine ähnlich ambivalente Intentionalität wie der Begriff der Pflege. Sorge ist jedoch weit über die pflegenden Professionen hinaus ein zentraler Begriff in der Philosophie und rührt an die Grundfeste des Menschseins. Da einerseits dieser Begriff für Pflege genutzt wird, andererseits aber ein anthropologischer Grundbegriff ist, soll im Folgenden verdeutlicht werden, welchen existenziellen Stellenwert die Sorge hat.

Wie oben schon erwähnt, sind Menschen dazu fähig, sich von sich selbst zu distanzieren und sich zu sich selbst ins Verhältnis zu setzen. Dieses Verhältnis ist eines der Sorge. So lange wir leben, so lange sind wir auch in Sorge. Diese Sorge (cura[125]) entspringt nach Heidegger aus der Angst, die den Motor unserer Seinsweisen darstellt.[126] „Die Angst gibt als Seinsmöglichkeit des Daseins in eins mit dem in ihr erschlossenen Dasein selbst den phänomenalen Boden für die explizite Fassung der ursprünglichen Seinsganzheit des Daseins. Dessen Sein enthüllt sich als S o r g e."[127] Für ihn ist die Sorge die Daseinsform der Menschen schlechthin, was er in seiner Kapitelüberschrift „Die Sorge als Sein des Daseins" (§ 39) ausdrückt.[128] Der Grundcharakter des In-der-Welt-seins der Menschen – das Wesen, wenn man so will – ist Sorge (als typisch menschlicher Seinsmodus). Die Art der Ausformung dieser Wesenhaftigkeit, die sich in den verschiedensten Aktivitäten der Menschen ausdrückt, ist einerseits *Besorgen*, andererseits *Fürsorge*. Besorgen meint „Sein bei ..."[129] und bezieht

---

[125] Vgl. Heidegger 1993: 183

[126] Heidegger 1993: 182, 184ff.

[127] Heidegger 1993: 182

[128] Das heißt: Sorge wird bei Heidegger (1993: 192) „rein ontologisch-existenziell gebraucht".

[129] Heidegger 1993: 193

sich auf „Zeug", also auf Gegenstände (oder Dienstleistungen), wie z.B. „das `Besorgen` von Nahrung und Kleidung, die Pflege des kranken Leibes"[130]. Besorgen meint also `Sein bei *etwas*`, während Fürsorge `Sein für *jemand*` (und zwar als Sorge zunächst immer um sich selbst) ist. Man darf das, wenn wir Heidegger hier richtig lesen, vielleicht so verstehen, dass Fürsorge eine – auch durch und durch konflikthafte oder einander ignorierende – unmittelbare soziale Beziehung ist[131], während das Besorgen von etwas Zuhandenem, also Zeug (Werkzeug, Schreibzeug, Flickzeug, Pflegezeug etc.), eine nur mittelbare soziale Beziehung anzeigt (und somit auch Fürsorge ist)[132], weil es als Etwas in die soziale Beziehung eindringt und sich zwischen die Daseienden schiebt. Fürsorge als die zweite bzw. übergeordnete Ausformungsart resultiert aus dem „Sein mit ...". Menschen *sind* nicht bloß, sondern sie sind *da* und sie sind in der Welt immer *mit anderen* und *anderem* da: Dieses Dasein hält sich „zunächst und zumeist in den *defizienten Modi* der Fürsorge"[133]. Diesen Modus beschreibt Heidegger als den alltäglichen und durchschnittlichen Modus des Miteinanders: „Das Für-, Wider-, Ohne-einandersein, das Aneinander vorbeigehen, das Einander-nichts-angehen sind mögliche Weisen der Fürsorge."[134] Dieser defiziente Modus der Fürsorge erinnert eher an das `Menschenbild` des `homo homini lupus` von Thomas Hobbes. Allerdings gibt es auch *positive Modi*[135] der Fürsorge, nämlich die sogenannte einspringende und die vorausspringende Fürsorge. Die *einspringende Fürsorge* ist eine die Sorge abnehmende Fürsorge. „Diese Fürsorge übernimmt

---

[130] Heidegger 1993: 121

[131] Für Heidegger ist auch die Beziehung zu sich selbst sicher eine soziale Beziehung, weil „Dasein (...) wesenhaft Mitsein" ist. Das „Mitsein bestimmt existenzial das Dasein auch dann, wenn ein Anderer faktisch nicht vorhanden und wahrgenommen ist. Auch das Alleinsein des Daseins ist Mitsein in der Welt. *Fehlen* kann der Andere nur *in* einem und *für* ein Mitsein." (Heidegger 1993: 120)

[132] Vgl. Heidegger 1993: 121; etwas unbeholfen könnte man sagen: und somit sekundär Fürsorge ist.

[133] Heidegger 1993: 121

[134] Heidegger 1993: 121. Spätestens hier sollte deutlich werden, dass der heideggersche Fürsorgebegriff, auch wenn sich dabei auf ihn berufen wird, wenig gemein hat mit den Fürsorgebegriffen in diversen Pflegetheorien, die immer einseitig moralisch-ethisch konnotiert sind.

[135] Die Begriffe positiv und defizient mögen etwas irritieren. Positiv ist nicht im Sinne von gut gemeint, sondern in dem Sinn, dass man sich tatsächlich den anderen Menschen zuwendet. Die Gemeinsamkeiten der Spielarten im defizienten Modus bestehen aus der Negation bzw. der Negierung der anderen.

das, was zu besorgen ist, für den Anderen. Dieser wird dabei aus seiner Stelle geworfen, er tritt zurück, um nachträglich das Besorgte als fertig Verfügbares zu übernehmen. (...) In solcher Fürsorge kann der Andere zum Abhängigen und Beherrschten werden ...".[136] Als *vorausspringende Fürsorge* wird die Fürsorge bezeichnet, die dem anderen seine Sorge nicht abnimmt, sondern zurückgibt: „Diese Fürsorge, die wesentlich die eigentliche Sorge – das heißt die Existenz des Anderen betrifft und nicht ein *Was*, das er besorgt, verhilft dem anderen dazu, *in* seiner Sorge sich durchsichtig und *für* sie *frei* zu werden."[137] Zwischen diesen beiden Formen, der „einspringend-beherrschenden und der vorspringend-befreienden Fürsorge", gibt es vielfältige „Mischformen" und Abstufungen[138]. Es ist also klar, das es *meine* Sorgen sind, die ich da fühle, dass ich *mich* sorge, gleichviel, ob die Sorge mir selbst oder einem anderen gilt.

---

[136] Heidegger 1993: 122
[137] Heidegger 1993: 122
[138] Vgl. Heidegger 1993: 122

Grafische Darstellung der Sorge-Konzeption bei Heidegger[139]

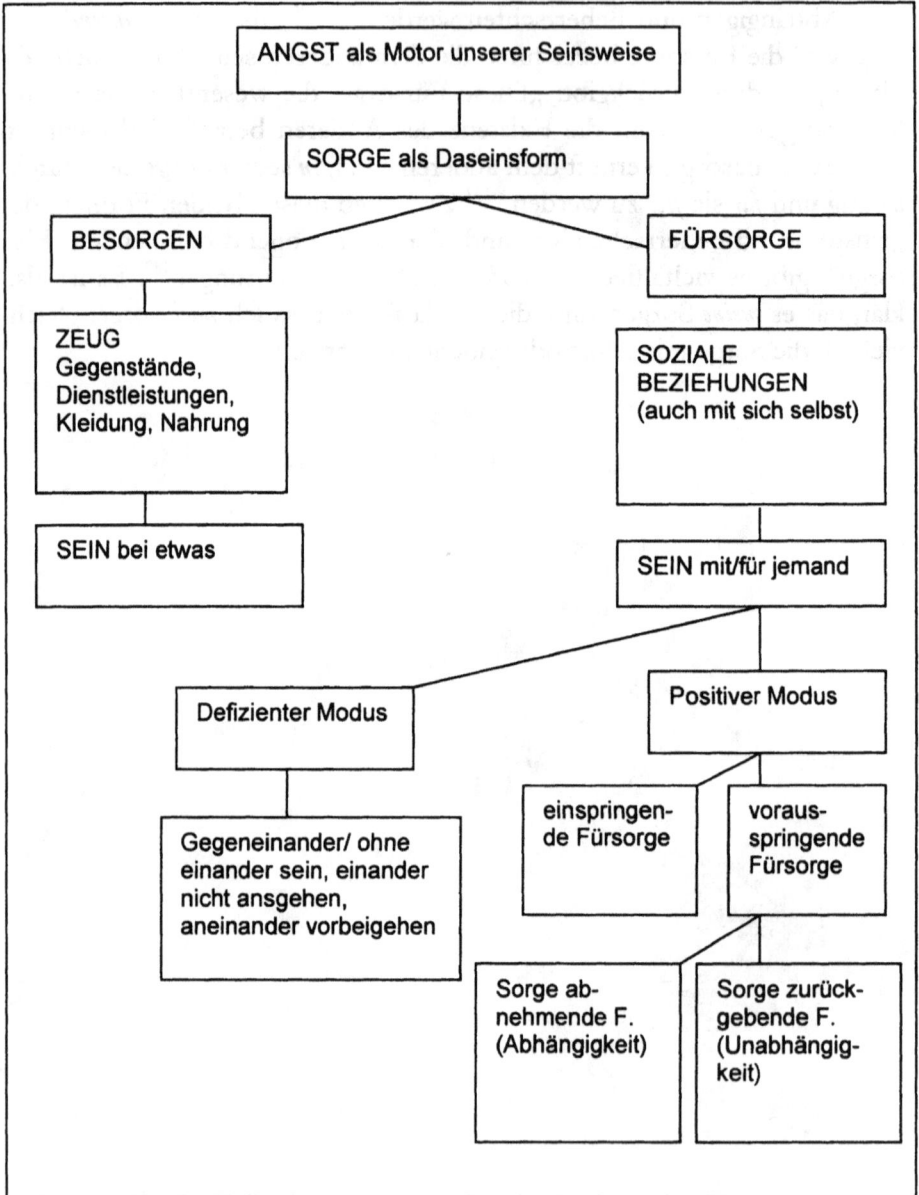

```
                ┌─────────────────────────────────────┐
                │ ANGST als Motor unserer Seinsweise  │
                └─────────────────────────────────────┘
                              │
                ┌─────────────────────────────┐
                │   SORGE als Daseinsform      │
                └─────────────────────────────┘
                   /                        \
   ┌──────────────────┐            ┌──────────────────┐
   │    BESORGEN      │            │    FÜRSORGE       │
   └──────────────────┘            └──────────────────┘
```

BESORGEN	FÜRSORGE
ZEUG Gegenstände, Dienstleistungen, Kleidung, Nahrung	SOZIALE BEZIEHUNGEN (auch mit sich selbst)
SEIN bei etwas	SEIN mit/für jemand

Defizienter Modus — Gegeneinander/ ohne einander sein, einander nicht ansehen, aneinander vorbeigehen

Positiver Modus
- einspringende Fürsorge — Sorge abnehmende F. (Abhängigkeit)
- vorausspringende Fürsorge — Sorge zurückgebende F. (Unabhängigkeit)

[139] Uzarewicz©

„Jeder ist der Andere und Keiner er selbst. Das *Man*, mit dem sich die Frage nach dem *Wer* des alltäglichen Daseins beantwortet, ist das *Niemand*, dem alles Dasein im Untereinandersein sich je schon ausgeliefert hat."[140] Weil niemand ein Niemand und jeder ein Jemand sein will, ruht „im Besorgen dessen, was man mit, für und gegen die Anderen ergriffen hat, (...) ständig die Sorge um einen Unterschied gegen die Anderen"[141]. Da das menschliche Sein, das Dasein, immer schon ein Mitsein mit anderen ist, so ist das erste Existenzial der Sorge, die Sorge um den Abstand zu den anderen und nicht „die Sorge *für* andere oder anders", wie Benner/Wrubel es verstehen.[142] Ganz im Gegenteil resultiert die Sorge aus der Angst *vor* den anderen. Wo Benner/Wrubel zumindest noch terminologisch von „Das In-der-Welt-sein *der Person* (Herv. d.V.) ist existentiell"[143] sprechen (obwohl auch schon bei ihnen eine eklatante Fehlinterpretation Heideggers angelegt ist), werden sie von Bosch u.a. falsch zitiert: „Das In-der-Welt-sein ist existentiell."[144] Dieser Hinweis ist keine sophistische Pedanterie. Das falsche Zitat unterschlägt den Bezug der heideggerschen Sorge zur eigenen Person. „Die `Fürsorge` als faktische soziale Einrichtung zum Beispiel gründet in der Seinsverfassung des Daseins als Mitsein."[145]

Es beruht auf einem Missverständnis, die spezifische Sorge, die sich auf den anderen richtet, die heideggersche Fürsorge im Sinne einer rousseauistischen Anthropologie einseitig als wohlwollende und mitleidende Zuwendung zu den anderen zu verstehen. Zwar ist – wie gesagt – „auch das Besorgen (...) Fürsorge"[146], aber es ist nur *eine* abgeleitete Form der Fürsorge. Dem gemäß darf man wohl die heideggersche Fürsorge, weil (Be-)Sorgen Handeln und Unterlassen meint[147], als soziales Handeln im soziologischen Sinne auffassen: „Soziales Handeln (einschließlich des Unterlassens oder Duldens) kann orientiert werden am vergangenen, gegenwärtigen oder für künftig erwarteten Verhalten anderer (Rache für frühere Angriffe, Abwehr gegenwärtigen Angriffs, Verteidigungsmaßregeln für künftige Angriffe). Die `anderen` können Einzelne und Bekannte oder unbestimmt Viele und ganz Unbekannte sein (...)."[148] *Jedes* Handeln, das

---

[140] Heidegger 1993: 128
[141] Heidegger 1993: 126
[142] Vgl. Benner/Wrubel 1997: 21
[143] Benner/Wrubel 1997: 115
[144] Bosch u.a. 2002: 200
[145] Heidegger 1993: 121
[146] Heidegger 1993: 121
[147] Vgl. Heidegger 1993: 57
[148] Weber 1980: 11

sich auf andere bezieht und sich an ihnen orientiert, ist soziales Handeln, ist Fürsorge. „Wie Sartre (...) und Plessner (...) immer wieder darauf insistierten, dass die Menschen selbst ihre Entfremdungen hervorbringen, so hat auch Sennett (1983: 380) darauf hingewiesen, dass `je näher die Menschen einander kommen, desto ungeselliger, schmerzhafter, destruktiver werden ihre Beziehungen zueinander.`"[149] Schon das `Mit` muss hier vor einer sozialmoralistischen Wertung bewahrt werden, denn man kann nicht nur miteinander arbeiten, wohnen, leben und lieben, sondern auch miteinander kämpfen (Gegeneinander ist eine Form des Miteinander). „Gleichgültigkeit und Fremdheit"[150] sind die ausgezeichneten Modi des `Mitdaseins`, welches Fürsorge konstituiert.[151] In der Sorge geht es daher immer um das individuelle menschliche Dasein selbst. Die Sorge ist primär selbstbezogen. Der Begriff `Selbstsorge` ist somit nach Heidegger[152] eine Tautologie. In der Fürsorge geht es insofern um die anderen, als dass ich mir ihretwegen Sorgen um *mich* mache.

Was aber ist eigentlich die Sorge, dass jeder meint, so sorglos mit ihr umgehen zu können, dass er sie an andere delegiert? Ein wesentliches Moment der Sorge (um sich oder um andere) muss, um der „Welt (...): ein Überraschungsfeld unvorhersehbarer Struktur"[153], begegnen zu können und ihr nicht völlig hilflos und unvorbereitet ausgesetzt zu sein, die Vorsorge sein. Vorsorge heißt, dass man den Versuch unternimmt, umsichtig und vorsichtig Risiken zu minimieren und gegen Unwägbarkeiten vorzusorgen und diese Sorge nicht anderen zu überlassen. Ein Recht gegenüber anderen auf Fürsorge kann nur erwerben, wer Vorsorge getroffen hat, so weit das möglich ist. Wer nicht vorsorgt, der lässt es an Fürsorge für sich und andere mangeln. Pflegen ist deshalb nicht nur Sorgen, sondern auch Vorsorgen, eine präventive Maßnahme. Vorsorge ist, vorwiegend als Besorgen von Zuhandenem, ein Grundphänomen menschlichen Seins. Die Sorge des Daseins beschränkt sich nicht auf die Gegenwart; auch für die nähere oder weitere Zukunft will gesorgt sein. Solches Besorgen als Vorsorge kennen wir nicht nur von Menschen, sondern auch von Tieren. Das `Hamstern` ist hierfür sprichwörtlich geworden. Aber auch das (Fremd- und Selbst-)Pflegen ist als Besorgen eine Investition in

---

[149] Uzarewicz/Uzarewicz 1998: 47

[150] Heidegger 1993: 121

[151] Vgl. Heidegger 1993: 123

[152] Vgl. Heidegger 1993: 193

[153] Gehlen zit. n. Schilling 2000: 82

die Zukunft. Ohne derartige Vorsorge sind die Menschen zum Untergang verdammt.

Der Mensch lebt nur, wenn er sich um sich sorgt, wenn er sich pflegt bzw. pflegen lässt. Er existiert nur als homo culturans. (Sich) Pflegen heißt kultivieren. Kultivieren[154] bedeutet daher nicht nur die Aufrechterhaltung des status quo, sondern dessen Verbesserung bzw. Veredelung. Nur allzu oft gelingt es dem pflegenden Menschen, bestenfalls Verfallserscheinungen aufzuhalten und noch öfter läuft er ihnen hinterher. Darauf bezieht sich die Sorge als eine mehr oder weniger realistische Antizipation möglicher Zukünfte. Der vorherrschende Glaube, der gut `funktionierende`, der gesunde Mensch sei der Normalfall, zehrt davon, dass er nichts (mehr) von dem großen Aufwand `weiß`, der betrieben werden muss, um den Menschen am Leben und `Funktionieren` zu halten; er hat es vergessen, weil „der Leib (...) der `automatische` und anonyme Grund all unserer Lebensvollzüge (ist)"[155].

4.2 Pflege und Sorge als Gegenstand des Berufs und in Pflegetheorien

Unabhängig von der oben dargelegten anthropologischen Fundierung der Sorge, aber nicht unabhängig vom anthropologischen Dualismus, wird Pflege in modernen Lehrbüchern immer in einer spezifischen Dichotomie beschrieben: *Grundpflege und Behandlungspflege, direkte und indirekte Pflege, allgemeine und spezielle Pflege*. Diese Konzeptionen versuchen, das Tätigkeitsfeld der Pflege zu sortieren, zu klassifizieren und damit auch eine hierarchische Ordnung in die verschiedenen Tätigkeiten einzubauen. Üblicherweise geschieht diese Kategorisierung nach „funktionellen, aufgaben- und verrichtungsbezogenen Gesichtpunkten"[156]. Welche Konsequenzen eine derartige Teilung der Aufgabenfelder für das praktische Arbeiten und die anthropologische Grundhaltung hat, soll im Folgenden am Beispiel des Begriffspaares Grund- und Behandlungspflege aufgezeigt werden, da dies zum einen das älteste gebräuchliche Begriffspaar ist (seit den 1960er Jahren in Deutschland nachweisbar), von dem die anderen Begriffspaare abgeleitet sind. Zum anderen hat dieses Begriffspaar politische und ökonomische Relevanz, da es den aktuellen Gesetzen zur Kranken- und Pflegeversicherung zugrunde gelegt worden ist.

---

[154] Vgl. auch die gemeinsame Ableitung aus dem Wortstamm `colere`.
[155] Fuchs 2000: 333
[156] Elkeles 1997: 51

Die Wurzeln dieser Begriffe sind nicht eindeutig geklärt. Man kann aber davon ausgehen, dass es sich um falsche Übersetzungen der Begriffe *basic nursing* und *technical nursing* handelt. Sie werden zunächst im Rahmen von krankenhausökonomischen Überlegungen verwendet, um die pflegerische Arbeit zu explizieren. In Eichhorns Standardwerk zur Krankenhausbetriebslehre von 1967 werden die Termini Grund- und Behandlungspflege in dem Sinne definiert, dass Grundpflege das körperliche Gepflegtwerden des Patienten meint als vorbereitendes oder unterstützendes Setting von Maßnahmen für die Behandlungspflege. Diese Maßnahmen sind eindeutig medizinische Hilfeleistungen auf diagnostischer und therapeutischer Ebene.[157] In der Folgezeit breitet sich dieses Begriffspaar in den Pflegelehrbüchern aus und bildet auch noch in den 1990er Jahren das Fundament für gesetzliche Regelungen.

Behandlungspflege ist definiert als die „Sicherung des Ziels der ärztlichen Behandlung"[158]. Ihr werden medizinische Hilfeleistungen wie Verbandwechsel, Injektionen etc. zugeordnet. Laut SGB V § 37 ist sie synonym mit der Sicherungspflege.[159] Gesichert wird primär das Ziel der ärztlichen Behandlung, nicht etwa die Gesundung der Patienten.[160] Die ärztliche Ausrichtung ist das entscheidende Definitionskriterium in diesem Begriff. Der kranke Mensch ist lediglich Mittel zum Zweck der Erfüllung des ärztlichen Strebens. Diese Art der Pflege ist keine Pflege; es handelt sich vielmehr um eine Art Assistenz für einfache ärztlich-medizinische Tätigkeiten. Insofern ist der Begriff Behandlungs*pflege* irreführend, da es sich um Behandlung, nicht aber um Pflege handelt. Verbandwechsel, Injektionen etc. können auch geübte Arzthelferinnen ausführen. Genauer gesagt: In der Behandlungspflege ist die Entlastung der Ärzte durch Übernahme bestimmter Tätigkeiten beschrieben und gleichzeitig `getarnt`. Somit wird Pflege potentiell zur Erfüllungsgehilfin der Medizin.[161] Die zusätzliche Differenzierung in *einfache Behandlungspflege* verwirrt vollends, denn damit sind medizinische Tätigkeiten gemeint, die von den Patienten

---

[157] Vgl. Müller 1998: 2

[158] Krauskopf/Schroeder-Printzen 1995: 1; §37 (2), SGB V 3

[159] Vgl. Krauskopf/Schroeder-Printzen 1995: 4

[160] Im allgemeinen Verständnis der ärztlichen Profession sollten beide zusammenfallen: das Ziel der ärztlichen Behandlung sei die Gesundung der Patienten. Wenn diese beiden Sachverhalte immer identisch wären, dann hätte Sicherungspflege anders definiert werden müssen, z.B. als Sicherung der Wiederherstellung von Gesundheit.

[161] Vgl. Uzarewicz 2000

selbst oder auch von pflegenden Angehörigen durchgeführt werden können.[162]

Grundpflege wird definiert als „gewöhnliche, regelmäßig wiederkehrende Verrichtungen im Ablauf des täglichen Lebens"[163]. Dazu werden „Hilfeleistungen bei den personenbezogenen Grundbedürfnissen des täglichen Lebens, die der Pflegebedürftige nicht (mehr) selbst wahrnehmen oder nur mit dieser Unterstützung verrichten kann"[164] gerechnet: Körperpflege („Waschen, Duschen, Baden, Zahnpflege, Kämmen, Rasieren, Darm- und Blasenentleerung"); Ernährung („mundgerechte Zubereitung oder Aufnahme der Nahrung"); Mobilität („selbständiges Aufstehen oder Zubettgehen, An- und Auskleiden, Gehen, Stehen, Treppensteigen oder das Verlassen und Wiederaufsuchen der Wohnung")[165]. Diese „gewöhnlichen, regelmäßig wiederkehrenden Verrichtungen im Ablauf des täglichen Lebens" spiegeln eine ausschließlich körperorientierte und funktionale Perspektive wider. Es geht um die Aufrechterhaltung der organischen Körperfunktionen sowie die notwendigen Fertigkeiten hierzu. Ebenso gewöhnliche wie regelmäßig wiederkehrende Verrichtungen des täglichen Lebens sind z.B. auch Kommunikation, soziale Kontakte, Stimmungen wie Ärger, Freude, Gleichgültigkeit, Zufriedenheit etc., und nicht nur Essen, Ausscheiden, Waschen, Schlafen. Diese Dimensionen des Menschseins sind sowohl aus der Grundpflege als auch aus der Behandlungspflege ausgeklammert, obwohl sie natürlich zum Menschsein gehören.

Grundpflege wird zusammen mit hauswirtschaftlicher Versorgung unter dem Oberbegriff der „häuslichen Pflegehilfe" subsumiert.[166] Die Subsumierung impliziert eine Minderbewertung von pflegerischer Arbeit, indem die direkte Pflegehandlung mit hausfraulichem Alltagsgeschäft zusammengefasst wird. Diese `Hausfrauisierung der Pflege` ist eine Legitimation für:

• geringe bzw. keine Entlohnung (siehe auch Ehrenamt, Familienhilfe etc.);

• Ausschluss aus der kapitalistischen Ökonomie, in der nur für produktive Arbeit bezahlt wird;

• allgemeine gesellschaftliche Minderbewertung der Pflegearbeit, da sie dem reproduktiven Bereich und nicht dem produktiven Bereich der

---

[162] Vgl. Mittelstaedt 1998: 7
[163] Krauskopf/Schroeder-Printzen 1996: 1; vgl. PV § 14, Abs.1
[164] Klie 1996: 17
[165] PV § 14, Abs. 4, 1-4; vgl. Klie 1996: 123
[166] PV § 36 Abs. 1; vgl. Klie 1996: 197

kapitalistischen Ökonomie zugeordnet wird (das Prinzip Lohn für Leistung hat hier keine Relevanz bzw. Gültigkeit).[167]

In dem Begriffspaar Grund- und Behandlungspflege sind also zwei Entwertungen der Pflege und Aufwertungen der Medizin enthalten: Die Behandlungspflege beharrt auf der Unterordnung der Pflege unter den Arztberuf; die klassische Hierarchie der Professionen bleibt auf der *strukturellen* Ebene unangetastet. Scheinbar kompensiert wird diese strukturelle Unterstellung dadurch, dass durch die Verrichtung von ärztlichen Tätigkeiten durch Pflegende diese am Sozialprestige der Mediziner partizipieren können: Die Behandlungspflege gilt als höherwertige Arbeit als die Grundpflege. Mit dieser vermeintlichen Teilhabe am gesellschaftlichen Ansehen wird von der bestehenden Asymmetrie abgelenkt und diese gleichzeitig gefestigt. Auf der *inhaltlichen* Ebene wird Pflege im Begriff der Grundpflege als typisch weibliche Tätigkeit neben anderen Hausfrauenarbeiten ausgewiesen, mit dem gesamten historischen Ballast der dienenden demütigen Frau.

Bezogen auf das Arbeitsfeld[168] der Pflege hat das funktionalistische und mechanistische `Menschenbild` weitreichende Konsequenzen für das professionelle Handeln. Die Aufgliederung und Zersplitterung der Tätigkeiten in Grund- und Behandlungspflege einerseits, sowie die ausschließliche Orientierung an der bloßen Körperlichkeit andererseits, erlauben keine innovativen Ansätze, die im Interesse einer verbesserten Pflege den alten Dualismus hinter sich lassen können. Die Pflegebedürftigen werden auf das Funktionieren ihres Organismus reduziert[169], subjektive Aspekte des Wohlbefindens, die über die bloße Aufrechterhaltung der Organfunktionen hinaus gehen und technische Aspekte, wie Sauberkeit und ein rei-

---

[167] Vgl. von Werlhof u.a. 1988

[168] Die ersten Definitionen von *Krankenpflege*, die in alten Lexika zu finden sind, beschreiben meist zwei Aufgabenbereiche: Dienstleistung und Anordnungen, wobei sich ersteres zunächst als religiöses Dienen versteht und erst in letzter Zeit die Diskussion von Pflege als modernem Dienstleistungsberuf eine andere Wendung nimmt. Letzteres fokussiert die klassische Körperpflege von Kranken sowie die Gestaltung der unmittelbaren Nahumgebung des Kranken, was sich später in der klassischen Funktionspflege wiederfindet und unter Einbezug der psychosozialen Dimension in heutigen ATL-Modellen auch noch üblich ist (vgl. Krippner u.a. 1997).

[169] Somit fallen die rezenten pflegerischen Ansätze hinter die Gedanken der medizinischen Anthropologie von von Weizsäcker zurück, die immerhin aus der Mitte des letzten Jahrhunderts stammen.

bungsloser Betriebsablauf, bleiben außen vor. Im Vordergrund dieses `Menschenbildes` stehen Quantitäten, d.h. Zähl- und Messbares. Soziale und andere Qualitäten werden ausgeklammert (da schwer zu messen und zu bezahlen). Einem derartig reduktionistischen `Menschenbild` entspricht eine defizitorientierte Pflegehaltung, die lediglich versorgende Pflegehandlungen zur Folge haben kann: Was fehlt, um den Körper zur normalen Funktion zu bringen, wird ausgeglichen bzw. substituiert.[170] Um mit Heidegger zu sprechen: Hier geht es um die einspringende Fürsorge.

Die neueren Ansprüche an einen modernen Dienstleistungsberuf, der ganzheitliche Zugänge fordert, sind Anlass gewesen, erneut über die Grundbegriffe der Disziplin nachzudenken und Alternativen zu entwickeln, die aber über die dualistische und damit hierarchisch strukturierende Intention bisher nicht hinausgekommen sind. So bezeichnet *direkte Pflege* alles das, was eben direkt mit dem Patienten zu tun hat, das direkte Hantieren am Patienten, während *indirekte Pflege* alle Tätigkeiten umfasst, die für die Ausübung der direkten Pflege notwendige Voraussetzungen sind. Nach Elkeles ist dieses Begriffspaar die einfache Ersetzung von Grund- und Behandlungspflege.[171] Auch *allgemeine und spezielle Pflege* beinhalten nichts wesentlich Neues. In der Ausbildung werden die Schülerinnen zuerst mit dem Aufgabenspektrum der allgemeinen Pflege vertraut gemacht, welches dem der sogenannten Grundpflege entspricht. Im späteren Ausbildungsabschnitt ist die spezielle Pflege Inhalt des Lernens, der sich aber ebenfalls mit den behandlungspflegerischen Tätigkeiten deckt.[172] Daher entstehen auch keine Probleme, wenn die Gesetzgebung in Deutschland auf dem alten Begriffspaar Grund- und Behandlungspflege aufbaut und die Lehrbücher inzwischen andere Vokabeln verwenden: Alle wissen, was gemeint ist!

Der Grund dafür, warum sich auch diese neueren Begriffe nicht qualitativ unterscheiden, liegt darin, dass sie alle ein funktionalistisches, dominant somatisch orientiertes Bedürfnismodell zugrunde legen und diesen Ansatz nicht hinterfragen. Bereits seit 1985 ist jedoch im Krankenpflegegesetz eine umfassende, geplante, patientenorientierte Prozesspflege festgeschrieben. Das hierin enthaltene Pflegeverständnis ist angelehnt an das Positionspapier der WHO von 1980, worin Pflege als eigener Fachbereich im Gesundheitswesen benannt wird: „Pflege ist sowohl eine Kunst als auch

---

[170] Vgl. Uzarewicz 2000
[171] Vgl. Elkeles 1997: 51
[172] Vgl. Uzarewicz 2000

eine Wissenschaft und verwendet Kenntnisse und Techniken aus der Naturwissenschaft, den Sozialwissenschaften, der Medizin und Biologie und den Geisteswissenschaften."[173] Um professionell pflegen und auch den gesetzlichen Forderungen nach Qualitätssicherung standhalten zu können, gibt es inzwischen eine Alternative, die die Grundbegriffe der Pflege verändert: Das Konzept der aktivierenden Pflege soll Ausgangspunkt aller theoretischen wie praktischen Bemühungen werden.

Aktivierende Pflege entspricht der vorausspringenden Fürsorge nach Heidegger und ist eine Pflegepraxis, „die Selbständigkeit und Unabhängigkeit des Patienten im Rahmen des medizinisch und pflegerisch Notwendigen fördern, d.h. wiedergewinnen und erhalten will und dabei die Ressourcen des zu pflegenden Menschen berücksichtigt, so dass er unter Beaufsichtigung und Anleitung selbst aktiv sein kann. Grundlage ist eine für alle Beteiligten nachvollziehbare Planung und Dokumentation dieser Pflege. Des weiteren setzt `Aktivierende Pflege` eine Geisteshaltung der Pflegenden voraus, die im Patienten mehr erkennt als einen passiven, zu verwahrenden Menschen."[174] In dieser Definition implizit enthalten ist ein eigenständiges Profil der Pflegearbeit in Abgrenzung von und Kooperation mit der medizinischen Arbeit. Beide Gesundheitsprofessionen haben einen gemeinsamen Nenner: den therapeutischen Bereich. Die differenzierte Bestimmung der pflegerischen Tätigkeiten, zu der auch die Gesundheitsberatung gehört[175], erfordert darüber hinaus Verantwortlichkeit für die Kooperation mit anderen Gesundheitsberufen im Hinblick auf die individuelle Ressourcenförderung der Patienten.

Aktivierende Pflege liegt kategorial auf einer anderen Ebene als Grund- und Behandlungspflege. Diese beschreiben konkrete Tätigkeiten, jene zielt auf die Art und Weise der ausgeübten Tätigkeiten, beschreibt also eher eine grundsätzliche Pflege*haltung*, während Grund- und Behandlungspflege Pflege*handlungen* meinen.[176] Eine an den Ressourcen von Patienten orientierte fördernde Prozesspflege steht im Widerspruch zu einer funktionsorientierten Arbeitsauffassung. Denn das funktionalistische Prinzip im Arbeitsprozess beruht auf der Taylorisierung von Tätigkeitsabläufen nach dem Grundmuster: möglichst viel in möglichst kurzer Zeit zu erledigen. Effektivität und Effizienz sind hier am Aspekt der Zeitökonomie ausgerichtet und nicht am Aspekt der Gesundung, des Ressourcen-

[173] Zit. n. Kurtenbach u.a. 1994: 104
[174] Waßmuth u.a. 2000: 23
[175] Vgl. Krohwinkel 1993: 1
[176] Klie (1996: 39) spricht von einem *Prinzip* im Gegensatz zu einer Pflege*leistung*.

erhalts oder der Selbstbestimmung (Mündigkeit) der Patienten. Dienstleistungen am Menschen folgen aber einer anderen Logik als z.B. hand-
werkliche Leistungen oder Warenproduktion: Das `Produkt` ist der Kun-
de. Diese Ziel- und Interessenkonflikte führen auf einer Metaebene (der
der Institution und Politik) zu einer Verlagerung der Sorge: nämlich von
den Spielarten des positiven Modus hin zu denen des defizienten Modus:
des Gegeneinanders, des Aneinandervorbei!

Pflegehaltung und Pflegehandlungen in diesen Termini konzentrieren sich
auf verschiedene Fokusse, mit denen wiederum spezifische gesellschaftliche Wertigkeiten verbunden sind. Während in der Aktivierenden Pflege
die *Person* resp. die *Persönlichkeit* mit ihren Potentialen Ausgangspunkt der
Pflegeplanung und Pflegehandlungen bildet, bleibt in der Grund- und
Behandlungspflege eine Arbeitszergliederung nach hierarchischen Ge-
sichtspunkten bestehen, die am Patienten*körper* orientiert ist. Die subjektiven, leiblichen Regungen, die Stimmungen und das Wohlbefinden ran-
gieren dabei ganz unten auf der Skala. Subjektivität wird nur geduldet,
sofern sie dem medizinischen Behandlungsziel dient, es zumindest nicht
stört.

Benner und Parse haben für die Pflege eine um phänomenologische
Methodologie erweiterte Perspektive entwickelt. Benner charakterisiert die
Menschen als „selbsttätig deutende Wesen", welche in der Lage sind,
Situationen intuitiv, auf einer vorrationalen Ebene zu deuten. Dieser
Ansatz korrespondiert mit dem Konzept „leibliche Vertrautheit"[177], wel-
ches sich aus seinen Selbst- und Weltverhältnissen ergibt und mit den
Termini des In-der-Welt-seins und des Zur-Welt-seins beschrieben wird
(Merleau-Ponty). Auch in Parses Theorie der Menschwerdung, in der das
Subjektsein im Mittelpunkt steht, gilt der Aspekt des Deutungsvermögens
als grundsätzlicher Ausgangspunkt der theoretischen und methodischen
Ausführungen. Die Subjekthaftigkeit dominiert jegliche soziale Inter-
aktion; Menschen in einer gleichen Situation werden diese aufgrund ihres
persönlichen Wissens- und Sinnsystems und ihrer umfassenden leiblichen
Disposition unterschiedlich erleben. Diese Unterschiede resultieren u.a.
aus der Tatsache, dass jeder Mensch ein unverwechselbares, einzigartiges
Wesen ist.[178]

---

[177] Fuchs 2004: 17

[178] Vgl. van Kampen 1998: 54ff., Kather 2003: 20f. Siehe hierzu auch die Begriffe
der *Jemeinigkeit* von Heidegger (1993), *Subjektivität* von Schmitz (1968); sowie
der *Meinhaftigkeit* von Fuchs (2000). Für den Hinweis, dass „Meinhaftigkeit"

Parses Grundannahmen, die die individuelle Lebensqualität fokussieren, lassen Krankheit und Gesundheit als subjektive Prozesse erscheinen und nicht mehr als objektive Tatbestände. Pflegerisches Handeln – verstanden als interaktiver Aushandlungsprozess und nicht als normative Handlungsanweisungen – fördert die Selbst*bestimmung* und Selbst*findung* im Kontext von Krankheit und Gesundheit und verändert somit auch das hierarchische Verhältnis von Pflegenden und zu Pflegenden[179]; Pflegende haben in diesem Prozess begleitende und unterstützende Funktion, sie fördern die Explikation des Verborgenen der je eigenen Leiblichkeit. Die Perspektive ist entsprechend auf Phänomene des Alltags sowie auf subjektive Deutungsmuster konzentriert. „Wie gehen Menschen mit der Alltagserfahrung `Warten` um? (...) Wie erfahren Menschen `Ruhe`?"[180] Bindet man diese Art der Fragestellung an die Leiblichkeit zurück, so kann eine Verbindung zum Modell von Roper/Logan/Tierny hergestellt werden, die sich explizit mit leiblichen Phänomenen, die sie Aktivitäten des Lebens nennen und welche die Basis für die Entwicklung ihres Lebensmodells darstellen, befassen. ATLs können als natürliche Lebensvollzüge bezeichnet werden.[181] Sie sind, wenn man sie aus ihrer Reduktion auf Bedürfnisse und ihrer normativen Befriedigungsaspekte befreit, leibliche Phänomene. Das Roper/Logan/Tierny-Modell ist insofern relevant, als dass es zum einen Grundbedürfnisse von Menschen thematisiert, zum anderen aber das Wohlbefinden des Patienten zum Ausgangspunkt der Betrachtung nimmt und nicht von den Pflegenden her denkt (welche Handlungsstrategie ist funktional für den Krankenhausbetrieb, für den Funktionsablauf auf Station?). Diese *Perspektive* der subjektiven Befindlichkeit ist kongruent mit den leibphänomenologischen Betrachtungen, auch wenn das Modell in der rezenten Praxis reduktionistisch eingesetzt wird.

---

eine Wortschöpfung des Heidelberger Psychiaters Kurt Schneider ist, danken wir Hermann Schmitz.

[179] Vgl. van Kampen 1998: 59

[180] van Kampen 1998: 64

[181] Vgl. Thomas 1996: 17

5. Handeln und Leiden

In allen modernen anthropologischen Ansätzen ist das Handeln eine nur dem Menschen eigene Verhaltensweise. Daher verwundert es nicht, dass das Handeln eine außerordentliche Bedeutung für die Konstruktion von `Menschenbildern` hat. Das Leiden, das eher Passive und Schicksalhafte menschlichen Lebens, wird hingegen eher in den theologisch und religiös inspirierten Anthropologien dominant herausgestellt. Beides sind jedoch entscheidende Dimensionen des Pflegens. Eine *Handlung* ist die Umsetzung des Gewollten. Das Bewussthaben eines Sachverhaltes und die Willensbekundung oder der Willensentschluss, etwas zu tun, sind noch nicht die Handlung selbst: Die Absicht muss realisiert werden, indem man das Beabsichtigte tut. Ansonsten verbleibt sie im rein konstruktiven und hat noch keinen produktiven Charakter. Mit dem Handeln ist Bewegung verbunden. Mit Schmitz´ Worten: *„Handeln ist: im Hinblick auf ein Vollbringen sensorisch gebundene Eigenbewegung.“*[182] Mit der Aktivität und dem Handeln wird aber nur die eine Seite des menschlichen In-der-Welt-seins herausgestellt. Die passive Seite des Betroffenseins, der Ergriffenheit, das Ausgesetzt-sein, das *Leiden* und Ertragen müssen findet in der Philosophie schon häufiger, in der Wissenschaft nur selten einen Ort. Der nervöse Aktivismus unserer Zeit verdeckt die Tatsache, dass wir immer noch Naturkatastrophen, Wetter und Klima, Krankheiten und Befindlichkeiten, der Endlichkeit des Lebens hilflos ausgeliefert sind. Viele Handlungen sind daher nur symbolische oder Schein- und Ersatzhandlungen, die in ihren Vollzügen so manches Mal an Übersprungshandlungen der Tiere erinnern. Sie sollen sicherstellen, dass man auch dann noch handeln kann (z.B. die sog. lebensverlängernden Maßnahmen), wenn man eigentlich nicht (mehr) handeln kann und suggerieren, dass Menschen grundsätzlich immer `Herr ihrer Lage` und ihres Lebens sind: homo activans eben!

Auch die Sozialwissenschaften haben mit unterschiedlichen Handlungstheorien ihren Beitrag dazu geleistet, die passive Seite des Daseins in den Hintergrund zu drängen. Handlungs- und Leidenstheorien sind eine notwendige, wenn auch noch nicht hinreichende Voraussetzung für das Verstehen des leibphänomenologischen Ansatzes.

---

[182] Schmitz 1998d: 293

5.1 Homo activans oder: das Handeln

Handeln ist eine artspezifische Sonderform des Verhaltens. Es ist aktives, tätiges Verhalten, das sich auf etwas richtet. Somit ist Handeln zugleich auch intentionales Verhalten. Handeln und Verhalten sind auf etwas aus, das (Er-)Leiden nicht. Anders als Gedanken, Ideen, Theorien oder Wünsche greift Handeln *unmittelbar* in die Wirklichkeit ein: Es wirkt, es verändert etwas. Dabei muss das Etwas des Handelns nicht unbedingt in der Umgebung des Subjekts angesiedelt sein. Etwas kann das Subjekt selbst sein, indem es sich mit sich selbst beschäftigt, indem sein Handeln auf sich selbst gerichtet ist.

Zwar ist jedes Handeln ein Tun, eine Aktivität, aber nicht jede Aktivität ist auch ein Handeln im hier gemeinten Sinn. In den Sozialwissenschaften gilt z.B. nicht jedes Sprechen als Handlung. Sprachhandlungen gibt es durchaus, sind aber einem eng umrissenen Feld vorbehalten. Sprache gilt dann als eine Handlung, wenn sie selbst die Handlung ist und nicht nur auf eine solche verweist. Wenn jemand sagt „Ich möchte Sie begrüßen!", ist das noch keine Handlung im engeren Sinn, sondern erst die Ankündigung einer solchen. Die ironische Antwort könnte dann darin bestehen: „Dann tun Sie es doch!" Der Sprechakt wird erst dann zur Handlung, wenn er zur Begrüßung wird: „Ich grüße Sie!" Handlungen sind dadurch gekennzeichnet, dass sie subjektiv sinnvoll sein müssen. Subjektiv sinnvoll bedeutet, dass der Zweck einer (oder mehrerer) Handlung(en) mit der Handlung selbst erreicht werden kann. Ein bewusst falsch gewähltes Mittel wäre unsinnig bzw. der Zweck wäre ein anderer als der deklarierte.[183] Niemand würde z.B. versuchen, einen Nagel mit einer Vogelfeder in die Wand zu schlagen. Wenn es trotzdem jemand versucht, wird es einen subjektiv anderen Sinn haben, als einen Nagel in die Wand zu schlagen, ohne dass sich dieser Sinn anderen erschließen muss.

Die subjektiv sinnvolle Handlung muss also als solche noch keineswegs allgemeinen Standards der Rationalität im Hinblick auf die Auswahl der Gründe, Zwecke, Durchführungen und Ziele genügen. Ob eine Handlung subjektiv sinnvoll ist, darüber entscheiden nicht derartige Standards, sondern die Subjekte der Handlung – und sonst niemand. Handlungen im Kontext des sogenannten selbstverletzenden Verhaltens erscheinen für eine außenstehende Person eher als ‚wahnsinnig' oder ‚unsinnig' bzw. ‚sinnlos'. Für die betroffenen Frauen selbst macht dies aber einen ganz

---

[183] Vgl. Bahrdt 1992: 31f.

bestimmten Sinn.[184] Ein und dieselbe Handlung wird unterschiedlich gedeutet. Die Rekonstruktion einer Handlungs*logik* muss deshalb bei der Logik des einzelnen Individuums ansetzen – und nicht bei der abstrakten Logik der Philosophie (z.B. des Satzes vom ausgeschlossenen Dritten oder der Widerspruchsfreiheit). Subjektiv sinnvolles Handeln *ist* zweckrationales Handeln, weil es für das Subjekt einen Sinn macht und weil das Subjekt mit bestimmten Mitteln (und seiner eigenen Logik folgend) bestimmte Zwecke verwirklichen will.[185] In diesem Kontext ist auch nur das Handeln des Einzelnen und der jeweilige Sinn, den er damit verbindet, potenziell verstehbar. Das Resultat des Handelns mehrerer Individuen ist nämlich mehr als bloß deren Summierung. Als ein derartiges Ergebnis ist es zwar rekonstruierbar, aber insgesamt nicht wirklich zu verstehen, weil es überindividuell und nur bis zu einer bestimmten Schicht auf die Handlungen einzelner und deren Sinn, den sie damit verbinden, reduzierbar ist. Das Handeln mehrerer produziert eine überindividuelle *Struktur*, die sich von Einzelhandlungen emanzipiert hat.[186] Dennoch ist das Handeln *im* Kollektiv (jeweils subjektiv) sinnvoll, aber nicht mehr das Handeln *von* Kollektiven. Der Sinn ist sozusagen unterwegs verloren gegangen.

Eine spezielle Form des Handelns ist das *soziale Handeln*. Nicht jedes Handeln ist soziales Handeln. Max Weber definiert soziales Handeln als „ein solches Handeln (...), welches seinem von dem oder den Handelnden gemeinten Sinn nach auf das Verhalten a n d e r e r bezogen wird und daran in seinem Ablauf orientiert ist"[187]. Das Ergebnis nichtsozialer Handlungen kann gleichwohl soziale Konsequenzen haben: Der Unfall z.B. ist

---

[184] Vgl. hierzu die Ausführungen von Schoppmann 2003.

[185] Die gängige und weit verbreitete Kritik am zweckrationalen (oder auch instrumentellen oder strategischen) Handeln ist mit Vorsicht zu genießen. Man kann die Motive, die Zwecke oder Ziele, aber auch die Mittel und den Ablauf von Handlungen kritisieren. Man kann z.B. durchaus fragen, ob das sture, routinierte Handeln einer Pflegekraft, das einem Behandlungsziel angemessen ist, auch dem Wohlbefinden des Patienten dient. Dieses „Da müssen Sie durch!" ist sehr wohl in Frage zu stellen. Aber auch hier geht es letztlich um die Angemessenheit der Zweck-Mittel-Relation. Ganz gleich, wie man ein Handeln bezeichnet – affektiv, situativ, kreativ, traditional usw. –, jedes Handeln ist sinnvolles und zweckrationales Handeln, weil es – verwerfliche, vernünftige, unvernünftige oder begrüßenswerte – Ziele und Zwecke erreichen will.

[186] Wie sich das Verhältnis von Einzelhandlungen (Mikroebene) und Struktur (Makroebene) gestaltet und methodisch fassen lässt, ist eines der schwierigsten Grundprobleme der Sozialwissenschaften überhaupt.

[187] Weber 1980: 1

das Resultat einer nichtintendierten, von niemandem erwarteten Handlung, die folgende Schadensregulierung, der eventuell entstehende Streit
oder die Unfallflucht hingegen sind soziale Handlungen, weil sie intentional auf andere soziale Akteure bezogen sind. Soziales Handeln heißt also
ein Handeln, das sich am Handeln anderer orientiert.[188] Der Unfall ist
Zufall und somit ein Geschehen, das sich aus einzelnen Handlungen zu-
sammensetzt, deren Resultat aber von niemandem gewollt wurde. Er ist
somit nicht Umsetzung von etwas Gewolltem.

Der einzelne Mensch ist und bleibt ein soziales Wesen[189], im Guten, wie
im Schlechten auf andere bezogen. Ein Großteil seiner Handlungen und
seines Verhaltens bezieht sich auf andere.[190] Leider sieht man es vielen
Handlungen nicht an, ob sie soziale Handlungen sind. Der Bezug auf andere ist keineswegs immer explizit. Schon einer profanen Tätigkeit wie
dem Holzhacken sieht man nicht an, ob der Holzhacker für sich oder für
andere hackt, ob er lediglich seine eigene Wohnung heizen oder z.B. anderen imponieren will. Hingegen ist Pflege(n) – mit Ausnahme der Selbstpflege, die soziale Handlung sein kann, aber nicht muss – immer eine
soziale Handlung, weil sie sich direkt oder indirekt auf andere bezieht,
unabhängig davon, ob man seinem Gegenüber etwas Gutes oder Böses
(tun) will.[191] Der Mensch als soziales Wesen muss keineswegs den anderen
gegenüber ein wohlwollendes Wesen sein. Brutale Gewalt, Grausamkei-
ten, das Töten sind unter den Menschen genuin soziale Handlungen.
Foltern und Quälen sind so soziale Handlungen wie Pflegen oder Lieben.
Mit dieser Klarstellung ist also kein Abschied der Sozialität und Sozia-
bilität gemeint, sondern nur einer Idealisierung entgegengetreten. Empha-
tisches Mit- oder gar Füreinander scheint das romantische Ideal fast aller
Vergesellschaftungsformen zu sein, weil es ein zwangloses Einander impliziert und ihren Zwangscharakter verdeckt. Wo dieser Zwangscharakter
eingestanden wird, dort gilt die herrschaftsfreie Kommunikation und In-

---

[188] Vgl. Schütz 1991: 17

[189] Das bezeichnet Heideggers „Mitsein" (vgl. Kap. 4.1).

[190] Ein *wechselseitig* aneinander orientiertes und aufeinander abgestimmtes Handeln von zwei oder mehr Personen ist eine *Interaktion*. Die Interagierenden
müssen davon ausgehen können, dass der (oder die) jeweils andere(n) im von
ihnen erwarteten Sinn handeln, sonst kann es zu – mitunter krassen – Missverständnissen kommen.

[191] Nicht selten kommt es vor, dass man Gutes will, aber Schlechtes gebiert.
Noch gar nicht berücksichtigt ist dabei die Frage, wer kompetenter Ent-
scheider ist, der Patient oder die Pflegende, wann etwas gut oder schlecht ist.

teraktion als erstrebenswerte `liebessozialistische` Utopie.[192] Gleichzeitig soll dieses Mit- und Füreinander affektiv und nicht (nur) rational begründet sein. Rationales Handeln in Bezug auf andere gilt als verpöntes strategisches oder instrumentelles Handeln, das den anderen nur als Mittel und nicht als Zweck betrachtet.

Unschwer ist zu ersehen, dass sozialwissenschaftliche Handlungstheorien eigentlich keine Theorien sind, die sich mit dem Handeln beschäftigen, sondern mit den *Motiven* des Handelns. Daher rührt auch die Polemik gegen zweckrationales Handeln, dass mit der Rationalität der Auswahl der Ziele die der Motive und Gründe verwechselt wird.

5.1.1 Max Webers Handlungstypologie

Die verstehende Soziologie Max Webers will „soziales Handeln deutend verstehen und dadurch in seinem Ablauf und seinen Wirkungen ursächlich erklären"[193]. Verstehend ist diese Soziologie, weil dem Erklärungsversuch eine Deutung vorausgehen muss. Erst dann können wir einen sozialen Prozess als Folge von Ursachen erklären. Diese Reihenfolge ergibt sich zwingend aus dem *methodologischen Individualismus*, der an der Sinnhaftigkeit der Handlungen der einzelnen Akteure ansetzt. „Nur das Handeln des Einzelnen und dessen gemeinter Sinngehalt ist verstehbar, und nur in der Deutung des individuellen Handelns gewinnt die Sozialwissenschaft Zugang zur Deutung jener sozialen Beziehungen und Gebilde, die sich in dem Handeln der einzelnen Akteure der sozialen Welt konstituieren"[194]. Mit dem Aufweis der Unhintergehbarkeit des individuellen Handelns ist aber über das Handeln selbst noch nichts gesagt. Auf ganz unterschiedliche Weise kann das Handeln motiviert sein. Weber hat vier Handlungstypen herausgearbeitet. Diese sind als *Idealtypen* zu verstehen, die in der Realität so rein nur selten oder nie vorzufinden, als Typisierungen aber auf alle Gegenstandsbereiche der sozialen Welt anwendbar sind. Überall, ob in der Ökonomie, in der Religion, beim Militär oder in der Universität kann man so oder so handeln. In keinem Bereich gibt es ausschließlich einen einzigen Handlungstypus[195]:

---

192 Vgl. Fourier 1984
193 Weber 1980: 1
194 Schütz 1991: 13f.
195 Auch in der Wirtschaft wird keineswegs nur im Weberschen Sinne zweckrational gehandelt. Nur ein Beispiel: In die Werbung werden seit vielen Jahren, mit teilweise jährlich zweistelligen Steigerungsraten – die Werbebranche freut es –, weltweit Milliarden Dollar investiert. Offensichtlich agieren diejenigen,

1. Das *zweckrationale* Handeln, das in der Zweck-Mittel-Relation ihr Fundamentum hat. Der Maßstab dieses Typs ist der Erfolg, den ein Handeln, ausgerichtet an Erwartungen, zeitigt.
2. Das *wertrationale* Handeln, das sich unter völligem Absehen vom Erfolg auf den „unbedingten E i g e n wert eines bestimmten Sichverhaltens rein als solchen"[196] bezieht. Das Kriterium des Handelns ist das Verhalten (Ehre, Pflicht, Würde) selbst.
3. Das *affektuelle* Handeln, das vor allem durch Stimmungen, Gefühle und Emotionen bestimmt ist.
4. Das *traditionale* Handeln aufgrund von Routinen und „eingeübten Gewohnheiten"[197].

Nach Webers eigener Aussage,[198] stehen das traditionale und das affektuelle Handeln an der Grenze von sinnhaft orientiertem Handeln überhaupt. Bei beiden steht es nicht von vorn herein fest, wer das bewusste Subjekt dieser Handlungen ist. Sie können – darum an der Grenze sinnhaften Handelns –, aber sie müssen nicht *bewusste* Handlungen sein. Im Falle traditionalen Handelns kann es sich um eine bewusste Aufrechterhaltung der Traditionen oder um ʻbewusstlosesʻ Reproduzieren im Sozialisationsprozess eingeschliffener Verhaltensweisen handeln. Das affektuelle Handeln kann ebenfalls bewusstes Handeln sein, wenn es, wie Weber schreibt, „als b e w u ß t e Entladung der Gefühlslage auftritt"[199] oder bewusstloses Reagieren aufgrund eines kruden Reiz-Reaktions-Schemas. In diesem Fall verlassen wir bereits das Gegenstandsgebiet der Sozial- und Kulturwissenschaften und begeben uns in den Bereich der Biologie.

Unzweifelhaft ist Handeln – nach Weber – immer wertrationales und zweckrationales (auch: instrumentelles oder strategisches) Handeln. Das Agieren beruht auf (richtigen oder falschen) Urteilen und Entscheidungen von Akteuren: Werte und Zwecke werden jeweils gegeneinander abgewogen und für richtig oder falsch bzw. für statthaft oder nicht statthaft befunden.

---

die über die Werbeetats verfügen und entscheiden, aufgrund von nicht mehr als gutem Glauben, denn ein stringenter, wissenschaftlicher Beweis über den Nutzen und die Wirksamkeit von Werbung steht immer noch aus. Bisher ist sie nichts anderes als ein „Rationalitätsmythos" (Hannecke 1996: 60).

[196] Weber 1980: 12
[197] Weber 1980: 12
[198] Vgl. Weber 1980: 12
[199] Weber 1980: 12

5.1.2 Jürgen Habermas´ Theorie kommunikativen Handelns

Jürgen Habermas hat sein opus magnum, die „Theorie des kommunikativen Handelns", 1981 und damit genau sechzig Jahre nach Webers „Wirtschaft und Gesellschaft" veröffentlicht. Die Kommunikationstheorie versteht er als eine Theorie der umgangssprachlichen und damit alltäglichen Kommunikation. Der Begriff des Handelns verweist auf seinen individualistischen Ansatz.[200] Sprachliche Kommunikation, die er, entgegen dem common sense (siehe vorn), als Handlung versteht, steht im Zentrum seines Werks. *Kommunikatives* Handeln ist dementsprechend immer soziales Handeln. Ausgehend von der Prämisse vernunftgeleiteter Verständigungsorientierung, die sich folgerichtig nur noch mit den Rationalitätsaspekten des Handelns befasst und andere Handlungstypen ignoriert, entwickelt Habermas seinen neuen Begriff in Auseinandersetzung und Abgrenzung gegenüber den anderen gängigen Handlungsbegriffen.[201] Habermas unterscheidet hier drei Handlungstypen: den teleologischen, den normativen und den dramaturgischen[202] Typ:

1. *Teleologisches* Handeln ist ziel- bzw. zweckgerichtetes Handeln, das sich zum Modell *strategischen* Handelns erweitert, wenn zumindest eine weitere Person in das Kalkül des Handlungskontextes mit einbezogen wird. Nicht jedes teleologische, aber jedes strategische Handeln ist soziales Handeln. Einen Nagel in die Wand zu schlagen, um ein Bild aufzuhängen, ist zweckgerichtetes Handeln; es wird aber erst dann zu einem strategischen bzw. sozialen Handeln, wenn das Bild z.B. *für* (oder gegen die Interessen von) jemand anderen aufgehängt wird oder wenn jemand auf andere Weise (und in Erwartung einer Reaktion) bewusst tangiert wird oder werden soll. Das Modell strategischen Handelns ist deshalb von herausragender Bedeutung, weil es „den entscheidungs- und spieltheoretischen Ansätzen in Ökonomie, Soziologie und Sozialpsychologie zugrunde (liegt)"[203]. Auf diesem Modell basiert letztlich die Idee des *homo oeconomicus*, der sich dadurch aus-

---

[200] Große Teile seines Werkes sind dementsprechend einer Auseinandersetzung mit Weber vorbehalten. Habermas gilt allgemein als derjenige, der, in Anlehnung vor allem an die amerikanischen Pragmatisten (Austin, Searle, Mead u.a.), in der kritischen Gesellschaftstheorie (Adorno, Horkheimer, Marcuse u.a.) die linguistische Wende vollzogen hat.

[201] Vgl. Habermas 1988a: 114ff.

[202] Vgl. Habermas 1988a: 115

[203] Habermas 1988a: 127

zeichnet, dass er auf der Grundlage optimaler und vollständiger Information seinen individuellen Nutzen maximiert.[204]

2. *Normatives* oder *normenreguliertes* Handeln ist immer soziales Handeln, das sich jedoch nicht, und hier wird der Geltungsbereich sozialen Handelns von Habermas weiter präzisiert, auf das einsame Handeln voneinander unabhängiger Akteure bezieht. Normatives Handeln ist an den Werten sozialer Gruppen orientiert und basiert auf der Rollentheorie Parsons´. Das Modell des *homo sociologicus* beruht auf der Idee des Menschen als Rollenspieler, der sich an den allgemeinen Normen orientiert und so handelt, wie sie es vorgeben.[205]

3. Das *dramaturgische* Handeln bezieht sich, mit Hinweis auf Goffman („Wir spielen alle Theater!"), „auf Interaktionsteilnehmer, die füreinander ein Publikum bilden, vor dessen Augen sie sich darstellen"[206]. Der Handelnde inszeniert sich, indem er ein bestimmtes Bild von sich präsentiert. Er bleibt der Kontrolleur des Zugangs zum Bereich seiner Intentionen.

Alle drei Handlungstypen beziehen sich jeweils nur auf Teilbereiche zweckrationalen Handelns. Das kommunikative als verständigungsorientiertes Handeln umfasst hingegen alle Bereiche der sozialen Welt. Es bezieht sich auf Interaktionen jeglicher sozialer Beziehungen und wird daher von Habermas den anderen Handlungstypen vor- und übergeordnet. Das „Aushandeln konsensfähiger Situationsdefinitionen"[207] begründet die herausgehobene Bedeutung der Sprache. Sie zielt auf das Einverständnis der am Interaktionsprozess Beteiligten; gleichwohl ist es weder erfolgsorientiert noch strategisch, weil das Ziel die Verständigung ist. *Verständigung* meint die Einigung der Akteure über die Geltung von Äußerungen; *Einverständnis* zählt auf die Anerkennung von Geltungsansprüchen.[208] Kommunikatives Handeln setzt daher auf Kooperation; es ist nach Habermas das grundlegende Modell sozialen Handelns überhaupt. Es zehrt von dem Ideal der grundsätzlichen Möglichkeit herrschaftsfreier Kommunikation und rationaler Verständigung.

Habermas´ Intention ist es, die Rationalität der Kommunikation gegenüber allen zwecksetzenden Theorien zu begründen. „Die kommunikative Rationalität nimmt die Stellung einer letztentscheidenden Legitimations-

---

[204] Vgl. Esser 1993: 236f.
[205] Vgl. Dahrendorf 1977
[206] Habermas 1988a: 128
[207] Habermas 1988a: 128
[208] Vgl. Habermas 1988b: 184

instanz ein."[209] Das Falsche dieser Idee besteht in dem Anspruch, dass einzig das kommunikative, verständigungsorientierte Handeln rational sei und dass dies alle Bereiche der sozialen Welt umfasse. Vergleicht man diesen Ansatz mit Heideggers Sorgekonzeption, welches die Grundlage des Daseins umreißt, fällt die idealisierende Tendenz des Sozialen bei Habermas ins Auge. Real existierende Phänomene des `Gegeneinanders`, des `Ohne-einander-seins`, des `Einander-nichts-angehens` oder des `Aneinander-vorbei` haben im Konzept des verständigungsorientierten kommunikativen Handelns keinen Platz. Verständigung ist jedoch auch nur ein Ziel wie jedes andere. Es gibt keinen vernünftigen Grund, Habermas darin zu folgen, dass nur das verständigungsorientierte, rationale Handeln einem „unverkürzten Begriff der Vernunft"[210] entspreche. Kommunikation und Verständigungsorientierung sind daher auch einer strategischen, instrumentellen oder zweckrationalen Vernunft nicht überlegen oder übergeordnet; vielmehr sind sie lediglich eine Version derselben. Insbesondere vor dem Hintergrund des situativen Handelns kann „die Frage, *ob* es in einer Situation überhaupt rational ist, effektiv zu kommunizieren (oder in einen Diskurs einzutreten), nur gemäß den Prinzipien der Zweckrationalität beantwortet werden"[211].

5.1.3 Situatives und subjektivierendes Handeln in der Pflege

Die Pflegewissenschaft hat bisher keine eigenständige Handlungstheorie entwickelt, obwohl sie trotz ihres notwendigen Abstands zur Pflegepraxis auch eine Handlungswissenschaft ist.[212] Insgesamt gesehen ist ihr widersprüchlicher Status zwischen Theorie und Praxis, zwischen Erkenntnis und Handeln noch nicht geklärt. Erschwerend kommt hinzu, dass die Handlungstheorien anderer Wissenschaften zur Beschreibung und Anleitung der Pflegeprozesse nur begrenzt von Nutzen sind. Die traditionellen Modelle werden der Realität des Pflegealltags nicht gerecht. Das Tätigkeitsspektrum der Pflegenden im Arbeitsalltag ist vielschichtig und komplex und stellt hohe Anforderungen an das Personal. Einerseits benötigt es *Fachwissen* (pflegerisches, medizinisches psychosoziales), andererseits sind *Erfahrungswissen* und *Alltagstheorien* ebenso handlungsleitend.[213] Das Gelingen der Arbeit bzw. der Erfolg der Pflege ist jedoch nicht nur allein

---

[209] Steinhoff 2001: 13
[210] Habermas 1989: 605
[211] Steinhoff 2001: 15
[212] Vgl. Dornheim u.a. 1999: 73ff.
[213] Vgl. Büssing/Glaser 1999

von den Pflegenden abhängig.[214] Die zwischenmenschliche Interaktion wird als „Kernaufgabe" der Pflegeberufe bezeichnet.[215] Daher sind Aspekte der *Befindlichkeit* bei den Pflegenden ebenso wie bei den zu Pflegenden wichtige Elemente im Handlungsprozess. Diese Befindlichkeit bezieht sich auf drei Ebenen:

1. Pflegende müssen die Gefühle der zu Pflegenden berücksichtigen (Gefühlsarbeit);
2. Pflegende müssen ihre eigenen Gefühle im Pflegealltag managen (Emotionsarbeit);
3. Pflegende brauchen ein `Gespür` für ihre Arbeit.[216]

Das Verhalten der Pflegebedürftigen ist so wenig vorhersehbar wie deren aktuelles Befinden. Der gesamte Pflegealltag ist charakterisiert durch seine Unwägbarkeiten. Vom Pflegepersonal ist deshalb flexibles und situationsgerechtes Handeln gefordert, das den individuellen Bedürfnissen der Bedürftigen Rechnung trägt. Die Diskurse in einer ganz anderen Disziplin, der Arbeitswissenschaft, und hier besonders die Renaissance von Erfahrungswissen, implizitem Wissen, situated cognition, tacid knowledge, tacid skills, bzw. die Polarität zwischen Wissen und Können[217] verweist auf die leibliche Dimension und hier besonders auf die Phänomene der Einleibung, der leiblichen Kommunikation, die mit den herkömmlichen psychologischen Methoden und Termini nicht erfasst werden können. Seit den 80er Jahren zeigen verschiedene Untersuchungen, dass „`besondere Fähigkeiten` von Fachkräften nicht nur auf einem besonderen `Erfah-

---

[214] Pflege gehört zu den sogenannten *direkten personenbezogenen Dienstleistungsberufen*, die durch vier Merkmale charakterisiert werden können. Zum ersten fallen Produktion und Konsumtion der Dienstleistung zeitlich und räumlich zusammen, das ist das sogenannte *uno actu Prinzip*. Zum zweiten sind soziale Dienste *Erfahrungsgüter*. Die Qualität des Dienstes kann nicht im voraus beurteilt oder geprüft werden, sondern erst dann, wenn diese erfahren worden sind, also nach Inanspruchnahme der Leistung. Zum dritten handelt es sich hierbei um *Vertrauensgüter*, da es generell sehr schwierig ist, die Qualität von erbrachten Diensten zu erfassen. Sie setzen also ein gewisses Vertrauen in einer asymmetrischen bzw. abhängigen Beziehung (Pflegende – zu Pflegende) bereits voraus. Zum vierten handelt es sich großenteils um sogenannte *meritorische Güter*. Das bedeutet, dass soziale Dienstleistungen weitgehend vom Wettbewerbsprozess ausgeschlossen und daher auch nicht zu Marktpreisen angeboten oder nachgefragt worden sind.

[215] Vgl. Büssing/Glaser 1999: 164

[216] Vgl. Brater/Weishaupt 2003: 51

[217] Vgl. Böhle 2005

rungs-Wissen` beruhen, sondern ein solches Wissen mit einer besonderen Ausprägung und einem besonderen Zusammenwirken von sinnlicher Wahrnehmung, subjektiven Empfinden und mentalen Prozessen sowie Vorgehensweisen und der Beziehung zu dem, worauf sich das Arbeitshandeln richtet, verbunden ist"[218]. Die allgemeinen Merkmale subjektivierenden Handelns, die Böhle daraus zusammengefasst hat, lassen sich mit dem Schmitzschen Konzept treffender beschreiben: Es geht um Phänomene der leiblichen Kommunikation und um die leibliche Erfassung von vielsagenden Eindrücken, die Böhle als „diffuse, vielschichtige und qualitative Eigenschaften und Informationsquellen"[219] bezeichnet. Dieses Erfassen geschieht nicht nur begrifflich, analytisch, sondern eher bildhaft assoziativ – auf einen Schlag und ist verbunden mit Stimmungen und Situationen. Dieses leibliche Erfassen, Lernen und Wissen ist für Pflegeberufe besonders bedeutsam, da Pflegen in sehr komplexen Situationen stattfindet, welches immer auch eingebettet ist in spezifische Institutionen und Organisationsstrukturen. In diesem Kontext erscheint das *situationsbezogene subjektivierende Arbeitshandeln*[220] als eine mögliche Alternative zu den bisher vorgestellten Handlungstypen und besteht aus folgenden Parametern:

1. Interaktiv-dialogisches Vorgehen: Die konkrete Arbeit ergibt sich nicht aus detaillierten Plänen und Vorgaben, sondern werden dialogisch-explorativ erfasst. Die jeweilige Situation und die Interaktion mit dem zu Pflegenden bilden die Basis für eine Rahmenplanung, die als Orientierungsrahmen verstanden werden soll. Dieser Rahmenplan wird je nach Bedarf situationsspezifisch angepasst. Hierbei ist es notwendig, den jeweiligen Arbeitsaufwand abzuschätzen und die Reihenfolge nach Dringlichkeit festzulegen.

2. Sinnliche Wahrnehmung als Grundlage der Arbeitsorientierung: Während unter dem Primat des (hier fälschlicherweise sogenannten) zweckrationalen Handelns und starren Lehrbuchwissens die eigenen Sinne wie technische Instrumente benutzt werden, um Informationen zu erhalten, die möglichst exakt und objektiv sind, wird die sinnliche Wahrnehmung im subjektivierenden Handeln anders verstanden. Sie ist komplexer, es geht um vielsagende Eindrücke.[221] Diese Form der Wahrnehmung „dient der Einfühlung in die (offene) Situation und

---

[218] Böhle 2005: 12
[219] Böhle 2005: 13
[220] Vgl. Böhle 1999; Brater/Weishaupt 2003
[221] Vgl. Schmitz 1995: 20

ihrer (unbefangenen) Erkundung"[222]. Die erforderliche Sensibilität bezieht sich auf die sinnliche Wahrnehmung, die ihrerseits auf dem subjektiven Empfinden beruht: „In der Pflegearbeit (...) ist das durch den Gebrauch der Sinne ausgelöste subjektive Empfinden handlungsleitend und manchmal wichtiger als gemessene Fakten."[223] Hierbei kommt der Einsatz aller Sinne in Frage. Sie sind vor allem dort relevant und unersetzlich, wo objektive Messverfahren nichts ausrichten: Gerüche, Atmosphären, (Gesichts-)Ausdrücke. Was das praktisch bedeuten kann, zeigt folgendes Beispiel eines Patienten auf einer Intensivstation: „Die größte Hilfe auf der Intensivstation war für mich professionelle Pflege – die mir über leibliche Kontakte Orientierung und Sicherheit gegeben hat. Ohne die ständigen Ganzkörperwaschungen wäre ich, so mein Gefühl, innerlich verbrannt. Von meiner Frau weiß ich, dass die Ärzte mich in einem kritischen Moment eigentlich reintubieren wollten. Eine kluge Pflegerin hat das herausgezögert und, für alle etwas überraschend, begonnen, mir die Haare zu waschen. Danach waren die Werte wesentlich besser und mein subjektives Befinden auch."[224]

3. Erfahrungswissen, assoziatives Denken, Gespräch: Diese Form des Denkens bezieht sich – anders als beim logisch-formalen Denken – auf assoziatives, bildhaftes, erlebnisbezogenes Denken. Neben dem Erfahrungswissen spielt dabei das Empfindungswissen eine tragende Rolle.[225]

4. Empathische Beziehung zu den Pflegebedürftigen: Ausschlaggebend für das, was dann tatsächlich getan wird, ist „die Interaktion und Kommunikation mit den Pflegebedürftigen"[226]. Voraussetzung ist hier vor allem eine hohe Sensibilität und eine „empathische Beziehung"[227] gegenüber den Bedürftigen und ihre jeweiligen Bedürfnisse. Damit ist keine emotionale Verstrickung, sondern ein Einfühlen und Nachempfinden, „im Sinne einer Vertrautheit"[228] gemeint, die ihren Ausgangspunkt bei dem eigenen Selbst des Pflegenden nimmt. „Die persönliche Beziehung beinhaltet somit nicht primär eine `emotionale Bindung`, sonder eher eine `Vertrautheit`."[229]

---

222 Brater/Weishaupt 2003: 52
223 Böhle et al. 1997: 19
224 Entnommen aus: Friesacher 2001: 165 f.
225 Vgl. Brater/Weishaupt 2003: 52; Böhle 1999: 178
226 Böhle u.a. 1997: 19
227 Böhle u.a. 1997: 21
228 Böhle u.a. 1997: 20
229 Böhle 1999: 179

Dieser Handlungstyp lässt eine Struktur erkennen, die sich vom technisch-instrumentellen Arbeitshandeln unterscheidet. Formales Fachwissen und Pläne haben hier einen anderen Stellenwert; „sie dienen der Strukturierung des Vorgehens, zur `Blicklenkung` und Sensibilisierung, aber nicht zur Handlungsanleitung in der konkreten Situation"[230]. Dieses Konzept lässt den Pflegenden mehr Handlungs- und Entscheidungsspielräume in ihrer täglichen Arbeit. Dafür wird eine Arbeitsorganisationsform benötigt, die dies auch zulässt. Grundsätzlich bieten alle personenorientierten Pflegesysteme dafür die entsprechende Plattform.

5.1.4 Automatisches und kreatives Handeln

Ein weiteres wichtiges Moment, welches in den Handlungstheorien bestenfalls implizit mit angesprochen wird, ist das *automatische Handeln* aufgrund des leiblich-motorischen Gedächtnisses, wie z.B. beim Schwimmen, Tanzen, Maschineschreiben oder Autofahren. Dieses Handeln beruht zwar auf Entscheidungen, die Handlung selbst bzw. der Ablauf und die Koordination der einzelnen Handgriffe wird aber nicht reflektiert; es darf gar nicht reflektiert werden, weil das Darüber-Nachdenken das Handeln derartig behindern würde, dass es nicht zustande kommen könnte. Wenn entschieden ist, was getan werden soll, dann läuft der Handlungsprozess aufgrund eingeübter Routine *wie von selbst*. Wer hingegen beim Klavierspielen über die Handgriffe nachdenken muss, der wird es zu keiner Könnerschaft, wahrscheinlich überhaupt nicht zu dem bringen können, was man Klavierspiel nennt. Bei diesem völlig unzulänglichen und harmlosen Klavierspiel wird im Normalfall niemand zu Schaden kommen; wer jedoch beim Auto- oder Fahrradfahren über die Handgriffe nachdenken wollte, der sollte besser Auto oder Fahrrad stehen lassen und zu Fuß gehen. Hierbei geht es gewissermaßen nicht um kognitive Leistungen des Gehirns, sondern „es handelt sich um ein Wissen, das in den Händen ist"[231]. Wenn Pflegende jedes Mal erneut darüber nachdenken müssten, welche Handgriffe in welcher Reihenfolge zu tun wären, um das Bett einer Patientin neu zu beziehen, einen Patienten bei der Körperpflege zu unterstützen etc., würde der Vorgang unendlich lange dauern und die Bewegungsabläufe glichen wahrscheinlich eher der einer Marionette oder eines Roboter denn eines Menschen.

---

[230] Brater/Weishaupt 2003: 53
[231] Schmitz 1998d: 297

Bei dem Beispiel des Klavierspielens sind wir mit einer weiteren Form des Handelns, mit dem kreativen Handeln[232] konfrontiert. Das *kreative Handeln* ist in gewisser Hinsicht das genaue Gegenteil des automatischen Handelns, weil es in seinem Ergebnis nicht immer vorhersehbar ist. Gleichwohl kann es mit automatischem Handeln sehr eng verknüpft sein, wie das Klavierspielen oder das Maschineschreiben zeigen. Automatisches Handeln ist für viele kreative und künstlerische Formen des Handelns eine wichtige Voraussetzung, sozusagen das notwendige, wenngleich noch nicht hinreichende Handwerkszeug, das man beherrschen muss, um kreativ handeln zu können. Die Motive kreativen Handelns sind selten rational, vielmehr emotional (vgl. das Beispiel der Haarwäsche). So wird z.B. eine Pflegende bei Eintritt in ein Patientenzimmer wie selbstverständlich ihr Tempo verlangsamen, ihre Stimme senken, direkten Blickkontakt suchen oder sich sogar auf das Bett einer Patientin setzen, obwohl sie in diesem Moment eigentlich gar keine Zeit hätte und nur kurz nach dem Essenswunsch fragen wollte, wenn sie spürt, dass etwas nicht stimmt, die Patientin traurig ist, die Atmosphäre angespannt etc.

Das automatische Handeln kennt in seinem Ablauf keine Überraschungsmomente, sehr wohl natürlich als Anlass. Der automatisch Handelnde reagiert mit einem vorher festgelegten Programm auf einen solchen Anlass (z.B. scharfes Bremsen, Ausweichen durch Bewegung des Lenkrades beim unvermittelten Auftauchen eines Gegenstandes oder einer Person; beim Ertönen des Notfallsignals auf einer Krankenstation oder des Klingelzeichens einer Patientin); er kennt keine Improvisation, kein Abweichen von seiner Routine, weil sein Wissen in seinen Händen und Füßen ist. Kreativ wird ein Handeln erst dann, wenn es auf unvorhersehbare Herausforderungen intelligent – d.h. der neuen Situation angemessen – reagiert. Die neue Situation kann vielleicht aus der Dynamik des Handelns selbst entstehen oder weil das Ziel bzw. der Zweck sich verändert haben. Solche Kreativität verlangt hohe Kompetenz und Intelligenz; solches Handeln ist eine Kunst wie Kunst kreatives Handeln ist. Damit ist eben nicht nur die technisch einwandfreie Ausführung gemeint, die Informationen in handwerkliches Geschick umsetzt, sondern Intelligenz, die konkrete Daten und Informationen zu abstraktem Wissen verarbeitet und transformiert.

Handeln erfolgt letztlich nicht nur situativ, also der Situation objektiv angemessen, und schon gar nicht immer nur oder überhaupt rational,

---

[232] Vgl. Kap. 10: ästhetisches Arbeiten

instrumentell oder strategisch. Das Motiv einer Handlung kann in der Vorgeschichte des Handelnden vergraben sein; deshalb muss die objektive Seite des Handelns um die subjektive ergänzt werden. Unterschiedliche Handlungsakteure handeln in der gleichen Situation, sofern man überhaupt von gleich sprechen kann, ganz unterschiedlich. Die Reaktion auf eine Situation ist auch das Resultat langjähriger Erfahrungen. Damit ist das Handeln eine Mischung aus Konvention, Rationalität, Automatismus und Kreativität. Der Handelnde bleibt zwar immer das Subjekt seiner Handlungen, solange wir in dem dargelegten Sinn von Handlung sprechen, aber die Situation oder die Konvention können derartig nötigend sein, dass wir uns ihr nicht – zumindest nicht unbefangen – entziehen können.[233] Es gibt buchstäblich keinen Ver-Handlungsspielraum. Der Übergang vom Handeln zum Leiden ist daher fließend; eine scharfe Grenze lässt sich nicht ziehen.

5.1.5 Nicht-Handeln

Ein Sonderfall des Tuns ist das Seinlassen, das kein Handeln ist aber auch noch kein Leiden. Die Realisierung der Absicht besteht gerade darin, nichts zu tun, Handlungen zu unterlassen. Dem Seinlassen fehlt es damit schon an der Grundvoraussetzung der Eigenbewegung.[234] Nicht jede Eigenbewegung wiederum ist eine Handlung, wie z.B. „unwillkürliche Gebärden"[235]. Andere wiederum sind auf nichts, und damit auch auf kein Vollbringen aus. Sie haben kein bewusstes Motiv, sie folgen keinem Plan und sie haben auch kein Telos. Seinlassen ist in Ideologie, Mentalität und Dynamik der Moderne nicht vorgesehen; auch mit dem Nicht(ver)handelbaren, dem Nichthandhabbaren soll irgendwie noch umgegangen werden. In allen Lebensbereichen ist ein Signum unserer Zeit die Frage: Wie gehen wir damit um? Mit Aktionismus stellt man sich dem Problem freilich nicht. Man verdrängt und verschiebt es. Schon die bloße Möglichkeit, andere Fragen zu stellen, die nicht auf eine unmittelbare Problemlösung

---

[233] Kulturtheoretische Handlungserklärungen dürfte man, ihrer eigenen Logik folgend, lediglich als Verhaltenserklärungen verstehen, weil sie nicht auf einem bewussten Plan, sondern auf unreflektierten Imperativen beruhen. Der Akteur handelt zwar auf Grund von Gründen, diese haben für ihn aber den Status von Ursachen: es gibt keine Alternative; er handelt zwar gezielt, aber es sind nicht seine Ziele, nicht sein Gewolltes – sofern er sie überhaupt kennt. Die Handlung, deren Akteur er ebenso wie beim Verhalten ist, spult sich für ihn wie ein Ereignis ab, weil er nicht anders kann (vgl. Reckwitz 2000: 100f.).

[234] Vgl. Schmitz 1998d: 293

[235] Schmitz 1998d: 293

und Operationalisierbarkeit abzielen, ist längst verstellt. Instrumentelle Vernunft[236] interessiert sich nur für `Zuhandenes`[237]. Gelassenheit wird als unproduktive Passivität und das Lassen als Verhalten-zu-etwas als passive und inaktive Unterlassungs`handlung` verstanden.

Auf dem Hintergrund unserer Ausführungen[238] über die Existenziale der Angst und Sorge kann man diesen Aktionismus des „Bewegungsdrang(s) (als) verlarvte und zerstreute Manifestation des Fluchtimpulses"[239] des „gehinderten Weg!" verstehen. Mit der Angst im Rücken und dem weiten Horizont vor Augen gilt Bewegungslosigkeit nicht nur als Sünde. Denn tatsächlich ist es so, wer sich nicht bewegt, kommt `unter die Räder`.

5.2 Homo patiens oder: das Leiden

Jeder Mensch weiß, dass das Leben nicht nur aus Handeln besteht. Wer den Menschen vor allem „als leibliches, auf ergreifende Mächte ange-stimmtes und in dieser Resonanz erlebendes Wesen"[240] versteht, der ver-steht ihn auch als leidendes und erleidendes Wesen. Wir sind Ausgesetzte und Geworfene, ohne dass es einen Aussetzer und Werfer gäbe. Gewor-fen sind wir in eine Welt, die am Anfang nicht die unsere ist, die erst die unsere werden soll, es aber niemals vollständig wird. Alle Kultur und alle Gesellschaft hat ihren Ursprung in der Angst und im Leiden[241] sowie im vitalen Überschuss, diesen zu begegnen. Es liegt kein Widerspruch darin, im Leiden, der Angst und dem Überschuss die Quelle menschlicher Kul-tur und Gesellschaft zu sehen. Paradigmatisch kann dafür der Krieg[242] stehen: maximale Angst, maximales Leiden, maximale Gewalt und maxi-male Verausgabung der Überschüsse. Historisch gesehen waren wir Men-schen eher Leidende als Handelnde. In der Frühzeit der Menschen – und das war der weitaus größte Zeitraum – waren wir Beute wilder Tiere, Opfer von Kälte, Krankheiten, Verletzungen und Hunger: ein kurzes Le-ben in Angst und Schrecken.

---

[236] Vgl. Horkheimer 1974

[237] Zur Unterscheidung von Vorhandenem und Zuhandenem siehe Heidegger 1993.

[238] Vgl. Kap. 10.4

[239] Schmitz 1998a: 179

[240] Schmitz 1998e: 19

[241] Vgl. Sofsky 1996

[242] Zur anthropologischen Bedeutung des Krieges siehe Schmitz 1997; Kirsch-mann 1999; Sofsky 1996; 2002; Canetti 1980

Man hat in der Spätmoderne, in der Nachfolge Nietzsches und Gehlens, das Verdikt, der Mensch sei das nicht fest gestellte Tier, immer sehr aktivistisch von den Menschen her verstanden. In diesem Sinne ist, wer nicht handeln, sondern sich nur verhalten kann, nicht frei. Freiheit ist die Voraussetzung, um Handeln zu können. Im Handeln sprengt das Individuum die Situation auf und tritt aus ihr heraus. Es greift aktiv in die Welt ein und aus. Im Handeln sucht und findet der Mensch das Weite. Zum Handeln kann der Mensch nicht gezwungen werden, nur zum Verhalten. Die andere Seite des Handelns ist das Leiden. Wer nicht handeln kann, muss leiden.[243] Leiden ist passives Verhalten. Leiden (voller Angst, in der Trauer, vor Schmerzen) ist Engung[244]: Das Individuum ist auf sich selbst zurück geworfen und in der Situation gefangen. Es ist nicht Herr der Situation. Leidend kann man keine Situation meistern, sondern nur aushalten. Das Aushalten ist nicht mehr eine Frage des Handelns, sondern der Haltung.

Das Handeln wurde immer mit Vernunft und Verstand in Zusammenhang gebracht, das Leiden mit Gefühl und Irrationalität. Aufs Ganze besehen sind die Menschen jedoch vor allem gefühlsgesteuert und –orientiert. Unser Wesen ist wesentlich leiblich. „Affektives Betroffensein"[245] zeichnet uns aus. Von Gefühlen werden wir ergriffen, sie gehen uns subjektiv wirklich etwas an. Wir sind vielleicht die Subjekte unserer Handlungen, nicht aber der Gefühle, unseres Betroffenseins von ihnen und meist auch nicht unserer Stimmungen. Dass sie uns etwas angehen, macht das affektive Betroffensein als eine „affektive Wärme" aus. Im Gegensatz dazu, wenn unser Denken diese Ergriffenheit „nicht selbst mit sich bringt" und nur in „distanzierter Kühle" abläuft, geht es uns nicht wirklich etwas an, nicht wirklich „zu Herzen"[246]. „In Wirklichkeit besitzt das affektive Erleben deswegen eine anthropologische und erkenntnistheoretische Schlüsselstellung, weil erstens nur mit seiner Hilfe das Vorkommen von Bewusstsein im subjektiven Sinn (...) zu erweisen und zu rechtfertigen ist und zweitens die Tatsachen, die zum Sosein eines Subjekts und

---

[243] Der etymologische Zusammenhang aus dem Althochdeutschen `irlidan` verweist auf die Bedeutung `erfahren, durchmachen` und geht auf die Wurzeln `gehen, fahren, reisen` zurück, welches sich im Neuhochdeutschen als `erleiden` ausdrückt (vgl. Duden 1963).

[244] Vgl. Kap. 8, 9 und 10

[245] Schmitz 1998e: 91ff.

[246] Schmitz 1998e: 92

seines Bewussthabens gehören, ihren spezifisch subjektiven Charakter (...) nur dank dieses affektiven Erlebens besitzen."[247]

So wie Freude und Wonne etwas mit Leichtigkeit zu tun haben, so hat das Leiden mit Druck und Schwere zu tun, denen wir auf der Erde ständig ausgesetzt sind und „nicht nur in bekümmerten Zuständen"[248]. Leichtigkeit und Freude ist eher die Ausnahme denn die Regel. Schmitz definiert daher „Unlust (oder Leid)", wobei er dem Begriff Leid als Gegenteil von Lust den Vorzug gibt[249], als „affektives Betroffensein von einem Affekt, dessen phänomenale Quelle sich als selbsterlittene Schädigung darstellt"[250]. Ohne affektives Betroffensein leidet man nicht. Was „meine Sach`"[251] nicht ist, kann mir auch kein Leid zufügen, schadet mir nicht, ist mir gleichgültig. Vieles, was man erleiden, ertragen, erdulden muss, lässt sich präventiv oder nachholend modifizieren. Darin besteht die (Vor- und Für-) Sorge des Menschen, seine gesamten Veranstaltungen von der Schutzkleidung über die Vorratshaltung bis zur Brandschutzversicherung. Gleichwohl bleibt die Katastrophe eine Katastrophe, der Schmerz ein Schmerz, die Angst eine Angst. Ihr Auftreten ist weitgehend gleichgültig gegen das Handeln und Verhalten des Subjekts.[252]

Handlungen sind nicht nur in Gefühle, Stimmungen, Atmosphären eingebettet, sie sind diesen auch nachgeordnet. Wir sind immer in einer Stimmung. Wir fühlen und denken immer, aber wir handeln nicht immer. Wenn wir Entscheidungen für oder gegen Handlungen treffen, ist die Entscheidung in unserem Leib längst gefallen.[253]

---

[247] Schmitz 1998e: 93
[248] Schmitz 1998e: 121
[249] Schmitz 1998e: 175
[250] Schmitz 1998e: 179
[251] Vgl. Stirner 1972
[252] Vgl. Schmitz 1998e: 140f.
[253] Vgl. Cytowic 1997: 207; Roth 1998: 309

6. Leib und Körper

Der Dominanz des Handlungsparadigmas gegenüber dem Leiden in unserer Zeit entspricht auch die Dominanz des Körpers gegenüber dem Leib in öffentlichen Diskursen. Der Körper ist das Signum von Aktivitäten jeglicher Art. Der Leib ist anders: An ihm erfahren wir, erleiden, spüren wir die Wirklichkeit. „Die deutsche Sprache bietet als einzige mit dem Wort ‚Leib‘ einen Namen für den Phänomenbereich dieses eigenleiblichen Spürens an, zugleich als Namen für den eigenen Körper, sofern man ihn wie einen Fremdkörper besehen und betasten kann.“[254] Dabei gilt: Der Leib ist *unten* – Unterleib; noch unterhalb des (Ober-)Körpers, der selbst wiederum – im Denken des Abendlandes – vom Geist dominiert wird. Über allem thront die Seele, die Krone der Schöpfung, mittels derer der Mensch am Göttlichen partizipiert. Viele Konnotationen des Leibes sind pejorativ: dickleibig, leibhaftig, Leibschmerzen, Leibchen. Leib klingt altertümlich; er ist unmodern. Modern ist Körper oder Body. Körper – aus dem Lateinischen: corpus – bezieht sich ganz allgemein auf die physikalische Dimension und signiert die funktionalen und stofflichen Aspekte; er ist zunächst einmal der tote Körper (im englischen heißt ‚corpse‘: Leiche[255]; das griechische Wort ‚soma‘ bedeutet ursprünglich Kadaver[256]). Leib hingegen bezeichnet den lebendigen Aspekt des Menschseins (und wahrscheinlich auch aller anderen – zumindest ‚höheren‘ – Organismen). „Die Etymologie verweist auf eine besondere germanische Vorstellung: Lîp, lîbes, lîf (Leib) wurde gebraucht in Zusammenhang mit pîlîpan (bleiben): ‚Leib bleiben‘ heißt soviel wie Leben bleiben und bedeutete die Gesamtheit der auf dem Schlachtfeld noch nicht Gefallenen, das heißt der Überlebenden. Später wird aus der Kollektivbedeutung eine individuelle und meint die einzelne lebende Person.“[257] Der Gegenbegriff hierzu war ‚wal‘, der die Auserwählten für den Heldenhimmel – also die Gefallenen – bezeichnete.[258] Leiblichkeit ist eine dynamische Struktur; eine Struktur kann man nur in dem Sinne pflegen, als dass man sie aufrecht erhält und fördert, indem man den Leib, den *lebendigen* Körper pflegt.[259] Leiblich sein heißt vor allem anderen: (sich)

---

254 Schmitz 1992: 11

255 Vgl. Ots 1991: 26

256 Vgl. Agamben 2002: 77

257 Uzarewicz 1997: 147; vgl. Grimm 1885: 580; vgl. Hauser-Schäublin u.a. 2001: 133

258 Vgl. Uzarewicz 1997

259 Vgl. Schmitz 1998b: 73; hier vor allem die Unterscheidung von Körper, Leib und Seele!

spüren. Der Leib ist, soviel sei hier vorweggenommen, die Struktur dieses „eigenleiblichen Spürens"[260].

Leib und Körper lassen sich als verschiedene Existenzformen verstehen, „die zu unterschiedlichen, nicht zu verschmelzenden Weltverhältnissen führen"[261]. Während aus der Körperperspektive bzw. aus einer Perspektive auf den Körper eine distanzierte Betrachtung der Dinge, der Welt und meiner selbst möglich ist[262], erschließt die Leibperspektive „aus mir heraus die Welt, indem sie meine Umgebung durch einen Empfindungsindex in ein direktes Weltverhältnis zu mir setzt"[263]. Der Leib ist uns unmittelbar gegeben – und doch ist er Anathema. Vielleicht ist diese Evidenz und Unmittelbarkeit daran schuld, dass wir über ihn bisher nichts zu sagen haben, dass eine (theoretische) Beschäftigung mit ihm wie eine Reise in ein fernes Land ist. Obwohl der Leib uns überhaupt erst zu dem macht, was wir sind, ist er ein `dark continent`, wie Freud von der Seele behauptet hat. Aber auch hier gilt das „Paradoxon des Fremden"[264]: „vertraut und dennoch unbekannt"[265], das Nächste und doch das Fernste, das Wirklichste und doch das Unbegreiflichste, weil Unaussprechliche[266], das ganz Andere (des Körpers und der Seele) und doch das Ureigenste. Der Leib, nicht der Körper, ist in der abendländischen Geschichte seit Demokrit – mindestens seit Platon[267] – das Fremde par excellence: Er existiert in Philosophie und Wissenschaften nicht. Lediglich die Dichter (Homer; Parmenides) und Dichterinnen (Sappho) finden Worte für die leiblichen Regungen der Menschen. Fremd ist er uns deshalb, weil er nicht verbal kommuniziert wird[268], weil er kein explizites Thema ist. Wir reden über uns als emanzipierte Personen und nicht als leiblich strukturierte Lebewesen. Bekannt und nahe ist er uns jedoch, weil wir selbst dieser Leib sind: *Wir*

---

[260] Schmitz 1992: 11

[261] Barkhaus u.a. 1996: 120

[262] Vgl. exzentrische Positionalität; perzeptives Körperschema

[263] Barkhaus u.a. 1996: 121

[264] Uzarewicz/Uzarewicz 1998: 236ff.

[265] Schmitz 1998b: XIII

[266] Unaussprechlich gilt die Leiblichkeit, weil sie das Intimste des Menschen ist. Es gilt als obszön, darüber zu reden. Aus den offiziellen Diskursen ist sie seit dem 16. Jahrhundert verschwunden (vgl. Soentgen 1998: 40f.).

[267] Zur „Geschichte der Verdeckung und Entdeckung des Leibes" vgl. Schmitz 1998b: 365-601

[268] Wobei wir sehr wohl leiblich (miteinander) kommunizieren; vgl. Schmitz 1998b: 251; 275; 341; 343; Schmitz 1989: 75-109; Schmitz 1992: 175-217; vgl. Kap. 11

spüren uns immer selbst, z.B. wenn wir Schmerzen haben oder traurig sind, wenn wir müde oder hungrig sind. Der hungrige Leib ist uns so wenig fremd wie der wollüstige, schmerzende oder entspannte.

Der Leib ist nicht nur stoffliches Gebilde wie der Körper. Er ist uns zwar „gewöhnlich als körperlicher Leib gegeben. Das bedeutet aber nicht, dass er bloß körperlich und nicht auch leiblich wäre."[269] Trotzdem müssen sie voneinander unterschieden werden. „Zum eigenen Leib soll ja bloß das gehören, was unmittelbar gespürt werden kann. Der eigene Körper umfasst dagegen vielerlei, wovon wir uns oder andere sich höchstens durch Beschauen oder Betasten überzeugen können."[270] Der Leib ist „kein zweites Ding", sondern ein „Zustand"[271]. Die Grenze des naturwissenschaftlich anerkannten *Körpers* ist die Haut, sie konturiert ihn, die Grenze des *leiblichen Körpers* ist das (mit den Sinnen) Wahrnehmbare, er ist der sinnliche Körper, der sinnfällige, der in die Sinne fällt, die Grenze des *Leibes* hingegen ist das Spürbare. Der Leib reicht weiter und tiefer als die Sinne, obwohl er keine Konturen hat. Die Sinne können uns täuschen, die leiblichen Regungen nie. Für das Spüren eigenleiblicher Regungen brauchen wir keinen der Sinne. Diese Regungen hört, sieht, schmeckt, riecht oder tastet man nur in Ausnahmesituationen.[272]

Ohne Leiblichkeit gibt es kein Bewusstsein. Im eigenleiblichen Spüren und im sich selbst Betasten des Körpers kommt das Bewusstsein zur Welt. Mit den Worten Serres, der jedoch die Differenz von Leib und Körper nicht kennt: „In der Berührung mit sich selbst, erlangt die Haut Bewusstsein, und ebenso in der Berührung mit Schleimhäuten; desgleichen, wenn Schleimhaut auf Schleimhaut liegt. Ohne solche Einfältelungen, ohne die Berührung mit sich selbst, gäbe es keinen inneren Sinn, keinen wirklichen Körper, weniger Körpergefühl und kein eigentliches Körperschema; wir würden ohne Bewusstsein leben, glatt und stets in Gefahr, uns zu verlieren. (...) Bewusstsein stellt sich nur an den Stellen ein, die durch kontingente Singularitäten gekennzeichnet sind, an Stellen, an denen der Körper sich selbst tangiert."[273] Wir nehmen zwar unseren Körper mit den Sinnen wahr, spüren aber dabei unseren eigenen Leib. Ohne

---

[269] Schmitz 1998b: 24

[270] Schmitz 1998b: 25

[271] Soentgen 1998: 16

[272] Der Schmerzensschrei z.B. ist Teil der unwillkürlichen Regung des Schmerzes und nicht (manipulierbarer) Ausdruck desselben.

[273] Serres 1998:18f.; interessant in diesem Zusammenhang sind die Erkenntnisse über die Stadien der Embryonalentwicklung.

eigenleibliches Spüren könnten wir unseren Körper nicht als eigenen wahrnehmen, weil da nichts wäre, was man sinnvoll `wir` und `uns` nennen könnte und weil wir nicht wissen könnten, um wessen Körper es sich handelt.

Der *Körper* ist uns (im Abendland) wie ein Gegenstand unter anderen keineswegs fremd. Er ist mit den Sinnen wahrnehmbar. Das Motiv der *Verkennung des Leibes*, der Leibvergessenheit, genauer gesagt: der Leiblichkeit und der Fixierung auf den Körper dürfte in der Dominanz des Sensualismus, insbesondere dem abendländischen Visualprimat mit seiner Obsession des Auges, zu finden sein. Bis heute gilt nur als wirklich, was mit den Händen greifbar, mit den (eigenen) Augen zu sehen ist. In der Neuzeit erleben wir eine Rehabilitation und Aufwertung der Sinne[274], ohne dass sie mit einer Aufwertung des eigenleiblichen Spürens verbunden wäre. Besonders deutlich wird das in der Werbung mit ihrer gleichzeitigen (körperlich-sinnlichen) *Sexualisierung* und ihrer (leiblichen) *Enterotisierung*. Das Wichtigste ist: „Du siehst gut aus ...“; wie Du Dich fühlst ist eher gleichgültig! Der Körperkult ist vor allem auf eine *Außenwirkung* aus. Fassade und Haltung müssen stimmen. Für die modernen Menschen ist das Äußere von herausragender Bedeutung. Fettleibigkeit, Magersucht, sichtbare Krankheiten oder Behinderungen, ungepflegte Erscheinung, nachlässige Kleidung, u.U. sogar höheres Lebensalter diskreditieren die Einzelnen in der Gesellschaft als disziplinlos, minderwertig, leistungsschwach oder auch als unbrauchbar. Des weiteren gilt die äußere Erscheinung in vielerlei Hinsicht auch als ein Schutzschild, als ein Panzer gegen eine vermeintlich oder tatsächlich feindliche soziale Umwelt. Die Panzerung ist eine Defensivwaffe, die davor schützen soll, in die Enge getrieben zu werden.[275] Der coole und gleichgültige Ausdruck des Gesichts suggeriert den anderen sowohl Teilnahmslosigkeit und/oder Desinteresse als auch Kontrolle und Beherrschung der Situation. Wer ein betroffenes Gesicht macht, hat es verloren. Hat man das Gesicht verloren[276] und zeigt Betroffenheit, macht man sich angreifbar und lächerlich. Lächerlich zu wirken, nicht ernst genommen zu werden, ist der größte Angriff auf Reputation und Prestige und ist die schrecklichste Demütigung der Person. Sie ist diskreditiert, „denn das Gesicht ist die Erscheinung und Ausprägung der Individualität. Mit seiner Unkenntlichmachung ver-

---

[274] Vgl. Kondylis 1986: 42ff.
[275] Vgl. Lethen 1994
[276] Vgl. auch Kap. 10.6

schwindet das Ich und damit der Quellpunkt des Schamgefühls"[277]. Deshalb ist die Fassade so wichtig (persona heißt Maske).

Nur sporadisch und auf dem Hintergrund des anthropologischen Dualismus von Leib und Seele, von Körper und Geist, wird auf den Leib als bloßem Synonym für Körper rekurriert. Und selbst da, wo der Leib als lebendiger Körper dechiffriert wird, bleibt der Rekurs auf den Leib nur Plakat. Der Leib ist jedoch nicht bloß der Körper. Körper ohne Leiblichkeit sind toter Stoff, leblose Sachen und Dinge.[278] Allerdings gilt es hier zu unterscheiden zwischen dem Körper, wie ihn die Naturwissenschaften kennen und dem sinnlichen Körper, wie ihn (fast) jeder Mensch durchschnittlich jeden Tag erlebt. Der Körper der Naturwissenschaften ist eine Menge von Daten, die unter Mitwirkung von Instrumenten konstruiert werden. Die Daten (und Teile) dieses Körpers lassen sich in ein Koordinatensystem (z.B. in einem Anatomieatlas) eintragen und existieren nur in Relation – also relativ – zueinander in einem solchen Koordinatensystem.[279] Der sinnliche Körper unseres gewöhnlichen Erlebens hingegen ist Medium des subjektiven Erlebens. Der naturwissenschaftlich verobjektivierte Körper steht daher auch dem perzeptiven Körperschema, also der optischen Vorstellung (eigener und fremder) Körper nahe, während der sinnliche Körper sich am motorischen Körperschema, d.h. der sinnlich erlebbaren Eigenbewegung im Raum orientiert.

Es gibt eine stattliche Anzahl von Körpertheorien aus den verschiedensten Wissenschaftsdisziplinen, die versuchen, menschliches Handeln und Verhalten (vor allem in Bezug auf den Körper) zu erklären. Dass diese allesamt einen entscheidenden Aspekt ausblenden, mag am Thema Essen verdeutlicht werden. Essen ist eine lebensnotwendige Tatsache; aber Essen ist noch viel mehr. Ob z.B. die menschliche Vorliebe für das Essen von *Fleisch*[280] physiologisch anhand von Nährwerttabellen oder evolutionsbiologisch als Selektionsvorteil (teleologisch) zu werten oder aber eher

---

[277] Simmel 1983: 146

[278] Die physiologistische Reduzierung des Leiblichen auf reine Körperlichkeit und diese auf einen Mechanismus wirkt nur komisch. In der Tat machen abgehackte, mechanische Bewegungen, die den Eindruck erwecken, der Mensch sei eine Maschine, eine komische Figur (vgl. Schmitz 1990: 139). Von dieser Komik leben Marionettentheater ebenso wie die Filme von Charly Chaplin, Stan Laurel und Oliver Hardy oder Jerry Lee Lewis. Der Clown karikiert den Menschen als Maschine.

[279] Vgl. Schmitz 1999a: 199

[280] Vgl. Mellinger 2000

symboltheoretisch mit seinem hohen Sozialprestige zu erklären ist: Weder die idealistischen, noch die materialistischen Theorien können hier eine Entscheidung herbeiführen. Die Entscheidung der Individuen jedoch (welcher kulturellen oder historischen Ordnung auch zugehörig) Fleisch zu essen, beruht nicht nur auf symbolischer Bedeutung oder physiologischem Nährwert. Natürlich darf man die religiösen, historischen und kulturellen Kontexte so wenig vernachlässigen wie auch z.B. den Proteingehalt und Nährwert, den die Menschen im Laufe ihrer Geschichte und unter unterschiedlichen ökologischen Bedingungen empirisch herausgefunden haben; sie haben sehr schnell gelernt, was sie satt macht, was essbar ist, was ihnen schadet, und sie haben schließlich auch geregelt, was tabu, verboten, geduldet, erlaubt und gewollt ist. Aber das allein wird z.B. die Vorliebe für Fleisch oder andere Mittel zur Ernährung nie vollständig aufklären können. Der Geschmack (so relativ er ist), die Konsistenz und das eigenleibliche Befinden beim Genuss sollten nicht unterschätzt werden.[281] Hausfrauen und –männer kaufen Fleisch, auch um etwas `Anständiges zwischen die Zähne` zu bekommen.[282] Es macht eben einen Unterschied, ob etwas hart oder weich, warm oder kalt, klebrig oder krümelig, zäh oder angenehm schmeichelnd auf der Zunge, süß oder sauer, bitter oder salzig, faserig oder glibberig ist, ob man es `verträgt`, wie einem dabei zumute ist, wie man sich dabei fühlt oder: was man beim Kauen *spürt*.[283] Die geschmackliche Vorliebe und die `Betroffenheit` durch eine Substanz lässt sich nicht auf Symbolik oder Physis reduzieren. Sie sind so leiblich wie Hunger oder Durst. Wir kommunizieren mit dem Essen und den Getränken. Essen und Trinken sind leibliche Kommunikation. In welche Stimmung wird man z.B. versetzt beim Fleischgenuss? Was für eine Atmosphäre verbreitet dieser?[284] Niemand will sich lediglich ernähren und bloß Kohlehydrate, Ballaststoffe, Vitamine oder Fett zu sich nehmen, sondern schlemmen, manchmal auch verschlingen, tafeln, speisen. Wäre

---

[281] Vgl. Tellenbach (1986: 44); er geht sogar soweit, das Wesen des Menschen aus dem Geschmack abzuleiten: „Die für den Menschen entscheidende Wesensbestimmung – dass er homo sapiens sei – gründet im Geschmack (sapor)."

[282] Ähnlich verhält es sich mit den Rohkostanhängern; auch sie müssen `etwas zu beißen` haben. Es gibt keine Diät, die nicht irgendwie etwas `Knackiges` als `besonders wertvoll` preist.

[283] Die Vielfältigkeiten und individuellen Vorlieben sind in den verschiedensten – auch klassischen oder antiken – Typologien gebündelt worden (z.B. Blutgruppendiät, Humoralpathologie bzw. Viersäftelehre, das Kochen nach der Fünf-Elemente-Diät der Chinesen, die Dreiertypologie des Ayurveda).

[284] Zum Zusammenhang von Geschmack und Atmosphäre siehe Tellenbach 1968: 42–67.

das anders, könnten wir uns auch aus Tuben nahrhaft versorgen, wie uns das als eine mögliche Zukunft in manchen Sience-Fiction-Stories vorgeführt und in gesellschaftlichen Teilbereichen zumindest temporär praktiziert wird (z.B. die Nahrungsergänzungsmittel, die als drink eine vollständige Mahlzeit ersetzen; die Kost der Astronauten für die Weltraumflüge und die sogenannte Astronautenkost im Krankenhaus). Auch die pflegerischen Maßnahmen, bewusstseinsgetrübten oder bewusstlosen Menschen den Geschmack ihres Lieblingsessens in den Mund kommen zu lassen (per Mullläppchen oder Pipette), um die `Lebensgeister` wieder zu erwecken, zeigen, dass man mit der Beachtung der Leiblichkeit bessere therapeutische – oder überhaupt – Erfolge erzielen kann als wenn man den Betroffenen lediglich und gleichgültig, unter Absehen der subjektiven Tatsachen, Nahrung zuführt.

Vermutlich die allermeisten Zustände, Vorkommnisse, Erlebnisse im Leben, sei es nun die Arbeit, das Autofahren, die Partnerwahl, der Fitness- oder Extremsport, ganz allgemein die Art sich zu bewegen, zu sitzen, stehen oder zu liegen, der Geschmack, die Vorlieben, Motive, Intentionen, Gründe, sind nicht in psychologische und physiologische Schubfächer abzulegen. Wir kennen alle diese Situationen: Was passiert, wie etwas passiert, ob überhaupt etwas passiert wird mitbestimmt durch die Tatsache, wie wir gestimmt, ob wir müde, hungrig, `erschlagen`, matt, frisch oder satt sind. Wie man heute so schön sagt: wie wir halt `so drauf` sind – und das ist das Feld, die Domäne des Leibes!

7. Phänomenologie

„Womit bauen wir, und auf welchem Boden? Worauf können wir uns
berufen, um uns und anderen klar zu machen, wovon eigentlich die Rede
ist, und um in unseren Konstruktionen das Aufdringliche und Unbestreit-
bare, worüber wir uns bloß mit Worten und nicht im Ernst hinwegsetzen
können, von beliebigen Annahmen und wegdeutbaren Vorurteilen zu sondern? Diese Frage ist das Leitmotiv der Phänomenologie, (...).“ (Schmitz
1980: 13f.)

Phänomenologische Forschungsperspektiven spielen in der Pflegewissenschaft eine immer bedeutendere Rolle, weil ihnen zugetraut wird, `dichter`
am Alltag zu sein und sich „dem Verständnis von Lebenswelt als einem
von Menschen gemeinsam erlebten Ort“[285] besser als andere Perspektiven
nähern zu können. Phänomenologie bedeutet im Verständnis ihrer klassischen Vertreter, nicht jedoch im Sinne von Schmitz, zunächst einmal
„Verzicht auf theoretische Analyse“[286] und Erklärung bzw. Deutung des
Erscheinenden. Sie ist „der paradoxe Versuch einer theoriefreien Theorie“[287]. Die traditionelle Phänomenologie seit Brentano und Husserl versteht sich primär als eine Beschreibung (deskriptiv).[288] Die Begriffe *Phänomen* (das Erscheinende, das sich Zeigende, das den Sinnen Gegebene,
Ereignis) als auch *Phänomenologie* (Lehre von den Erscheinungen) sind
jedoch wesentlich älter. Goethe, Kant und Hegel haben sich dieser Begriffe bedient. Zu den moderneren Phänomenologen (im weitesten Sinne)
zählen Heidegger, Scheler, Merleau-Ponty, Ricoeur und Sartre. Insbesondere aber mit Husserl, „der als ihr eigentlicher Begründer gilt“[289], wird
Phänomenologie verbunden. Berühmt geworden ist sein Ruf „zu den
Sachen selbst!“. Darunter versteht er den „Aufbau einer `reinen` Logik,
die die Begriffe Begriff, Beziehung, Satz, Wahrheit, Menge, Anzahl usw.,
die von ihnen geltenden Gesetze und Theorien sowie als `reine Mannig-
faltigkeitslehre` die möglichen Theorieformen ohne Bezug auf Empirie
erforschen soll. Zu dieser Aufgabe ist eine *reine* P. erforderlich, die es
erlaubt, zu den Sachen selbst, hier zu den ursprünglichen logischen Formen vorzudringen.“[290] Ausdrücklich versteht sich die klassische Phäno-

---

[285] Schoppmann 2003: 13
[286] EphW 2004: 115
[287] Adorno 1990: 131
[288] Vgl. Lamnek 1995: 68
[289] Lamnek 1995: 59
[290] EPhW 2004: 116. Nicht von ungefähr gibt es hier eine gewisse Korrespon-
denz zur und Anknüpfung an die „Abstraktionsbasis“ (Schmitz 1990: 21; 93f.)

menologie als eine Methode, die sich von der naiven, sogenannten `natürlichen` Einstellung des durchschnittlichen menschlichen Alltagsverstandes abgrenzt bzw. von dieser nur ausgeht, um sich von ihr abzustoßen und ihre Naivität aufzuzeigen und den „reinen Erlebnisstrom"[291] des Bewusstseins zum Gegenstand ihres Ansatzes macht. Dementsprechend ist Phänomenologie *Bewusstseinsphilosophie*, weil sie sich nicht tatsächlich mit den Sachen selbst beschäftigt, sondern damit, wie sie sich dem Bewusstsein zeigen. Letztlich „geht es um die Erreichung des reinen, absoluten oder transzendentalen Bewusstseins"[292]. Das Bewusstsein ist daher ein Bewusstsein *von* diesen Sachen, ein intentionales Bewusstsein. Phänomenologie ist damit konstruktivistisch, weil für sie die Welt ein Konstrukt des Bewusstseins, etwas nur dem subjektiven Bewusstsein Gegebenes ist, über das es weiter keine Rechenschaft ablegt. Subjektivität ist ausschließlich Bewusstsein. Die Welt geht jedoch keineswegs in ihren begrifflichen Bestimmungen auf; sie kann nicht Produkt des Bewusstseins sein. Diese Phänomenologie ist eine Methode, die explizit das Subjekt, „das `transzendentale Ich`"[293] thematisiert. Damit steht sie im Gegensatz zu den positiven Wissenschaften, mit ihrem objektivistischen Anspruch, gerade von der Subjektivität des Wissenschaftlers zu abstrahieren. Gleichzeitig soll aber von allen Vorurteilen, Theorien und Vorkenntnissen abgesehen werden. Diese störenden Elemente und „verfälschenden Einflüsse"[294] sollen durch die sogenannte phänomenologische Reduktion[295] beseitigt werden, um „letzte Gewissheit" zu erreichen und „eine sichere Grundlage für sämtliche Wissenschaften zu sein"[296]. Diese Reduktion in vier Schritten[297] soll die Vorurteile und Befangenheiten der natürlichen bzw. naiven Einstellung durch kritische Reflexion derartig eliminieren, dass „das reflek-

---

und „Vergegenständlichungsweise der europäischen Intellektualkultur", die die Wahrnehmung `objektivistisch` auf „elektrische und chemische Vorgänge im Nervensystem" reduziert und zersetzt (Schmitz 1994: X). Dabei begnügt sie sich mit „den Sinnesorganen spezifisch zugeordneten Sinnesqualitäten (Farben, Schälle usw.) (...) und hauptsächlich aber (mit den) gemeinsinnlichen oder primären Qualitäten, von denen Aristoteles fünf aufzählt: Größe, Gestalt, Zahl, Ruhe und Bewegung. Demokrit (...) führt neben der Gestalt Lage und Anordnung an." (Schmitz 1994: 5)

291 EPhW 2004: 117
292 Lamnek 1995: 64
293 Lamnek 1995: 60
294 Lamnek 1995: 61; vgl. auch EPhW 2004: 117
295 Zur Methode der `Reduktion` vgl. Lamnek 1995: 61-65
296 Lamnek 1995: 59
297 Vgl. Lamnek 1995; Schoppmann 2003

tierende Subjekt zum unbeteiligten Zuschauer seiner Denkergebnisse wird"[298]. Wie es gelingen soll, sich im Stile eines Souveräns, der sich zum Herrn seiner Untertanen macht, der eigenen Vorurteile und Befangenheiten zu bemächtigen, darüber erzählen uns Husserl und seine Adepten nichts. „Auch für den Phänomenologen (kann es) keine Rückkehr zur reinen Natur in schlichter Unbefangenheit diesseits aller künstlichen Idealisierungen geben."[299] Deshalb gibt es die `natürliche Einstellung` und die ihr zugehörige sogenannte Lebenswelt nicht, denn auch das vermeintlich Unvermittelte, Authentische ist allemal immer schon Vermitteltes.[300] Die Welt der Menschen, die Welt in der sie leben, ist keine natürliche Lebenswelt.[301] Der an sie Glaubende verfällt dem Kult der Unmittelbarkeit und der „Rückgang auf die `unmittelbaren Bewusstseinsgegebenheiten`" wird „zu einem hoffnungslosen Unternehmen"[302].

Schmitz setzt der klassischen Phänomenologie eine Neue Phänomenologie entgegen, die im wesentlichen Leibphilosophie (und gerade nicht Bewusstseinsphilosophie) ist. Das wichtigste Bindeglied zwischen klassischer und Neuer Phänomenologie ist Heidegger. Aber sowohl von Heideggers als auch – noch stärker – von Husserls Phänomenologie unterscheidet sich die Schmitzsche Neue Phänomenologie drastisch, auch wenn es einige Anknüpfungspunkte gibt. Ihr Anliegen ist die „Rettung der Phänomene vor dem Reduktionismus"[303]. Husserl wird von Schmitz als Vertreter des seit Demokrit die Welt beherrschenden sogenannten „Innenweltdogmas"[304], also der Tradition der Bewusstseinsphilosophie, verstanden: „Für jeden Bewussthaber[305] zerfällt die Welt in seine Innenwelt und seine Außenwelt mit der Maßgabe, dass ihm ein Gegenstand seiner Außenwelt höchstens dann zu Bewusstsein kommt, wenn dieser Gegenstand in der Innenwelt des Betreffenden mindestens einen Vertreter hat."[306] Diesem Innenweltdogma (als Seele, Geist, Bewusstsein bzw. Bewusstseinsakte, Mind usw. bezeichnet) hat die Neue Phänomenologie den Kampf angesagt, denn seit jeher befindet sich dieses Dogma in der Verlegenheit zu

[298] Lamnek 1995: 62
[299] Schmitz 1980: 24
[300] Vgl. Adorno 1990: 15 f.
[301] Vgl. Schmitz 1980: 25
[302] Merleau-Ponty 1966: 81
[303] Schmitz 1996: 1
[304] Schmitz 1996: 88
[305] „Bewussthaber" ist die Schmitzsche Übersetzung des Wortes „Subjekt"; vgl. Schmitz 1996: 1
[306] Schmitz 1996: 90

erklären, wie eigentlich dieser Vertreter in der Innenwelt, der keinen Kontakt zur Außenwelt hat, mit deren Gegenständen kommuniziert. Bei Husserl (und vielen anderen mit ihm) hat es das Ich bzw. das Bewusstsein immer nur mit sich selbst zu tun, kommuniziert es immer nur mit sich selbst. Weil wir die Dinge an sich nicht erkennen und wahrnehmen können, müssen wir sie (uns) konstruieren. In diesem Sinne haben wir – nach Husserl – keine authentischen Gefühle, Empfindungen, Erlebnisse, Wahrnehmungen usw., sondern nur so etwas wie „Vorstellung(en) einer äußeren Ursache"[307], also bloße Konstrukte unseres Bewusstseins, die diffuse Stimmungen wie Lust und Unlust *begleiten*.

Heidegger gebührt laut Schmitz durch seinen „Vorgriff auf den Unterschied subjektiver Tatsachen von objektiven, d.h. auf strikte Subjektivität"[308] das für die Neue Phänomenologie eminent wichtige Verdienst, Husserl überholt und überwunden und damit einen Durchbruch erzielt zu haben.[309] Er führt den Begriff des In-der-Welt-seins ein und fokussiert damit auf eine Schwelle der Existenz, des Daseins, das nicht in naturwissenschaftlich orientierter Objektivität von sich abstrahiert und sich selbst gegenüber exzentrisch positioniert, sondern wo es „als betroffene(s) auf sich gestellt ist"[310]. Über eine Darlegung der Notwendigkeit einer äußeren Welt, als Ersatz für die Innenwelthypothese, wie sie auch alle Philosophien des Realismus[311] behaupten, ist Heidegger jedoch noch nicht hinaus gekommen. Heidegger hat damit zwar die Bewusstseinsphilosophie hinter sich gelassen, aber was er „aus seiner Axiomatik der Existenz (...) ableitet, ist erst die negative Seite des In-der-Welt-seins, die Unhaltbarkeit des Innenweltdogmas"[312]. Er ist damit auf halber Strecke stehen geblieben.

---

[307] Schmitz 1996: 102
[308] Schmitz 1996: 174
[309] Vgl. Schmitz 1996: 173
[310] Schmitz 1980: 35
[311] Vgl. DIALEKTIK 1991
[312] Schmitz 1996: 383

7.1 Traditionelle Phänomenologie des Leibes

Die frühe Phänomenologie[313] beschreibt den Leib in einer Doppelrealität: zum einen als Körperding, zum anderen als Empfindungsfeld.[314] Diese beiden Aspekte verweisen auf ein Vermittlungsterrain, das konzeptionell mehr ist als Körper: gemeint sind die Sinne der Menschen. Für Husserl ist dies insbesondere der Tastsinn. Er nennt die Tastempfindungen am oder im Körper Empfindnisse. Die Bewertung der Empfindnisse geschieht allerdings auf einem kulturellen Hintergrund.[315] Erst die Leibphänomenologie Merleau-Pontys[316], der den Leib als Wahrnehmbares und Wahrnehmendes und damit als Medium des Welterlebens, als Verankerung in der Welt und als das Zur-Welt-sein des Menschen bezeichnet und verstanden hat, ist das Problem der dualistischen Tradition ernsthaft angegangen.

Aufgrund der Spezifik des Leibes, die sich in drei Aspekten ausdrückt, steht die leibliche Existenz immer in einem Selbstverhältnis. In diesem spielt sich das ganze Leben ab. Krankheiten oder andere Störungen sind auf diese Selbstverhältnisse[317] bezogen. Die Aspekte sind:
1. Der Leib als unser allgemeines Medium einer Welthabe (notre moyen général d´avoir un monde)[318].
2. Der Leib als unsere Verankerung in einer Welt (notre ancrage dans un monde)[319].
3. Der Leib als ein natürliches Ich, als meine persönliche Existenz (un moi naturel)[320].

„Der Leib ist die Endlichkeit meiner Welt."[321] Ich kann die Welt und in die Welt immer nur von einer Perspektive aus sehen, nie von mehreren.[322]

---

[313] Der leibphänomenologische Diskurs hat insofern Berührungspunkte mit der Naturwissenschaft, als dass sie den Menschen auch als ein *Natur*wesen betrachtet. Indem sie aber das *Naturwesen* betont, geht sie phänomenologisch über die naturwissenschaftliche Methodologie hinaus. Der Leib ist gleichzeitig naturhaft und ichhaft: „Der Körper ist die eigene Naturseite, die ich nicht selbst bin, der Leib ist die Natur, die ich selbst bin" (Thomas 1996: 191).
[314] Vgl. Thomas 1996: 56
[315] Vgl. Fuchs 2000: 43ff.
[316] Merleau-Ponty 1966
[317] Vgl. das Konzept des Selbstbestimmung und Selbstfindung bei Parse 1993; 1995
[318] Vgl. Waldenfels 1980: 37
[319] Vgl. Waldenfels 1980: 39
[320] Vgl. Waldenfels 1980: 40
[321] Thomas 1996: 103

In der Charakterisierung meiner Umwelt und ihrer Gegenstände (zu klein, zu groß, zu schwer, leicht genug etc.) erkennt man immer den leiblichen Bezugspunkt zur Charakterisierung des anderen und gleichzeitig auch meinen begrenzten Rahmen, der durch meine Leiblichkeit gegeben ist. Dieser Bedingtheit meiner Welt durch meinen Leib ist die Bedingung meiner Welt als mein Leib zur Seite gestellt. Ich bin mit meinen Leib Mitglied dieser Welt. Merleau-Ponty bezieht sich bei der Bestimmung des Leibes auf *Raum* und *Richtung*. Er stellt dem physiologisch oder auch gestaltpsychologisch verstandenen positionsräumlichen Körperschema (das meint eine bestimmte Verortung, Positionierung im Raum) die Situationsräumlichkeit gegenüber[323]: „Das Verstehen der Körperstellung (erfolgt) aus der Orientierung auf praktische Aufgaben hin."[324] Lebendiges ›vegetiert‹ nicht vor sich hin, sondern ist immer auf etwas aus. Das Körperschema wird zu einem anderen Wort für das Zur-Welt-sein. Im Zusammenspiel von Intentionalität und Situationsräumlichkeit wird Leiblichkeit als ein „praktisches Vermögen" der Aufgabenbewältigung für das tägliche Leben verstehbar. „Zunächst (...) sind mir die Dinge in einer *Greifintention* gegeben, dann erst in einer *Erkenntnisintention*."[325] Bei Säuglingen kann man gut beobachten, wie sie erst durch das Greifen *begreifen* lernen.

Merleau-Ponty hat als Vorgänger von Schmitz zur Herausarbeitung der Leiblichkeit mehr beigetragen als jeder andere vor ihm. Dabei ist es ihm jedoch nicht gelungen, den Leib als einen eigentümlichen und eigenständigen phänomenalen Gegenstandsbereich abzugrenzen. Sein großes Verdienst für die phänomenologische Forschung besteht darin, sie aus den Fängen der Bewusstseinsphilosophie zu befreien: Das „Feld der Phänomene ist keine ›Innenwelt‹, die ›Phänomene‹ selbst sind keine ›Bewusstseinszustände‹ oder ›psychischen Tatsachen‹, die Erfahrung der Phänomene ist keine Introspektion oder Intuition."[326] Trotzdem konnte er sich offensichtlich der abendländischen Seelenmetaphysik ebenso wenig entziehen[327] wie er auch den „tiefen Graben des Unterschieds zwischen Leib und Körper"[328] ignoriert. Zum Schaden gereicht seiner Phänomenologie aber auch der Rückfall in die traditionelle Wahrnehmungstheorie, die sich

---

[322] Der Kubismus hat dies schon früh erkannt und versucht, künstlerisch aufzulösen.

[323] Vgl. Merleau-Ponty 1966: 123ff.

[324] Thomas 1996: 106

[325] Thomas 1996: 107

[326] Merleau-Ponty 1966: 81

[327] Vgl. Merleau-Ponty 1966: 109

[328] Schmitz 2003: 403

das Wahrnehmen nur als Synthese der ihr über die Sinne zugeführten `Daten´ im Gehirn erklären kann; Merleau-Ponty verlegt diese Synthese[329] lediglich in den Körper bzw. in die „vorlogische Einheit des Körperschemas" und macht daraus gleichzeitig ein für „die Wahrnehmungssynthese" undurchschaubares „Geheimnis des Gegenstandes (und) des Eigenleibes"[330]. Alles in allem hat sich Merleau-Ponty seine Meriten also weniger durch Aufdeckung der Leiblichkeit erworben, sondern vielmehr durch seine Beiträge zum Verständnis des sinnlichen, nicht des naturwissenschaftlich objektivierten Körpers, also des festen Körpers, wie man ihn (an sich selbst und an anderen) ertasten, ergreifen und sehen kann.

7.2 Neue Phänomenologie des Leibes

Die Neue Phänomenologie von Hermann Schmitz geht einen anderen Weg als die klassische. Sie setzt explizit dort an, wo die alte Phänomenologie sich zurückzieht: bei der *unwillkürlichen Lebenserfahrung*. Dabei handelt es sich um einen Gegenstandsbereich, der von der husserlschen Phänomenologie, aber auch von den Wissenschaften nicht beachtet worden ist. „Die Neue Phänomenologie entspringt der Beirrung darüber, dass sich das Denken (heute zunehmend in der Hand technischer Spezialisten) zu weit von der unwillkürlichen Lebenserfahrung entfernt."[331] Unwillkürliche Lebenserfahrung ist alles, was einer konstruierenden Willkür nicht verfügbar ist, alles, was nicht bloß Ausgeburt reger Phantasie ist. Keineswegs erhebt die Neue Phänomenologie dabei Exklusivitätsansprüche. Vielmehr lässt sie sich vom übrigen Wissen in Wissenschaft, Philosophie, Religion und anderweitigen Quellen gerne belehren und anerkennt selbstverständlich deren Erkenntnisse, vor allem auch der Naturwissenschaften und in deren Gefolge die spektakulär erfolgreiche Technik. Sie erhebt lediglich Anspruch darauf, diejenigen Phänomene der Lebenserfahrung, die in obskure Innenwelten oder anderweitig abgeschoben worden sind, der Vernunft wieder zugänglich zu machen. Dazu gehören „der gespürte Leib und die leibliche Kommunikation; die subjektiven Tatsachen des affektiven Betroffenseins, die tieferen Schichten der Räumlichkeit unter dem von Flächen durchzogenen, dreidimensionalen, für das Zusehen bereitgestellten Raum; die Gefühle als Atmosphären, die von sich aus bedeutsamen Situationen (darunter die vielsagenden Eindrücke). Die Subjektivität wurde als Subjekt und diese als Seele verdinglicht, mit

---

[329] Vgl. Schmitz 2003: 385
[330] Merleau-Ponty 1966: 272
[331] Schmitz 2003: i

lauter Objekten um sich herum und naiven Kausalvorstellungen (Andrang der Objekte oder Zupacken der Subjekte) zur Vermittlung beider Seiten; der gemeinsame Ursprung von Subjektivität, Objektivität und Vereinzelung durch Entfaltung der primitiven Gegenwart kam gar nicht mehr in den Blick, obwohl es zur gewöhnlichen Lebenserfahrung gehört."[332] Die Neue Phänomenologie dispensiert sich also nicht nur nicht von der sogenannten naiven Einstellung, sondern stellt sie in das Zentrum ihres Anliegens. Sie geht dabei von den subjektiven Tatsachen des affektiven Betroffenseins aus, also von denjenigen, die einer oder eine nur im eigenen Namen aussagen kann, vermittelt diese aber mit den objektiven Tatsachen, also mit denjenigen, die jeder in jedermanns Namen aussagen kann. Die subjektive Perspektive sollte sich der Auseinandersetzung mit anderen und der Kontrolle durch andere stellen, um nicht immer verstiegener und weltfremder zu werden. Wer sich der kritischen Auseinandersetzung mit anderen nicht stellt und sich von ihnen nicht belehren lassen will, der weiß nie, ob das, was er als Phänomen heraus präpariert hat, auch andere betrifft oder nur ein persönlicher Spleen und eine eigensinnige Marotte ist. „Niemand ist so reich, dass er die für ein Feld interessanter Studien maßgeblichen Phänomene ausschließlich aus seinem eigenen gegenwärtigen Erleben beschaffen könnte."[333] Das Sichbesinnen auf die gewöhnlichen und unwillkürlichen Lebenserfahrungen, die andere so oder ähnlich vielleicht auch gemacht haben, ist dementsprechend nicht zu verwechseln mit dem esoterischen Selbstgespräch isolierter Monaden á la Leibniz. Dass man über Gefühle, leibliche Regungen oder affektives Betroffensein nicht vernünftig sprechen könne, ist ein weit verbreitetes Vorurteil, welches die Neue Phänomenologie zu korrigieren hofft. Sie ist keineswegs misszuverstehen als eine weitere positive Wissenschaft oder als eine Philosophie, wie Husserl von der (klassischen) Phänomenologie behauptete, die diese Wissenschaften grundiert. So arrogant ist die Neue Phänomenologie keineswegs; sie macht sich die Erkenntnisse dieser Wissenschaften in kritischer Bescheidenheit zu eigen, wo sie es für angemessen hält, aber ohne sich als Königsdisziplin darüber zu erheben. In diesem Sinne definiert Schmitz Philosophie allgemein zunächst als ein „Sichbesinnen des Menschen auf sein Sichfinden in seiner Umgebung"[334]. Mit den Worten Kants:
„1) Was kann ich wissen?
 2) Was soll ich tun?

---

[332] Schmitz 2003: i
[333] Schmitz 1998a: 140
[334] Schmitz 1998a: 15; 2003: 1

3) Was darf ich hoffen?
4) Was ist der Mensch?"[335]

Die phänomenologische Philosophie setzt ein mit der Frage: „Was muss ich gelten lassen?"[336] Die Neue Phänomenologie lässt all das gelten, was man nicht ernsthaft und unbefangen abstreiten kann, was sich so aufdrängt, dass wir uns darüber nicht hinwegsetzen können. Dementsprechend ist „ein *Phänomen* für jemand zu einer Zeit (...) ein Sachverhalt, dem der Betreffende dann trotz untunlichster Variation seiner Annahmen nicht im Ernst den Glauben entziehen kann, dass es sich um eine Tatsache handelt, so dass er ihn als solche gelten lassen muß"[337]. Schlüssig und korrekt hat es die Neue Phänomenologie deshalb nicht mit den Sachen, die einfach da sind und sich von selbst zeigen, sondern mit Sachverhalten zu tun, die herausgearbeitet und freigelegt[338], d.h. expliziert werden müssen. „Dieser doppelt relativierte Sachverhaltsbegriff des Phänomens ist einem naiven Sachbegriff vorzuziehen, etwa der Formel, Phänomen sei, was sich zeigt. Es kommt nämlich darauf an, als was es sich zeigt und das ist ein Sachverhalt."[339] Der Neuen Phänomenologie geht es daher auch nicht um das, was offen zutage liegt und mit einem Schlag erkennbar wäre, sondern um das zwar grundsätzlich jedem Zugängliche, aber, aus welchem Grund auch immer, Verborgene, dass erst mühsam herausgearbeitet werden muss. Dabei verzichtet sie keineswegs, wie die traditionelle Phänomenologie, auf theoretische Analyse. Schmitz versteht daher unter einer phänomenologischen Reduktion „das Verfahren, Annahmen durch Wegdeutungsversuche auf die Probe zu stellen"[340]. Es gibt letztlich jedoch keine Gewähr, sondern nur die Hoffnung, dass man sich mit anderen darüber verständigen kann, was ein Phänomen ist und ob „die phänomenologische Reduktion gelungen ist"[341], weil jeder und jede für sich selbst entscheiden muss, was man gelten lassen will und was nicht, und damit ist sie eine Frage subjektiver Perspektive und Verantwortung gegenüber sich selbst und anderen. Allerdings muss auf das „Vertrauen in die Möglichkeit unbedingt-endgültiger Erkenntnis verzichtet werden"[342].

---

[335] Kant 1983b: 448
[336] Schmitz 2003: 1
[337] Schmitz 2003: 1
[338] Vgl. Soentgen 1998: 159
[339] Soentgen 1998: 1f.
[340] Schmitz 1980: 21
[341] Schmitz 1980: 21
[342] Schmitz 1998a: 138

Methode der Neuen Phänomenologie im engeren Sinn ist das von Schmitz so benannte „Ideal einer phänomenologischen Dreistadienmethode", die wir im Folgenden ausführlich zitieren:

1. „Ein Phänomenbezirk wird gekennzeichnet, d.h. ein Attribut wird angegeben, das ihm und nur ihm zukommt. (...) Es kommt zunächst hauptsächlich darauf an, zu klären, was der Phänomenologe meint.
2. Die charakteristischen Phänomene des gewählten Phänomenbezirks werden durch phänomenologische Betrachtung so zerlegt, dass ihre wesentlichen Komponenten, ihre Hauptzüge hervortreten. (...) Das zweite Stadium dient also der Ausarbeitung eines Kategoriensystems.
3. Durch geschmeidige Kombination der Kategorien werden die Phänomene des gewählten Bezirks rekonstruiert. Am Ende dieses Verfahrens steht für jedes so gleichsam buchstabierte Phänomen eine Realdefinition, die nicht wie eine Nominaldefinition willkürlich eine Wortbedeutung festsetzt, sondern den Erkenntnisgewinn zusammenfasst."[343]

Die Dreistadienmethode ist kein unter allen Umständen einzuhaltendes Schema, sondern eine Orientierungshilfe, wie sich der Forscher einem Gegenstandsbereich nähert, ihn deutlich expliziert, gegenüber anderen abgrenzt und durch Variation letztlich – im Idealfall – das übrig bleibt, was man gelten lassen muss. Das Erkenntnisinteresse der Neuen Phänomenologie erzwingt so besehen höchstens ein grob einzuhaltendes Muster, aber nicht jeden einzelnen Methodenschritt in seinem strikten Nacheinander. Hier werden nochmals der subjektive Charakter der Neuen Phänomenologie und die Verantwortung des Phänomenologen gegenüber seinen Untersuchungsgegenständen und sich selbst deutlich, die größer sind als die der strikt methodenkontrollierten positivistischen Wissenschaft und ihrem Anspruch mess- und zählbarer Objektivität. In Abgrenzung – nicht im Widerspruch – zu ihr ist die Subjektivität der Neuen Phänomenologie unhintergehbar.

Während Husserl und auch Merleau-Ponty noch dem Idealismus verhaftet bleiben und der Instanz des cogito Priorität einräumen, ist für Schmitz der Leib eine „unhintergehbare Gewissheit eines Ich"[344], die es nicht erst `denken` muss. Das „Spezifische der (Neuen) Phänomenologie" ist der Gedanke, „dass Subjektivität überhaupt erst aus (leiblicher) Betroffenheit

---

[343] Schmitz 1998a: 141
[344] Thomas 1996: 123

(...) entsteht"[345]. Schmitz thematisiert leibliche Veränderungsprozesse, seien es die alltäglichen leiblichen Regungen wie z.B. Hunger, Müdigkeit, Wut oder Freude, seien es Veränderungen des leiblichen Vollzugs in einer Krankheit. Sein Anspruch ist, „Zonen latenter, vergessener oder unbegriffener Erfahrungen" zu ent-decken und „sehen zu lehren"[346].

---

[345] Thomas 1996: 33
[346] Thomas 1996: 124

Teil II – Praktische Anthropologie

8. System der Leiblichkeit nach Hermann Schmitz

Die Phänomenologie des eigenleiblichen Spürens hat die Fixierung auf den Menschen als ausschließlich Handelnden und damit auch die Aufspaltung in Subjekt und Objekt, verabschiedet, ohne ihn nun einseitig zu einem ausschließlich Leidenden zu machen. Die Schmitzsche Konzeption bricht gleichzeitig mit der Vorstellung vom Leib als reinem Körperding. Im Gegensatz zu diesem festen Körper ist der Leib eine Struktur. Auf der anderen Seite kann sich das menschliche Selbstverständnis aber auch nicht mehr, wie in der Tradition der Bewusstseinsphilosophie seit Descartes bis zu Husserl, rein mentalistisch aus einem „Ich denke, also bin ich!" herleiten. Noch viel eher als ich sagen kann: „Ich denke, also bin ich!" *bin ich*, ohne es auch nur zu denken oder ausformulieren zu können, *existiere ich*, weil ich (mich und etwas an mir) spüre. Mentalistisch ist so wenig zu klären, *wer* da sagen kann: „*Ich* denke, also bin ich!", wie natürlich auch physiologistisch vom Körper her nicht zu erklären ist, ob *ich* es bin, der da in diesem Hautsack steckt.

Während das Denken und Sprechen erst reflexiv werden muss, und das findet seinen Ausdruck im Sagen von `Ich` (und seinen Pronomina) und von `Sich`, ist das eigenleibliche Spüren immer schon reflexiv und unterliegt nicht dem gleichen Zweifel wie das Denken und Sprechen. Denken und Sprechen allein genügen nicht, um die wesentlichen Auseinandersetzungen mit sich selbst und der Welt zu erfassen. Das Denken kann und muss eine exzentrische Position einnehmen: Das Denken denkt über sich nach; das Spüren kann und muss das nicht. Im Denken kann man zwischen sich und anderen, zwischen sich und der Welt einen Unterschied setzen, d.h. konstruieren. Aber das Konstrukt hat keine eigenleibliche Evidenz, weil es nur gedacht ist. Denken kann sich irren, eigenleibliches Spüren nie. Im Spüren setzen wir keinen Unterschied zwischen uns und der Welt, wir erfahren ihn. Ich `weiss` unmittelbar, wann ich meinen eigenen Leib und wann ich etwas anderes, Fremdes spüre; aber auch das spüre ich am eigenen Leib und registriere es nicht bloß wie eine Maschine mittels Sensoren, Okularen oder anderen Meldern. Noch im Tasten z.B. eines Gegenstandes spüre ich auch mich selbst, nämlich meine Finger, meine Hände. Ich kann zwar auch den anderen Gegenstand (mit meiner Hand) spüren, aber das unterscheidet sich deutlich vom eigenleiblichen Spüren, vom Spüren meiner selbst. Keine Maschine kann sich selbst spüren. Tote Gegenstände spüren nichts. Fühlen ist immer auch ein Sich-

Fühlen, ein eigenleibliches Spüren, weil wir z.B. die Atmosphäre am eigenen Leib spüren.

Das Spüren[347] ist für Schmitz das methodische Zentrum seiner Leibphänomenologie. „Unser Spüren ist die Art und Weise, in der wir sie (die Lebensvollzüge) selbst sind."[348] Diese Lebensvollzüge finden sich z.T. in den Aktivitäten des täglichen Lebens (ATLs) wieder und stellen somit eine methodisch-theoretische Verbindung zur Pflege her. Wenn wir z.B. einen Raum betreten, spüren wir sofort, ob `da dicke Luft herrscht`, ob die Atmosphäre entspannt oder `geladen` ist. Mit einem Schlag erfassen wir die Situation, ohne dass wir sie aus einzelnen Bestandteilen synthetisch zusammensetzen müssten oder auch nur könnten. Dies geschieht, bevor unsere einzelnen Sinne überhaupt zum Einsatz kommen und lange bevor wir anfangen, darüber nachzudenken. Dieses Spüren erfasst uns ganz und gar.

8.1 Ökonomie und Struktur der Leiblichkeit

Um die Struktur des eigenleiblichen Spürens, der Leiblichkeit zu erschließen, hat Schmitz ein „Alphabet der Leiblichkeit" entwickelt. Die Ökonomie der Leiblichkeit ist durch mehrere Polaritäten gekennzeichnet. Mit den neun Begriffen *Enge, Weite, Spannung, Schwellung, Richtung, Intensität, Rhythmus, epikritische und protopathische Tendenz* wird es möglich, die leiblichen Regungen zu erfassen, miteinander in Beziehung zu setzen und zu beschreiben. Von den „elementarsten Kategorien des leiblichen Befindens" ist die „wichtigste (...) die von Enge und Weite"[349], die zusammen mit der Richtung den „Grundstock aller leiblichen Regungen"[350] und damit auch den „vitalen Antrieb"[351] bildet. Engung und Weitung sind anein-

---

[347] Laut Grimmschen Wörterbuch gibt es einen älteren und einen neueren Sprachgebrauch: In jenem wird Spüren im Sinne des Erkennens und Wahrnehmens verwendet, in diesem im Sinne des Empfindens. In der ursprünglichen Bedeutung wird ein „vollkommenes" Erkennen/Wahrnehmen bezeichnet. Ab dem 18. Jh. schwächt sich der Begriff ab und driftet zu der Bedeutung eines „bloßen mehr oder weniger deutlichen Empfindens" (Sinneswahrnehmung, Gemütsbewegung, körperliche und geistige Zustände). Abgeleitet ist der Terminus „spüren" von „spur", welche ursprünglich „den durch Niedertreten oder –stoßen gebildeten Eindruck des Fußes im Boden bezeichnet" (Grimmsches Wörterbuch Bd. 17; 4 d & 1; Spalte 235-251).

[348] Böhme 1997: 138

[349] Schmitz 1992: 45

[350] Schmitz 1998b: 98

[351] Schmitz 2003: 26

ander gebundene, konkurrierende Tendenzen. Engung und Weitung sind als leibliche Impulse, weil sie aneinander gebunden sind, dialogisch.[352] „Die Gefühle von Enge und Weite sind jedem aus der eigenen leiblichen Erfahrung vertraut. Enge kennt man aus der Angst, der Beklemmung, dem Schreck, wenn man plötzlich die Luft anhält; alles zieht sich zusammen, konzentriert sich auf einen Punkt. Die Weite dagegen spürt man im Rausch, in der Euphorie, aber auch, wenn man aus einem engen Raum z.B. morgens aus dem Haus und ins Freie tritt, die frische Luft einatmend. Die Enge des eigenen Leibes hebt sich stets ab vor dem Hintergrund der Weite. (...) Die Weite, die man außen sieht, und die Weite, die man spürt, sind nach Schmitz identisch."[353] Die Enge ist strukturell dominant, weil der Leib selbst eng ist und durch diese Enge eine, wenn auch labile, Einheit bildet.[354]

Enge und Weite sind mittels der *Richtung,* „deren jeweiliges Geschehen das Richten ist"[355], miteinander verbunden. Leibliche Richtung führt immer aus der Enge in die Weite, so dass z.B. bei Schmerz und Angst Richtung gleichzeitig Impuls zur Weitung (im Sinne von `Weg!` aus der Situation) ist; diese Richtung kann man spüren, muss sie aber nicht unbedingt sehen. Beim Ausatmen geht der Atem aus der Enge des Brustkorbes in die Weite des Raumes; der Blick, den ich schweifen lasse, führt ebenfalls in die Weite. Weite braucht nicht auf einen fixierten Punkt zu zielen bzw. gerichtet zu sein; sie kann sich im Nirgendwo verlieren.[356] Auch die Richtung kann aus diesem Nirgendwo, dem Unbestimmten kommen.[357] Solche Richtungen aus dem Nirgendwo nennt Schmitz „abgründig", weil „sie den Menschen überfallen und eventuell mit sich reißen – z.B. als Gefühle, als Stimmungen und Atmosphären"[358]. Dem „Bedürfnis leiblichen Richtens" begegnen wir häufig: bei dem das Weite suchenden Blick aus dem Fenster, beim morgendlichen Strecken der Glieder oder beim euphorischen Rekken der Arme gen Himmel, bei stolzgeschwellter Brust, beim Greifen nach tatsächlichen oder imaginären Gegenständen oder beim „unentbehrliche(n) Erfordernis jedes treffsicheren Schießens", nämlich „beim Rich-

---

[352] Vgl. Schmitz 1992: 45
[353] Soentgen 1998: 21
[354] Vgl. Schmitz 1998b: 73f.
[355] Schmitz 1998b: 98
[356] Vgl. Soentgen 1998: 22
[357] Vgl. Schmitz 1998b: 110
[358] Schmitz 1998b: 110

ten der Waffe"[359], sowohl der Schuss- und Stichwaffen[360], als auch der – anthropologisch noch interessanter – Wurfwaffen[361].

Das nächste Begriffspaar ergibt sich aus einer Mischung von Enge und Weite bzw. Engung und Weitung, die von Schmitz bei antagonistischer Kooperation im Falle der Engung als *Spannung* und im Falle der Weitung als *Schwellung* bezeichnet werden.[362] Beide löschen sich nicht aus, sondern schaukeln sich vielmehr gegenseitig auf, wobei im Verband des vitalen Antriebs bei der Engung die Spannung, bei der Weitung die Schwellung das Übergewicht hat. Beide brauchen einander, um sich an ihrem jeweiligen Konkurrenten bewähren zu können, wie das Böse am Guten und das Gute am Bösen.

Die bereits erwähnte stolzgeschwellte Brust „lebt vom Kampf mit der Spannung"[363], die ansonsten zu zerspringen droht, von der Spannung daran aber gehindert wird. Gelingt es der Spannung jedoch, das Hindernis zu durchbrechen, zerstört sie sich selbst und geht „in ein Verströmen"[364] über. Ein motorisch unruhiger Patient, der sich eventuell in einer postoperativen Phase oder aus anderen Gründen in einem Verwirrtheitszustand befindet, will aus seinem Bett aufstehen und nach Hause oder sonstwohin gehen. Die verordnete Bettruhe steht dem jedoch entgegen. Nun kann folgendes geschehen: Die Pflegende redet mit dem Patienten, erklärt ihm, dass er liegen bleiben muss und rückt dabei gleichzeitig die Bettdecke wieder zurecht, damit er `richtig` zugedeckt ist. Der Patient wird `zugeredet`; eventuell mit hektischer Stimme und gereiztem Tonfall. Die Botschaft lautet: Bleib Liegen! Dadurch, dass sich sein motorischer Überschuss nicht entfalten und ihm damit Erleichterung verschaffen kann, wird der Patient am `Weg!` gehindert und in die Enge getrieben. Das Zudecken hat eine seine Not noch verstärkende Wirkung. Dabei hat er selbst es doch eilig, er muss unbedingt weg! Die Spannung steigert sich ins Unerträgliche. U.U. bäumt sich der Patient gegen den Widerstand auf, bis zu dem Punkt, wo entweder der Widerstand zusammen- und der Patient in die Weite durch-

---

[359] Schmitz 1998b: 106

[360] Vgl. Schmitz 1998b: 106 zum Richten der Waffe als kontemplatives Therapeutikum; siehe auch Herrigel 1960.

[361] Zur herausragenden Bedeutung und der leiblichen, sowie körperlich-motorischen Leistung des gezielten, d.h. gerichteten Werfens für die Evolution des Menschen vom homo habilis bis zum homo sapiens siehe Kirschmann 1999.

[362] Vgl. Schmitz 1998b: 89

[363] Schmitz 1998b: 91

[364] Schmitz 1998b: 91

bricht oder er sich kapitulierend zurückfallen lässt. Kapitulieren kann er auf mehrfache Weise: weinen; sich völlig passiv in sich selbst zurückziehen und z.B. versteifen (halsstarrig!); den Durchbruch, der `nach außen` nicht gelungen ist, nun aggressiv gegen sich selbst richten oder, allerdings immer schwächer werdend, verzweifelt-resignierend gegen das Personal. In diesen Formen misslungenen Widerstands und Durchbruchs in die Weite ist die Erschöpfung nicht mit einem (angenehmen) Verströmen der Spannung bzw. Schwellung verbunden.

Ein Beispiel für ein Verströmen von Spannung und Schwellung wäre etwa die Erschöpfung nach sportlicher Betätigung, die jedoch höchstens bis an die Grenzen (der Kraft), aber nicht über sie hinaus ausgeübt werden darf, oder die Erschöpfung nach getaner Arbeit, in der sich, sofern sie nicht so übermäßig anstrengend war, dass man sich wie zerschlagen fühlt, ebenfalls ein Gefühl des Verströmens angestauter Spannung und Schwellung einstellt, das durch ein warmes Bad noch intensiver wird. Insofern ist das Verströmen wie das Zerfließen in Weite wohl immer mit sukzessiver Entspannung verbunden, ohne jedoch von Spannung bzw. Schwellung und Engung ganz loszukommen, solange Weitung und Schwellung nicht privativ werden.

Aufgrund der Enge des Leibes, die bei Konkurrenz mit Weite als Spannung auftritt, spürt man „die leibliche Spannung (...) fast immer"[365] und wird, wie im folgenden Beispiel, „durch gewisse Ausnahmezustände bestätigt. (...) `Ein Patient hat nach Rückenmarkverletzung (Halsschuß mit Lähmung beider Beine) die Empfindung, in Nabelhöhe in zwei Hälften geteilt zu sein. Diese Empfindung hielt über einen Monat an, ohne irgendwie korrigierbar zu sein: >Es war so, als ob man in der Nabelgegend ein Kugelgelenk hätte, das zwischen dem eigenen Körper oben und einem Fremdkörper unten eine Verbindung herstellt.< Patient schildert diese Empfindung als ausgesprochen unangenehm und unheimlich. Eines Morgens empfand er beim Aufrichten ein eigenartiges Spannungsgefühl im Leib; im selben Augenblick sei die beschriebene Empfindung des Fremdartigen für die untere Hälfte ausgelöscht gewesen. Er wußte vom selben Augenblick an wieder, daß er seine eigenen Beine unten am Leib hatte, konnte sich auch unter dem rechten und linken Bein wieder etwas vor-

[365] Schmitz 1998b: 92

stellen; dabei habe sich, wie er besonders betont, an der Gefühlsstörung selbst natürlich gar nichts geändert."«366

Intensität ist das Ergebnis des Ineinanders von Spannung und Schwellung. Die antagonistische Konkurrenz vollzieht sich simultan.367 Wenn man z.B. tief einatmet und die Luft anhält, spürt man dieses Ineinander sehr intensiv. Auch beim Spiel kleiner Kinder kann Intensität beobachtet werden: wenn sie in ihrem Spiel versunken, die Welt um sich herum vergessen, und gleichzeitig hochkonzentriert sind, mit roten Wangen ganz im Spiel aufzugehen scheinen, oder wenn sie mitgehen, mit der Spannung eines Puppentheaterstückes, dann wird das Ineinander von Spannung und Schwellung als Intensität unmittelbar deutlich. Während bisher nur von der antagonistischen Kooperation von Spannung und Schwellung allgemein die Rede war, können beide jedoch auch zusammenfallen. Dann gibt es keine zeitliche – sukzessive – Verschiebung, kein Aufeinanderfolgen der einen auf die andere.368 Halten sich die beiden Konkurrenten Spannung und Schwellung die Waage, so verbleibt die Intensität auf gleichem Niveau; ansonsten steigern sie sich einander anstachelnd: „Intensives Wachsen ist die Entfaltung des Auftriebs, den sich Spannung und Schwellung in jedem Augenblick ihres konkurrierenden Beisammenseins wechselseitig geben."369 Das gewöhnliche Wachsein impliziert eine solche Intensität ebenso wie jede leibliche Regung, sowohl mit Tendenzen zur Engung oder Weitung als auch Spannung oder Schwellung, obwohl diejenigen in Richtung Enge sicher intensiver sind. Jede Entspannung, die auch immer simultan Entschwellung ist, senkt die Intensität, wie z.B. langsam beim Einschlafen und Dösen, und lockert das Band der leiblichen Ökonomie.370 Die intensivsten Regungen leiblicher Spannung und Enge hingegen sind Angst und Schrecken.

Rhythmus ist für Schmitz das Pulsieren, das sukzessive Auf und Ab von Spannung und Schwellung.371 Rhythmus ist eine leibliche „Bewegungsanmutung"372 und überhaupt nur als solche wahrnehmbar, „weil der Rhyth-

366 Schmitz 1998b: 93f.
367 Vgl. Schmitz 1998b: 111
368 Vgl. Schmitz 1998b: 115
369 Schmitz 1998b: 115
370 Vgl. Schmitz 1998b: 121
371 Vgl. Schmitz 1998b: 121
372 Fuchs 2000: 77. Anmutungen sind „leibliche Antriebe", die „Aufforderungscharakter" (ebd.: 50) haben, wie die Gestaltverläufe und Bewegungssuggestionen. Vgl. Kap. 11

mus die innerleibliche Dynamik in Resonanz versetzt"[373]. Der Leib kann durchaus durch seinen eigenen Herzschlag oder seine Atmung in Resonanz versetzt werden, aber auch z.B. durch Musik, Tanz, Gespräch, Kampf. Rhythmus und Intensität sind in leiblicher Hinsicht so sehr miteinander verbunden, dass Schmitz sie unter den Begriff der „leiblichen Ökonomie" fasst, weil sie über ihre Regulierungsfunktion und –möglichkeit „für Ökonomie im Haushalt des Leibes sorgen"[374]. Die ganze Welt ist durchzogen von Rhythmen aller Art – seien sie natürlicher oder künstlicher Herkunft –, die wir am eigenen Leib spüren, die tief in unsere Leiblichkeit eingreifen. Rhythmen sind so elementar für die leibliche Ökonomie, dass es zu `Kurzschlüssen` kommen kann in dem Sinne, dass die eigenleiblichen Rhythmen nicht mehr harmonisieren. Das kann dann passieren, wenn mehrere (u.U. auch nur zwei) asynchrone Rhythmen, die mit den eigenleiblichen Rhythmen nicht kompatibel sind, auf die Leiblichkeit einwirken. Symptom für derartige Disharmonien sind z.B. die sog. Demenzerkrankungen, angefangen bei leichter Vergesslichkeit, Störung des Erinnerungsvermögens bis hin zur vollständigen Desorientiertheit, weil die leibliche Ökonomie, in diesem Fall die Koordination unterschiedlichen sukzessiven Aufs und Abs, aus den Fugen geraten ist. Für diese Hypothese sprechen Beobachtungen im Rahmen des Musizierens mit demenzerkrankten Menschen: Hören sie z.B. Lieder aus ihrer Kindheit und Jugend, so können sie sich oft an sie erinnern und singen sie, häufig alle Textstrophen auswendig wissend und die Melodie fehlerfrei vortragend. Ist das Lied zu Ende, versinken sie wieder in ihre anderen verschlossene Welt. Die Texte sind (simultan) an die Melodien gebunden. Leiblichkeit spricht stark auf melodische Rhythmen an, weil die Leiblichkeit zu einem Teil selbst rhythmisch organisiert ist. Melodien sedimentieren sich in das leibliche Wissen und Gedächtnis. Wäre dieses Wissen in einem Gedächtnisbehälter oder –speicher des Gehirns zu verorten, könnten Demente sich an die Lieder ihrer Kindheit gar nicht erinnern. Sensibles Eingehen auf die leibliche Ökonomie der Betroffenen scheint eine Möglichkeit zu sein, sie zumindest partiell aus ihrer abgeschlossenen Welt zu holen.

Das letzte Begriffspaar liegt quer zu den anderen Dimensionen und ergänzt und konkretisiert die leiblichen Tendenzen. *Epikritisch* meint spitzes, scharfes und abgegrenztes, helles, *protopathisch* hingegen dumpfes, dunkles, diffuses, amorphes Spüren. Protopathisch ist jedoch mit Weitung so we-

---

[373] Fuchs 2000: 79
[374] Schmitz 1998b: 125

nig identisch wie epikritisch mit Engung, wenngleich sie miteinander verwandt sind. Epikritisch sind z.B. die stechenden Schmerzen, vor allem auch durch Verbrennungen, die hohen und hellen, insbesondere die schrillen Töne, die Spitzen von Gegenständen, grelles Licht, der scharfe Geschmack usw. Protopathisch sind die dumpfen Schmerzen durch Schläge mit stumpfen Gegenständen, tiefe Töne, wie etwa Brummen, Gegenstände ohne scharfe Kanten und Spitzen, also etwa alles Runde, diffuses Licht, breiige Konsistenz usw. Zugespitzt lässt sich sagen: „Epikritisch ist die ortsfindende, protopathisch die der Ortsfindung entgegenwirkende leibliche Tendenz"[375], weil Epikritisches auf scharf Umrissenes und zugespitzt Punktuelles hin und Protopathisches zum nicht klar und eindeutig Umrissenen, diffus Strahlenden tendiert. Die Müdigkeit und das sich wohlige und behagliche Ausstrecken und das sich der Weichheit des Bettes Überlassen hat eine solch eindeutige protopathische Tendenz, wie wohl alles Gemütliche.[376] Diese Tendenz kann sich bis zum Überdruss des Ekels steigern.[377]

Räumlichkeit ist Bedingung für die Ökonomie des Leibes wie für die Dynamik von Enge und Weite: „Leiblich sein heißt, zwischen reiner Enge und reiner Weite irgendwo in der Mitte zu sein und weder von Enge noch von Weite ganz loszukommen, solange das bewusste Erleben dauert."[378] Das leibliche Spüren bewegt sich permanent in diesem Kontinuum zwischen Enge und Weite. Die Aufgabe bzw. das Programm der leiblichen Ökonomie ist es, das menschliche Leben in einem – wenn auch immer nur labilen – Gleichgewicht zu halten. So kann man für das Wohlsein im Hinblick auf Pflege formulieren: Gesundsein heißt, irgendwo in der Mitte zwischen Enge und Weite mit einer Tendenz zur Weite zu sein. Dementsprechend bedeutet Kranksein, dieses Gleichgewicht verlassen zu haben und in Richtung privativer Weite oder privativer Enge zu tendieren. Gesundsein und Kranksein sind unmittelbar mit dem Leiblichsein verbunden. Die Triade oder der Grundstock der Leiblichkeit – Enge, Weite, Richtung – lässt uns unmittelbar den räumlichen Charakter der Leiblichkeit[379] erleben. Dabei sollte man sich klar machen, dass die Art und Weise, wie wir gewöhnlich über den Raum reden – nicht wie wir ihn spüren und erleben –, „ein hochstufiges Endprodukt der Entfremdung des Raumes

---

[375] Schmitz 1998b: 143

[376] Vgl. Kap. 10

[377] Vgl. Kap. 9.2

[378] Schmitz 1998b: 17

[379] Vgl. zu einem tieferen und umfassenderen Verständnis des leiblichen Raumes Schmitz 1998d

vom Leib ist"[380], da sich die Naturwissenschaft mit ihrem Weltbild, das sich an der Messung und Orientierung am Modell fester Körper mit seinen Linien und Flächen orientiert, längst auch in durchschnittlichen Alltagsvorstellungen durchgesetzt hat. Dabei unterschlägt die Wissenschaft alles, was in dieser Modellbildung keinen Platz hat[381], wie z.B. die „Räumlichkeit des Wetters, des Schalls, der Stille, der Gebärde, der Ekstase, des Orgasmus, des versunkenen Blicks, des Blicks nach innen, der Gefühle als Atmosphären"[382].

Leibliche Struktur der antagonistischen Kooperation[383]

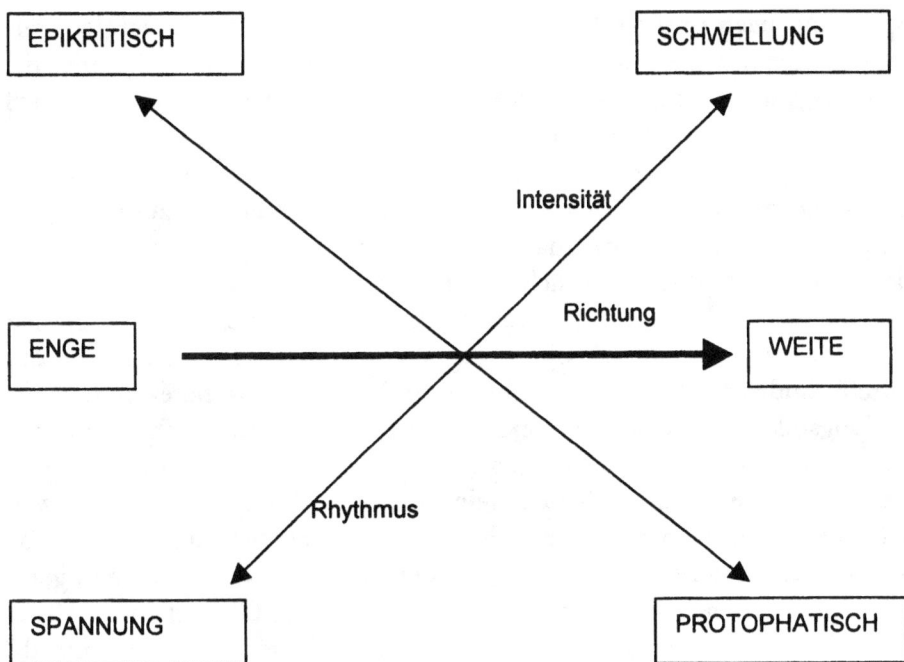

[380] Schmitz 1998g: 50
[381] Vgl. Schmitz 1998d: XIIIff.
[382] Schmitz 1998g: 50f.
[383] Uzarewicz©

8.2 Topographie der Leiblichkeit: Leibesinselbildung – Leibesinselschwund

Wie und *wo* spüren wir nun diese Leiblichkeit? Anders als der Körper, mit seinen eindeutig voneinander abgrenzbaren Körperteilen und –extremitäten, ist der Leib zusammengesetzt aus einem losen „Gewoge verschwommener Inseln", den von Schmitz sogenannten „Leibesinseln", „die sich ohne steten Zusammenhang meist flüchtig bilden, umbilden und auflösen"[384]. Wir können hier dementsprechend drei Arten von Vorgängen unterscheiden: die Umbildung, das Schwinden alter und die Bildung neuer Leibesinseln. Der Schlüssel zum Verständnis der Leibesinseln ist die Spannung in ihrer „Doppelrolle": einerseits als „Gegenspieler leiblicher Weitung", andererseits hält sie die Leibesinseln zusammen.[385] Lässt die Spannung nach und ist auch die epikritische Tendenz schwach, so verschwimmen die Leibesinseln zu einer „breiigen Masse"[386]. Nimmt die Spannung wieder zu, so konturieren sich die Leibesinseln und heben sich stärker hervor. Wird sie jedoch zu stark, ist ihre Selbständigkeit gefährdet.[387] Was mit den Leibesinseln gemeint ist, kann man sich unmittelbar vergegenwärtigen. Dazu schlägt Schmitz in Analogie zum Körperschema vor, also dem, was man von sich sehen kann, wenn man z.B. vor dem Spiegel steht und an sich herunterschaut oder wenn man an sich heruntertastet, „einmal den Versuch (zu machen), ebenso stetig an sich selbst `hinunterzuspüren`, ohne Augen und Hände oder auch nur das durch Eindrücke früheren Beschauens oder Betastens bereicherte Vorstellungsbild von sich zur Hilfe zu nehmen. Man wird gleich sehen, daß das nicht geht. Statt eines stetigen räumlichen Zusammenhangs begegnet dem Spürenden jetzt bloß noch eine unstete Abfolge von Inseln, z.B. folgende von oben nach unten: Schlund, Brustwarzengegend, Magengrube mit dem charakteristischen `Gefühl in der Magengegend`, anale und genitale Zone, vielleicht noch etwas in der Gegend der Oberschenkel, Kniegegend, Fußknöchel, Sohlen."[388] Der Begriff „Gegend" zielt darauf ab, dass diese eben nicht gegen andere deutlich abgegrenzt sind, wie man ja auch z.B. von der Gegend um München spricht. Gegenden gehen randlos ineinander über. Schmitz nennt verschiedene Beispiele, die das Kommen und Gehen der Leibesinseln veranschaulichen:

---

[384] Schmitz 1998b: 13
[385] Vgl. Schmitz 1998b: 152
[386] Schmitz 1998b: 152
[387] Vgl. Schmitz 1998b: 151ff.
[388] Schmitz 1998b: 25f.

- die „gliederlösende Macht des Schlafes"[389] verdeutlicht den Leibes-inselzerfall;

- die Pilzvergiftung steht für die „Ablösung der selbständigen Leibes-inseln aus der Einheit des Leibes". Ein Vergifteter berichtet, dass er sich gefühlt habe wie ein Ballon, der fliege, aber immer noch an die Erde gefesselt sei;

- der „spannungsarme Melancholiker" verweist auf die Labilität des Leibes;

- das autogene Training, bei dem die abgespaltenen Leibesinseln schwer werden wie Blei, gleichzeitig aber sich des Kopfes eine schwebende Leichtigkeit bemächtigt, steht für das Zerfallen und die Zergliederung des Leibes;

- im Meskalinrausch schließlich spürt man das Zusammenschrumpfen und die Verdichtung des Leibes auf einzelne Inseln[390].

Bezeichnend und interessant ist an diesen Beispielen auch die Auflösung jeglicher Grenzen nach außen; Grenzen gibt es nicht einmal mehr als liminale Strukturen des Übergangs.[391] So wird von Menschen, die derartige „verschwommene Situationen" erlebt haben, berichtet: „Von hier ab (zeigt auf die Mitte der Brust) verschiebt sich alles, wenn ich esse. (...) Wenn ich schreibe, so gehen die Tasten im Gehirn mit. Und das Gehirn fällt mir vorne heraus, ich muss es zurückschieben." Auch das Gefühl „als ob man auseinanderfiele" wird beschrieben. „Die Arme liegen da wie eine bleischwere, heiße, breiige Masse, die gar nicht mehr zum Körper gehört." Und: es war das „Gefühl des Einsseins mit der Luft, ich verlor das Gefühl der körperlichen Einheit."[392] Ein Schritt weiter und sowohl die Leibes-inseln verschwinden als auch die Einheit des Leibes löst sich auf – und zwar soweit, dass man z.B. noch seine Hand sehen, aber nicht mehr spüren kann. Entspannung führt zunächst zu starker Ausprägung von Lei-besinseln, bei ihrem Fortschreiten jedoch zur „Auflösung in eine ver-schwommene Masse"[393]. Die ausgewiesenen Mittellagen zwischen scharfer und freier Ausprägung der einzelnen Leibesinseln und dem Auslöschen der Leibesinseln darf man wohl als eher seltene und herausgehobene Mo-

---

389 Schmitz 1998b: 153
390 Vgl. Schmitz 1998b: 154f.
391 Vgl. Turner 1992; 1995
392 Schmitz 1998b: 154f.
393 Schmitz 1998b: 156

mente des Lebens betrachten („beglückende Gunst der Stunde"[394]). Die geographische Metaphorik scheint Harmonievorstellungen affin zu sein, wenn sich zum Beispiel das angenehme Gefühl einstellt, „eine große Landschaft zu sein" oder gar der Kontinent Europa: „(...) die Knochen und Rippen fühlte er als Alpen und Pyrenäen, die Ströme flossen in seinen Adern, er konnte den Lauf des Rheines verfolgen, besonders aber zog mächtig und groß die Donau durch die ganze Länge seines Leibes"[395]. Schmitz verweist darauf, dass „eine der Imaginationsübungen der indischen Yogi darin (besteht), sich selbst als einen Kontinent oder ein Gefüge von Kontinenten vorzustellen"[396].

Dadurch, dass die Leibesinseln weder klar konturiert noch stabil sind und „angesichts der Streuung des spürbaren Leibes in ein Gewoge verschwommener Inseln nimmt es beinahe wunder, dass wir unseren Leib unmittelbar als Einheit spüren, so dass niemand in Versuchung ist, in der Haut, die seinen Körper umschließt, so viele Leiber wie Leibesinseln zu vermuten"[397]. Um Körper und Leib sowie den körperlichen Leib mit seinen Leibesinseln zu bestimmen, benutzt Schmitz Kategorien der Räumlichkeit bzw. *Örtlichkeit*. In seiner Terminologie ist der Leib folgendermaßen charakterisiert: „Leiblich ist das, dessen Örtlichkeit absolut ist. Körperlich ist das, dessen Örtlichkeit relativ ist."[398] Wenn man sich z.B. aus Versehen die Hand verbrennt, ist die erste Reaktion: man zuckt zusammen (in die Enge, auf einen Punkt zu), eventuell stößt man einen Schrei aus (damit wird die Enge wieder abgemildert und Weite hergestellt). Diese Reaktion erfolgt, weil der Schmerz leiblich ist, am absoluten Ort gespürt wird. In einer zweiten Reaktion erst wird der Schmerz lokalisiert, er wird verkörpert, weil diese Lokalität in Relation zu anderen Arealen des Körpers bzw. des Raumes definiert und somit im perzeptiven Körperschema der Ortsräumlichkeit `fest` gestellt ist.[399]

Eigenleibliches Spüren geht weit über bloßes Beschauen und Betasten hinaus; es ist die „lebendige Gewissheit...", dass mir der „eigene Leib inniger und unmittelbarer zugehört"[400] als andere. Das Tasten ist immer auf

---

[394] Schmitz 1998b: 158. Hier besteht eine Analogie zum Zustand des „Flow"; vgl. Csikszentmihalyi 1999

[395] Schmitz 1998b: 158

[396] Schmitz 1998b: 159

[397] Schmitz 1998c: 14

[398] Schmitz 1998b: 6

[399] Vgl. Hauser-Schäublin u.a. 2001: 136

[400] Schmitz 1998b: 12

relative Orte, das Spüren auf absolute Orte (auch Leibesinseln) bezogen.[401] Am Beispiel der heißen Stirn eines Fieberkranken lässt sich das verdeutlichen: Die Hitze der Stirn spüre ich in der absoluten Örtlichkeit meines Leibes. Die tastende Hand auf der Stirn fühlt den relativen Ort; die Stirn kann sich hier kälter anfühlen als sie innerlich gespürt wird. Obwohl die getastete Stirn hier die eigene Stirn ist, fühlt sie sich an wie ein fremder Körper. Das Tasten macht keinen Unterschied zwischen der eigenen und der fremden Stirn. (Etwas anderes ist allerdings die tastende Hand, die sich bei jedem Tasten auch selbst mit spürt. Während es also durchaus Zweifel beim Ertasteten geben kann, gibt es keinen Irrtum bei der tastenden Hand selbst. Sinnlich Gespürtes hat daher immer Fremdanteile, eigenleiblich Gespürtes nicht.) Schmitz interpretiert ein derartiges Phänomen als „Überschuss absoluter Örtlichkeit"[402]. „Der Eindruck der Eigentemperatur ist daher, weil er absolut örtlichen Charakter hat, vom Eindruck der Temperatur berührter Fremdkörper, denen dieser Charakter fehlt, von vornherein verschieden, obwohl in beiden Fällen dieselben Temperaturen gegeben sein können und sogar die relativen Orte des tastenden Gliedes und des berührten Objektes in einer bis zur Ununterscheidbarkeit reichenden Vermischung präsentiert sein können."[403] Z.B. im Bett zu liegen, sowohl in den Bewegungen als auch im Gesichtsfeld eingeschränkt zu sein, bedingt, dass die Fähigkeit, sich selbst in Relation zum Raum zu setzen, schwindet. Man liegt und spürt die Matratze des Bettes, irgendwann verändert sich dieses Spüren – zumal wenn es eine Spezialmatratze zur Weichlagerung ist –, und die Grenzen zwischen dem Selbst und der Umgebung (also die lageräumlichen Beziehungen) können nicht mehr erkannt werden. Sich selbst spürt man in einer eher diffusen Art und Weise. So erklärt sich auch die ungebrochene Angst der Bettlägerigen, beim Lagern aus dem Bett zu fallen, wenn sie von den Pflegenden gedreht werden – trotz der als Tröstung gedachten Hinweise, dass man ja die Bettkante sehen könne und dass die Pflegenden davor stehen und den zu Lagernden festhalten, damit nichts geschehen werde. In einer solchen Situation traut man seinen Augen nicht mehr, die Angst vor dem Herausfallen bleibt. Um dieses diffuse, verlorene Gefühl der Weite wieder abzumildern, die Weite wieder in die Enge des Leibes zu integrieren, macht man sich (vor Angst) steif, klammert sich an (an der Pflegenden, am Bettgitter, am nächstbesten Gegenstand, der Widerstand bietet).

---

[401] Vgl. Schmitz 1998b: 13

[402] Schmitz 1998b: 14

[403] Schmitz 1998b: 15

Leibesinseln können sich bilden, ausdehnen, zusammenziehen, verschwin-den.[404] Der körperliche Leib begegnet uns in der Alltagsselbsterfahrung. Der Unterschied zum bloßen Körper liegt hier darin, dass der Körper die bloße Vorstellung ist, die man durch eine Körper-Distanz-Erfahrung bzw. Körper-Fremd-Erfahrung von sich selbst erst sekundär, z.B. durch Selbst-betrachtung oder –betastung, gewonnen hat.[405]

Örtlichkeit gehört mithin zu den leiblichen Regungen, zum Leib, aber nicht zu den `seelischen` Gefühlen, weil weder die Atmosphäre noch der Himmel oder die Stimmung örtlich sind. Relative Örtlichkeit drückt eine Relation zwischen zwei oder mehreren Orten aus, die man jeweils in Be-zug auf etwas anderes finden und identifizieren kann. Ein absoluter Ort ist ohne diese Relation bestimmbar, er ist „unabhängig von räumlicher Orientierung"[406]. Insofern ist es immer klar, wer da müde oder frisch ist oder sich behaglich fühlt. Die Müdigkeit muss nicht erst an einem Ort durch räumliche Orientierung identifiziert werden. Der Ort ist schon vor-her durch das Spüren bestimmt. Er ist der spürbare Leib im Ganzen.[407] Die Müdigkeit breitet „sich nie verschwommen in die Umgebung aus"[408] und sie kann nicht in Einzelteile zerlegt werden. Ich bin da, wo mein Leib ist, ohne dass mein Leib ein zweites Ding neben mir wäre, weil ich mein Leib bin.

Absolute Orte sind bei Schmitz als „fundierende Schicht" gedacht, denn es „gibt (diese) auch dann noch, wenn die Orientierung nach Lage und Abstandsbeziehungen restlos zusammengebrochen ist"[409]. Durch die Richtung wird die Räumlichkeit des Leibes strukturiert. Der Leib ist der Ort, von dem alles ausgeht. Er ist der Nullpunkt meines Koordinaten-systems. „Das wesentliche der leiblichen Richtung ist ihre Unumkehr-barkeit"[410], denn nur von diesem Zentrum aus kann die Welt verortet wer-den. Die Verortung ist unhintergehbar an das leibliche Zentrum gebun-den.

---

[404] Vgl. auch Schmitz´ Ausführungen zum Phänomen des Phantomgliedes 1998b: 26ff.
[405] Vgl. Böhme 1997: 137
[406] Schmitz 1998c: 11
[407] Vgl. Schmitz 1998c: 13
[408] Schmitz 1998c:12
[409] Thomas 1996: 54
[410] Lindemann 1996: 163

9. Atmosphären, Gefühle und affektives Betroffensein

Atmosphären sind etwas Unbestimmtes, Diffuses. Wir sind ihnen ausgesetzt und können uns ihnen, wenn wir sie spüren und wahrnehmen, nur schwer entziehen; man wird von ihnen ergriffen und mitgerissen, so dass sich der affektiv Betroffene im Nachhinein nicht selten fragt: „Was habe ich da getan?" „Was ist passiert?" Oft ist einem dabei zumute, als habe man `neben sich` gestanden. Nicht wir sind dann die Herren der Situation, sondern die Situation beherrscht uns. Atmosphären haben aber immer einen bestimmten Charakter (z.B. eine gespenstische Atmosphäre). Ganz allgemein beziehen sich Atmosphären auf *Räume* (die gemütliche Atmosphäre eines Sommergartens, die wohlige Atmosphäre eines Wohnzimmers), auf *Menschen* (die achtunggebietende Atmosphäre, die ein Mensch ausstrahlt, die erotische Atmosphäre) und auf die *Natur* (die Atmosphäre eines Frühlingsmorgens, einer Abenddämmerung am See). Was aber sind Atmosphären? Wohin gehören sie? Gibt es Objekte oder Umgebungen, von denen sie ausgehen oder gehören sie zu den Subjekten, die die Atmosphären erfahren? Wo befinden sich Atmosphären? Sind sie nebelhaft im Raum, in einem Gefühlston enthalten?[411]

---

[411] In neuerer Zeit hat sich mit diesen Fragen die Neue Ästhetik befasst. Ästhetik als philosophische Disziplin entstand ca. in der Mitte des 18. Jhdts. als Wissenschaft der sinnlichen Erkenntnis (aisthesis). Sie hat im Laufe der Zeit verschiedene Strömungen erlebt, und eine Auswirkung einer dominanten Strömung ist die, dass heute im allgemeinen Sprachgebrauch unter Ästhetik eine sehr eingeschränkte Bedeutung zu finden ist, nämlich das Gute, Wahre, Schöne. Bsp: Das ist aber ästhetisch = das ist aber schön; oder: Das ist aber unästhetisch als Synonym für hässlich oder ekelhaft. Da Ästhetik eine Wissenschaft sein soll, ordnete sie sich dem dominanten Wissenschaftsparadigma immer mehr unter und verlor die sinnliche Seite. Damit wurde Ästhetik zur Urteilsästhetik, d.h. man versuchte Kriterien aufzustellen, um Kunstwerke o.a. zu beurteilen: eine Frage des Geschmacks. Das heißt: Ästhetik wurde zur Sache des Intellekts und nicht des Spürens. Die Neue Ästhetik, als Teil der Neuen phänomenologischen Anthropologie, versucht an der ursprünglichen Intention der aisthesis anzuknüpfen. Sie ist entstanden in einer Zeit, in der es gravierende Probleme in der Umwelt gab und in der sich mit diesen Problemen eine andere Bewusstheit entwickelte. Durch die Umwelt- bzw. Naturzerstörung bekommen die Menschen leibhaftig zu spüren, dass sie nicht nur rationale Vernunftwesen sind, sondern eben leibliche Wesen und dass die Zerstörung der Natur eigentlich Selbstzerstörung ist. Daher wird in diesem Kontext auch von Naturästhetik gesprochen. Das zentrale Thema für die Ästhetik ist die Frage nach der Wahrnehmung. Nach der herkömmlichen Wahrneh-

Atmosphäre ist die gemeinsame Wirklichkeit des Wahrnehmenden und des Wahrgenommenen, ohne dass sich eine Aufteilung in Subjekt und Objekt realisiert. „Die Unterscheidung zwischen Innenwelt und Außenwelt wird sinnlos."[412] Atmosphäre ist ein prädichotomer Zustand, aus dem sich erst allmählich das Ich und das Andere heraus kristallisiert[413]; aber dann gibt es die Atmosphäre nicht mehr. Sie ist etwas Flüchtiges und Ephemeres. Atmosphären können erzeugt werden. Es gibt eine Reihe von Berufen, die damit befasst sind, Atmosphären zu stimulieren: Bühnenbildner, Dekorateure, Künstlerinnen, Kosmetikerinnen, Architektinnen etc., also ästhetische Arbeiter. Sie `schaffen` durch Arbeit am Gegenstand Atmosphären und zwar sowohl im Bereich des Alltäglichen, als auch im Bereich der Kunst. Ob ein ästhetisch Arbeitender erfolgreich ist, hängt im wesentlichen von seinem tacit knowledge ab – ein implizites Wissen um die Frage, wie man Atmosphären macht – und von der Aufnahmefähigkeit und Aufmerksamkeit des Publikums. Häufig werden solche Atmosphären geradezu gesucht, z.B. in Filmen, in der Musik oder Literatur. Erfolgreiche Kunst, d.h. Kunst, die bei einem großen Publikum Erfolg haben will, ist eine, die ergreifende Atmosphären produziert, wie das sogenannte `Kino der großen Gefühle`, bei denen man `so schön weinen kann`.

Für Schmitz sind Atmosphären[414] „ortlos (d.h. nicht lokalisierbar; d.V.) ergossene Gefühlsmächte, die einen Leib (...) in der Weise (...) des affek-

---

mungstheorie ist Wahrnehmung die (kognitive) Aufnahme von Informationen; die Neue Ästheik hingegen versteht Wahrnehmung als leibliche Kommunikation mit Dingen und Halbdingen.

[412] Schmitz 1998e: 86

[413] Vgl. Mahayni 2002: 10

[414] Ein Vorläufer von Schmitz´ Atmosphärenbegriff war der der *Aura* von Walter Benjamin: „Was ist eigentlich Aura? Ein sonderbares Gespinst aus Raum und Zeit: einmalige Erscheinung einer Ferne, so nah sie sein mag." Aura beinhaltet eine Naturstimmung als Hintergrund, eine Gestimmtheit beim Betrachter, Aura erscheint an Naturdingen, geht von diesen aus, Aura ist etwas räumlich Ergossenes (ein Hauch, Dunst, Atmosphäre). „Die Aura spüren heißt, sie in die eigene leibliche Befindlichkeit aufnehmen." (Böhme 1995: 27) Es gibt durchaus Gemeinsamkeiten und Anknüpfungspunkte zwischen den Schmitzschen Begriffen des (eigenleiblichen) Spürens, das etymologisch von Spur abgeleitet ist, und der Atmosphäre, sowie dem Benjaminschen Begriff der Aura. Dort ergreift uns die Atmosphäre, hier „bemächtigt sich (die Aura) unser" (Benjamin 1991: 560; vgl. auch Stoessel 1983: 48). Die vollständige Notiz im „Passagenwerk" lautet: „Spur und Aura. Die Spur ist Erscheinung einer Nähe, so fern das sein mag, was sie hinterließ. Die Aura ist Erscheinung einer Ferne,

tiven Betroffenseins heimsuchen"[415]. Atmosphären sind immer räumlich randlos ergossen. Sie sind Gefühlsmächte, sie ergreifen die Menschen aktiv und umhüllen sie[416]; sie sind räumliche Träger von Stimmungen und das, was in leiblicher Anwesenheit bei Menschen und Dingen bzw. in Räumen erfahren wird.[417] „Die auffälligste Provokation der hergebrachten Denkweise durch die Neue Phänomenologie betrifft die Auffassung des Gefühls."[418] Das Buch, das Schmitz der Gefühlstheorie gewidmet hat, nennt er selbst „das Kernstück meines Systems der Philosophie"[419]. *Gefühle* werden, entgegen weit verbreiteter Vorurteile, als von außen kommend erfahren und sind keine Projektionen innerer, mentaler Zustände. Säuglinge z.B. spüren auch Gefühle, obgleich sie noch nicht in der Lage sind, irgend etwas zu projizieren.[420] Vielmehr werden sie von der Atmo-

---

so nah das sein mag, was sie hervorruft. In der Spur werden wir der Sache habhaft; in der Aura bemächtigt sie sich unser." (Benjamin 1991: 560)

[415] Schmitz 1998e: 343; vgl. auch Mahayni 2002: 10

[416] Im Arabischen ist das wesentlich geläufiger. Hier spricht man ganz unbefangen z.B. vom Ergriffensein durch Musik oder auch durch Worte. „Al-Tarab" bezeichnet „die Ergriffenheit und de(n) ästhetischen Genuß der Zuhörer, wenn Musiker und Sänger ganz im Bann ihrer Melodien stehen." (Lagrange 2000: 160) Dem Ergriffensein durch Klang und Worte des Qur`an (Koran), der in (heiliger) arabischer Sprache „veröffentlicht" (Kermani 2000: 174), aber ursprünglich nur mündlich-rezitierend vorgetragen und tradiert wurde, hat Navid Kermani ein Buch gewidmet. Kermani erklärt den Erfolg des Islam vor allem durch die unglaubliche Wirkung des arabisch gesungenen Korans, dessen Inhalt von vielen (einst und jetzt) gar nicht verstanden wird und weit über die arabisch-sprachige Welt hinausreicht. Offensichtlich fühlen sich nicht wenige von solch ergreifenden Klängen betroffen. In diesem Sinne muss man auch die Schmitzsche Defintion und sein Verständnis von Religion verstehen: „Religion (ist) keine Provinz, (...). Die Welt ist unberechenbar von ergreifenden Atmosphären durchzogen; diese sind nicht ohne weiteres göttlich, aber dann, wenn ihre Autorität für jemand den Gipfel unbedingten Ernstes erreicht." (Schmitz 1995: XIII) Dementsprechend ist für Schmitz „Religion (...): Verhalten aus Betroffenheit von Göttlichem." (Schmitz 1995: 11)

[417] Zur weiteren Verdeutlichung sei noch angemerkt, dass jedes Gefühl eine Atmosphäre, aber nicht jede Atmosphäre ein Gefühl ist. Die Atmosphäre des Wetters ist kein Gefühl (im phänomenologischen Sinne).

[418] Schmitz 2003: 43

[419] Schmitz 1998e: XIV

[420] Gleiches dürfte für Komatöse oder Menschen in dementen Zuständen gelten, vielleicht sogar für Tiere. Obwohl sie keine Subjekte (Bewussthaber) sind, wird ihnen niemand Subjektivität absprechen wollen, so dass sie als Beispiele von `Subjektivität ohne Subjekt` gelten können.

sphäre, die ein lächelndes Gesicht ausstrahlt, ergriffen. Ein wesentliches Merkmal von Stimmungen, Atmosphären und Gefühlen ist, dass sie ausstrahlen. Deshalb können sie auf andere übergreifen. Nicht immer kommen sie von `irgendwo her`. Sie können ihren Verankerungspunkt aber auch in Personen haben, die eine bestimmte Stimmung oder Atmosphäre – zeitweise oder dauerhaft – ausstrahlen. Eine solche Person kann Mutlosigkeit oder Angst, gute und schlechte Laune verbreiten, Autorität und Stärke spürbar werden lassen. Man spricht dann davon, dass jemand eine `irre`, `phantastische`, `warme` oder `kalte`, sympathische oder abweisende, erotische, langweilige oder beklemmende Ausstrahlung habe. Stimmungen und Atmosphären, die andere auf erregende Art ergreifen und mitreißen, die nicht alltäglich sind, gelten als „Qualität(en) einer Persönlichkeit"[421], die Charisma hat, eine Aura der Erhabenheit, Unnahbarkeit und Übermenschlichkeit. Der den Raum erfüllenden Verlegenheit kann man sich ebenso wenig unbefangen entziehen, sofern man „überhaupt Notiz davon nimmt"[422], wie der Sonntagsstimmung oder der Ruhe vor dem Sturm. Das interessanteste Beispiel dürfte die Atmosphäre einer Landschaft sein, die u.U. mit der eigenen Stimmung kollidieren kann. Schmitz zeigt hier, am Beispiel „trübe(n) Novemberwetter(s)"[423], welches einen Bekümmerten entgegen aller Erwartung durchaus beruhigen kann, dass es sich um „eine Konkurrenz zweier Atmosphären" handelt.

Auch gibt es passive Redewendungen, die darauf hinweisen, dass *Gefühle* etwas dem Menschen Äußeres sind: er-griffen sein, be-troffen sein, hingerissen sein, über-wältigt sein. Die meisten Menschen benutzen diese Passivformen, ohne dass ihnen ihre Bedeutung klar ist, denn gleichzeitig meinen sie, Subjekte dieser Gefühle zu sein. Man kann in eine Atmosphäre eintreten mit einer dieser Atmosphäre konträren Gestimmtheit; die Atmosphäre ergreift mich u.U. und stimmt mich um; sie ist ansteckend, ich werde von ihr angesteckt, bin umgestimmt worden – und zwar nicht durch gute Argumente, die mich davon überzeugt haben, dass es sich lohnen würde, z.B. bei einer Party mitzumachen, sondern die spezifische Ausstrahlung der anderen und die Atmosphäre, die sie `verbreiten` und die dadurch auf eigenartige Weise entstanden ist, haben meine Stimmung verändert. Umstimmungen finden, entgegen unserer Überzeugung, nur selten auf einer rationalen Ebene statt; wir werden wesentlich stärker durch Gefühle und unser affektives Betroffensein von ihnen als von Ar-

---

421 Weber 1980: 140
422 Schmitz 1998e: 102
423 Schmitz 1998e: 105f.

gumenten gesteuert. Ein Beispiel aus dem Pflegealltag verdeutlicht, dass dieses Thema im therapeutischen Kontext hohe Evidenz besitzt.[424] Ein Patient in einem lebensbedrohlichen Zustand auf einer Intensivstation soll intubiert werden. Die Ärzte klären den Patienten auf; der lehnt jedoch ab und verlangt, auf eigene Verantwortung sofort nach Hause entlassen zu werden. Das gesamte therapeutische Team weiß, dass das vollkommen unmöglich ist, dass der Patient spätestens in der Eingangshalle des Krankenhauses zusammenbrechen würde. Der Patient bleibt rationalen Argumenten gegenüber resistent und beharrt auf seinem Wunsch. Da man nicht weiter weiß, wird eine andere Pflegende gerufen, vielleicht `kann sie ja besser mit dem Patienten`. Die Pflegende nimmt zuerst ihre Rolle als Pflegende ein und erklärt dem Patienten nochmals die medizinischen Notwendigkeiten. Der Patient lehnt weiterhin höflich und dankend ab. In einem weiteren Anlauf verändert die Pflegende nun ihre klassische Rolle als Krankenschwester. Sie schickt alles medizinische Personal aus dem Zimmer, setzt sich zu dem Patienten aufs Bett und beginnt mit ihm ein Gespräch über `Gott und die Welt`, Wetter, Familie, Beruf etc., ohne jedoch nochmals auf das medizinisch notwendige Vorhaben zu insistieren. Nach einer kleinen Weile willigt der Patient von sich aus in die medizinischen Maßnahmen ein und ist bereit, sich intubieren zu lassen, eine für ihn lebensrettende Entscheidung. Was hat die Pflegende getan? Indem sie die klassische Krankenschwesternrolle verlassen hat – und dazu gehört in einer solchen Situation sehr viel Mut –, ist sie frei für die Rolle der ästhetischen Arbeiterin. Sie schafft eine Atmosphäre – des Vertrauens in diesem Fall –, die den Patienten umstimmt und ihm erlaubt, seine vormalige Entscheidung zu revidieren. Ähnlich funktioniert das auch mit Befehlen, die befolgt werden, nicht weil ihr Sinn einleuchtet, sondern weil uns die Aura der Autorität nötigt. Sinn und Inhalt sind dabei ziemlich gleichgültig.

Ein anderes Beispiel dafür, „dass Gefühle objektiv vorhandene, überpersönliche Atmosphären sind, in die der betroffene Mensch hineingerät wie in das Wetter"[425], ist die professionelle Animation von euphorisierenden bzw. euphorischen Atmosphären im Kontext moderner, massentouristischer Reisegesellschaften. Die Lustigkeit, auch wenn es eine inszenierte ist, wirkt gewöhnlich ansteckend für diejenigen, die von Anfang an darin involviert sind, anders hingegen vielleicht für den zufällig Hinzukommenden, dem bei soviel ausgelassener Fröhlichkeit „traurig und

---

[424] Dieses Beispiel fußt auf einer Erzählung einer Studentin der Autorin.
[425] Schmitz 1998e: 134

verlassen zumute wird"[426]. In Abgrenzung zur älteren Psychologie beurteilt Schmitz diese Reaktion nicht als Scham oder dazu passendes – vielleicht melancholisches – Trauerspiel, das kann sie in vielerlei Hinsicht auch sein, aber eben nicht immer, sondern als Desinteresse: „Diese Menschen werden ihm nebensächlich."[427] Er wird von der Lustigkeit nicht ergriffen und mitgerissen, vielmehr provoziert sie ihn durch ihre Zudringlichkeit eher zu einer entgegengesetzten Reaktion. Statt hineingerissen zu werden, sträubt sich alles in ihm. Dabei ergreift ihn durchaus auch ein Gefühl, aber ein ganz anderes, ein Kontrastgefühl, das von der überpersönlichen Atmosphäre der Fröhlichkeit lediglich entzündet wurde.

Den Unterschied zwischen persönlichen und überpersönlichen bzw. zwischen subjekt- und objektgebundenen Gefühlen erläutert Schmitz an einigen Beispielen, wie der Landschaft[428], der Stimmung[429], der Ruhe vor dem Sturm an der Front[430] oder der Verlegenheit[431]. In die überpersönlichen Gefühle, die randlos ergossenen Atmosphären, ist der eigene spürbare Leib „eingebettet"[432] wie in das Klima. Hier wird besonders klar, dass Gefühle keine „innenweltlichen Seelenzustände" sind, sondern „objektive, atmosphärische Bestandteile der Umgebung"[433]. Die Gefühle sind nach Schmitz nichts Innerliches, in die Einzelnen introjizierte, sondern etwas ihnen Begegnendes und Widerfahrendes.[434] „Gefühle sind Atmosphären, die freilich nicht wie das Wetter physikalisch interpretierbar sind, diesem aber in anderer Hinsicht ähneln. (...) Affektives Betroffensein von Gefühlen ist immer leiblich."[435]

Von dem *affektiven Betroffensein* unterscheidet Schmitz nun die Gefühle, von denen er provozierend sagt, sie seien so objektiv wie Landstraßen.[436] Denn zum Betroffensein gehört immer das wovon betroffen. Affektives Betroffensein ist also immer intentional; es bezieht sich auf etwas. Zu den

---

[426] Schmitz 1998e: 134

[427] Schmitz 1998e: 135

[428] Vgl. Schmitz 1998e: 98, 103ff.

[429] Vgl. Schmitz 1998e: 9

[430] Vgl. Schmitz 1998e: 100

[431] Vgl. Schmitz 1998e: 102

[432] Schmitz 1998e: 101

[433] Schmitz 1998e: 137f.

[434] Zur Veranschaulichung greift Schmitz immer wieder auf die Beispiele von Klima und Wetter zurück.

[435] Schmitz 1992: 21f.; vgl. auch Schmitz 1998e: 89

[436] Vgl. Schmitz 1998e: 96

subjektiven Affekten des Betroffenseins gehört nun ihre Örtlichkeit; sie haben ihren Ort in meinem bzw. an meinem Leibe, „während sich die Gefühle atmosphärisch in unbestimmte Weite ergießen"[437]. Gefühle sind demnach nicht örtlich, weder relativ, noch absolut, weil sie irgendwo, in der Gegend um uns herum sind. Sie füllen einen Raum aus, der jedoch keine Wände, Grenzen oder Umzäunungen hat, eher wie das Vakuum den Weltraum. Man kann nicht sagen, wo sie beginnen und wo sie aufhören. Man ist ihnen mit einem Schlag unmittelbar ausgesetzt und von ihnen betroffen, so wie der Atmosphäre des Morgens oder des Herbstes. Schmitz widerlegt damit die Projektionstheorien, nach denen „alles Gefühl primär subjektgebunden ist"[438], weil, wie er meint, gar keine Objekte vorhanden sind, auf die projiziert werden könnte. Objekte und Subjekte werden von den Atmosphären in sie hineingezogen.

Gefühle sind objektiv; affektives Betroffensein ist subjektiv. Was heißt das? Schmitz umschreibt Subjektivität mit den Wendungen: „dass etwas mich angeht oder mir nahegeht, dass ich darin befangen bin, dass es mir zu Herzen geht ..."[439] usw. Es geht darum, dass jeweils ich es bin, der betroffen ist. Es besteht kein Zweifel, wer gemeint ist, wenn „strikt ichbezogene Aussagen"[440] von mir verwendet werden. Ich kann von niemandem repräsentiert werden, wenn es um affektives Betroffensein geht. Setze ich jedoch für `ich`, `mir` oder `mich` irgendwelche Namen ein, so bleibt offen, wer eigentlich gemeint ist.[441] Dann handelt es sich lediglich um objektive Tatsachen, die von jedermann und jederfrau wahrgenommen und (mental) nachvollzogen werden können. Für mich kann also jemand sprechen, aber nicht spüren oder betroffen sein. Ebenso wenig kann ich stellvertretend für jemand anderen betroffen sein. In dem Augenblick, in dem ich betroffen bin, wird das „Ereignis um die hier gemeinte Nuance der Subjektivität bereichert"[442]. Niemand steht so „neben sich", betrachtet sich in registrierender Neutralität, als ob ihn z.B. sein eigener Beinbruch, seine eigenen Schmerzen, seine Trauer oder Freude nichts oder nicht mehr anginge als der Beinbruch oder die Freude eines anderen. Kein Mensch kann so über sein affektives Betroffensein (zumindest auf Dauer) hinweg leben, dass er alles, was ihn betrifft, objektivierend ledig-

---

[437] Schmitz 1998e: 98
[438] Schmitz 1998e: 103
[439] Schmitz 1998e: 91
[440] Schmitz 1998e: 35ff.
[441] Vgl. Schmitz 1998e: 50
[442] Schmitz 1998e: 92

lich zur Kenntnis nimmt und sich selbst nur als gleichgültigen Fall unter Fällen versteht.

Diese subjektive Tatsache des affektiven Betroffenseins kann auch von professionellen Dienstleistern (Priestern, Pflegern, Ärzten, Sozialarbeitern, Therapeuten, Anwälten usw.) nicht einfach übernommen werden. Sie können die Sache ihres Kunden oder Klienten niemals vollständig zu ihrer eigenen machen. Keiner hat die Schmerzen, die Trauer, die Angst, die Wut eines anderen. Man kann nur betroffen sein von dem Sachverhalt, dass jemand Schmerzen hat, wütend oder traurig ist oder Angst hat. Professionelle Kompetenz zeichnet sich vielmehr dadurch aus, dass sie so feinfühlig ist, dass sie von einem solchen Sachverhalt zwar betroffen ist, aber nicht so stark, dass sie sich in die Situation (z.B. des Leidens) hineinziehen lässt, dass sie von ihr ergriffen wird. Profis bewegen sich immer am Rande affektiven Betroffenseins ohne sich ergreifen zu lassen. Das erfordert eine ausgesprochen große Könnerschaft, die z.B. in feinfühligem Takt, in Rücksichtnahme und Empathie, aber nicht im Mitleiden besteht.

Wenn ich also nicht für jemand anderen an seiner statt affektiv betroffen sein kann, wie ist es dann möglich, mit ihm zu fühlen? Woher kommt das *Mitgefühl*? Worin besteht das Motiv, das Leiden anderer zu mildern? Als besonders anschaulich stellt Schmitz selbst das Mitleid am Beispiel von Kondolenzbezeugungen heraus: „Das Mitleid hat den Sympathisierenden in solchen Fällen wohl gestreift, aber nicht von ihm Besitz ergriffen, (...).“[443] Er ist nicht derjenige, der von dem ursprünglichen Leiden unmittelbar betroffen ist. Die unmittelbar Betroffenen würden sich gar nicht gegenseitig kondolieren, z.B. die Kinder im Fall der verstorbenen Mutter o.ä. Die nicht unmittelbar Betroffenen sind dann eventuell betroffen vom Leiden der Betroffenen, aber nicht unbedingt vom Anlass ihres Betroffenseins. Das Mitgefühl und das Mitleid sind „sekundäre Anteilnahme(n)“[444]. Sie sind „Gefühle über Gefühle“, aber kein wirkliches `Mit`, im Sinne von Mitmachen. Die Gefühle anderer kann man nicht mitmachen. Sie sind lediglich nachvollziehbar, weil man weiß, wie es ist, wenn man in einer solchen Situation befangen und von ihnen betroffen ist. „In Wirklichkeit sind Mitleid und Mitfreude, wie mir scheint, gleichsam Ausläufer der Wellen fremden Leids oder fremder Freude, die den Sympathisierenden erreichen, aber so, dass dieser weder vom fremden Gefühl `angesteckt` wird noch ein bloßes Nachfühlen oder Nachfühlenkönnen ent-

---

[443] Schmitz 1998e: 141
[444] Schmitz 1998e: 154

wickelt, wobei seine affektive Stellungnahme frei bliebe und ironisch ausfallen könnte. Vielmehr ist der Mitfühlende vom fremden Gefühl, das ihn betroffen macht, irgendwie gerührt und dadurch an ein diesem angepasstes Gefühl gebunden."[445] Der Unterschied zwischen primären und sekundären Gefühlen besteht darin, dass wir bei jenen genau wissen, wie wir uns verhalten können, bei diesen jedoch nicht. Wenn sich der Mitfühlende oder Mitleidende auf gleiche Weise ausdrücken würde wie der Leidende, wirkte das lächerlich, zumindest unangemessen. Wer mit dem Kummervollen stöhnen oder sich ebenso schlaff zusammensacken ließe, oder wer ebenso wie der Verzweifelte erstarren oder sich an den Haaren reißen würde, der wäre unredlich. Ihn Beobachtende würden sein Verhalten mit Befremden zur Kenntnis nehmen, der Leidende selbst fühlte sich in seinem Leid eventuell veralbert. Daher rührt die häufige Hilflosigkeit gegenüber Leidenden: „Der Mitfühlende möchte gern etwas tun, um seiner Anteilnahme Ausdruck zu verleihen, weiß aber nicht genau, was?"[446] Wer sich taktvoll und angemessen verhalten will, um dem Leidenden zu zeigen, dass er in seinem Leid nicht alleine ist, sondern ihm Anteilnahme widerfährt und Hilfe angeboten wird, kann die Gebärden nicht einfach kopieren. „Man kann nicht taktvoll verzweifelt sein, wohl aber taktvoll an fremder Verzweiflung Anteil nehmen."[447] Takt ist daher auch nicht erst ein Problem professioneller sozialer Kompetenz, sondern schon eines des zwischenmenschlichen Einanders.

Ein weiteres Beispiel ist „das kindliche Ergriffensein von Freude"[448], der sich ein Erwachsener nur selten überlässt. Man sagt dann, er freut sich wie ein Kind und gibt damit gleichzeitig zu verstehen, dass es einem Erwachsenen nicht ganz angemessen ist, zumindest aber eine Ausnahmesituation darstellt. Mitfreude, die bei einem Erwachsenen aufkommt angesichts „einer bevorstehenden oder gerade stattfindenden Weihnachtsbescherung"[449], ist ein dem Kind entgegengebrachtes Sympathiegefühl. Die Freude des Kindes wird damit nicht wirklich geteilt; sie ist eine von der des Kindes durchaus unterschiedene Freude, eine Freude über die Freude des Kindes. Sie bezieht sich auf die von dem Erwachsenen „wahrgenommene, aber nicht selbst gefühlte „strahlende" Freude des Kindes". Die Freude des Kindes tönt das atmosphärische Geschehen, „die sich über die

---

[445] Schmitz 1998e: 154
[446] Schmitz 1998e: 155
[447] Schmitz 1998e: 155
[448] Schmitz 1998e: 135
[449] Schmitz 1998e: 135

ganze Umgebung verbreitet und von dem Kind zwar ausstrahlt"[450], ist aber nicht auf das Kind beschränkt.

Andere Beispiele sind die Dankbarkeit oder die Verachtung.[451] Wer von jemandem dankbar oder verachtend angesehen wird, empfängt diesen Blick, ohne selbst dankbar oder verachtungsvoll gestimmt zu werden. Man erlebt ein solches Gefühl, ohne affektiv betroffen zu sein. Gefühle müssen nicht `echt`, nicht authentisch sein; d.h. der sie Ausdrückende, ihr Quell, oder, um beim Beispiel der Verachtung zu bleiben, der den verachtenden Blick Schickende, muss nicht wirklich verachtungsvoll gestimmt sein, wie auch derjenige, der ihn empfängt, nicht von ihm betroffen sein muss, weil er vielleicht gar nicht derjenige ist, der gemeint war: Es geht ihn subjektiv nicht wirklich etwas an, es berührt ihn nicht, weil ein anderer der Betroffene ist. Auch bei ihm kann sich dann eine Betroffenheit einstellen, die aber nicht direkt betroffen ist von der Verachtung, sondern nur durch sie induziert bzw. provoziert wurde: Seine affektive Betroffenheit äußert sich vielleicht mit Mitleid gegenüber dem Betroffenen oder mit Abscheu gegenüber dem Verachtenden. Der Neid oder die Liebe[452], die man einem Gesicht glaubt ablesen zu können, sind nur allzu oft Anlass von Täuschungen oder Enttäuschungen.

In all diesen Fällen kann es passieren, „dass Gefühle zwar wirklich vorhanden und Beobachtern gegeben, aber von niemand als die eigenen gefühlt und insofern ungefühlte Gefühle sind"[453]. Dementsprechend sind Gefühle zu unterscheiden in solche, die „selbstgegeben" sind und in solche, die ein „Mitmachen" des Gefühls, im eigentlichen Sinne: ein „Mitgefühl" erfordern.

Worin besteht nun der Unterschied zwischen sog. `seelischen` *Gefühlen* und leiblichen Regungen? Ein Gefühl hat keinen von einer Umgebung abhebbaren Ort. Und es ist, wie wir gesehen haben, kein bloß „privates Gefühl in der Seele"[454], sondern `objektiv` außerhalb unserer selbst. Es ist eine starke Behauptung, die da feststellt, solche Gefühle wie Schwermut und Heiterkeit existierten außerhalb und das heißt wohl auch (relativ?) unabhängig von uns bzw. irgendwelchen Subjekten. Die rein subjektive Seite

---

[450] Schmitz 1998e: 135
[451] Vgl. Schmitz 1998e: 136
[452] Vgl. Schmitz 1998e: 140
[453] Schmitz 1998e: 137
[454] Schmitz 1998c: 10

nennt Schmitz *leibliche Regungen*[455], wie die niederdrückende Schwermut, Müdigkeit und Frische, weil sie nur das Subjekt (affektiv) betreffen, mithin verortbar sind, weil damit „räumlich ausgedehnt und lokal umschrieben"[456], und nicht auch die Umgebung, die Dinge. Leibliche Regungen und Gefühle sind miteinander verwandt, wirken oft zusammen, treten aber auch auseinander.[457] Weil leibliche Regungen nur das Subjekt betreffen und „stets örtlich umschrieben" sind, sowie „aus einer Weite abgehoben und nicht uferlos in diese ergossen sind"[458], sind leibliche Regungen auch nicht wie Gefühle Atmosphären.

Affektives Betroffensein kann durch Gefühle oder leibliche Regungen provoziert sein. Eine solche Regung ist z.B. der Schmerz.[459] Schmitz betont, hier mit Bezug auf den Philosophen Max Scheler, dass es „einen breiten Spielraum möglicher Weisen der Aneignung"[460] des Schmerzes gebe: „Leiden, Ertragen, Dulden, Genießen"[461]. Sie lassen sich auf die beiden Grundtypen des Erleidens und des Verhaltens reduzieren.

In ihren Aneignungsweisen unterscheiden sich die Gefühle jedoch deutlich von den leiblichen Regungen.[462] Leibliche Regungen sind zwar nicht vollständig, aber sehr stark „innerhalb des Spielraumes" indifferent gegenüber ihrer Aneignung. Leibliche Regungen sind insofern immer `echt`, im Gegensatz zu Gefühlen, weil der Betroffene sich ihnen gegenüber nicht distanzieren kann. Per definitionem ist der Betroffene betroffen, während er von Gefühlen nicht zwingend betroffen sein muss. Die Einstellung oder Haltung zum Schmerz kann diesen „vielleicht qualitativ etwas modifizieren"[463], aber nicht beseitigen oder ignorieren: „Die Distanz des aufmerksamen Zuschauers von ihnen kann das affektive Betroffenwerden durch sie nicht aufhalten"[464], weil der Zuschauer selbst im Falle leiblicher Regungen immer der Betroffene ist. Niemand anderer kann einem bei den leiblichen Regungen selbst, höchstens bei ihrem wahrnehmbaren Anteil

---

455 Vgl. Kap. 10
456 Schmitz 1998c: 10
457 Vgl. Schmitz 1998c: 10
458 Schmitz 1998e: 150
459 Vgl. Schmitz 1998e: 138
460 Schmitz 1998e: 138
461 Schmitz 1998e: 139
462 Vgl. Schmitz 1998e: 139
463 Schmitz 1998e: 139
464 Schmitz 1998e: 140

ihrer Gestalt[465], die aber täuschen kann, zuschauen. Leibliche Regungen täuschen uns nie![466] Diese Differenz wird an folgender Seminarübung deutlich, die einige Studentinnen in einem Seminar über Schmerz initiiert haben. Um der Eingangsfrage nachzugehen, was Schmerz sei, wurden vier Freiwillige gesucht, die sich Wäscheklammern an die Finger stecken und dies so lang wie möglich aushalten sollten. Die Seminarleiterin stellte sich neben anderen als `Versuchskaninchen` zur Verfügung. Während nun vier Personen mit Wäscheklammern an den Fingern im Seminarraum saßen, referierten die Studentinnen weiter zum Einstieg in das Thema. Nach einiger Zeit zog sich eine der Probandinnen die Klammern von den Fingerkuppen, rieb sie sich und sagte „Au! jetzt kann ich nicht mehr!". Das war der Auslöser zur Entfernung der Klammern bei allen anderen Probandinnen. Nun sollten diese ihre Schmerzerfahrung beschreiben, und die restlichen Seminarteilnehmer sollten dann mögliche Interventionsstrategien diskutieren. Die Beschreibungen fielen unterschiedlich, insgesamt aber sehr kurz aus, so dass sich die Seminarleiterin (aus pädagogisch-didaktischen Gründen) animiert sah, eine detailliertere Beschreibung der Schmerzempfindungen zu geben, um möglichst genaue Interventionsstrategien anzuregen. Diese gestalteten sich jedoch so, dass alle anderen Probandinnen von den Seminarteilnehmern sofort `behandelt` werden würden, wobei diejenige zuerst an die Reihe kam, die am wenigsten über ihren Schmerz berichtete, sondern die Klammern einfach entfernt hatte. Diejenige, die am längsten über den Schmerz berichtete, wurde nicht beachtet und auf Nachfragen kam das einfache aber schlagende Argument: „Wer noch soviel darüber reden kann, bei dem kann es noch nicht so schlimm sein!" – Soviel zum Unterschied zwischen leiblicher Regung und dem verbalen `Ausdruck` einer leiblichen Regung! Nicht selten werden die Schmerzen anderer nicht geglaubt oder als Übertreibung abgetan. Tatsächlich machen starke (vorwiegend wohl chronische) Schmerzen stumm. Es gibt jedoch durchaus Schmerzensschreie, denen man sofort anmerkt, dass sie nicht `gespielt`, sondern echt sind, weil solche außergewöhnlichen Schreie („Er hat geschrien wie ein Tier.") nicht wirklich nur gespielt, d.h. bloß ausgedrückt werden können.

Das affektive Betroffensein von Gefühlen beginnt häufig mit einer Überwältigung, zumindest aber wird der Betroffene genötigt und eingenom-

---

[465] Der Schmerzensschrei ist nicht Ausdruck, sondern Teil des Schmerzes selbst. Er kann lügen, insofern jemand einen Schmerzensschrei ausstößt, ohne Schmerzen zu haben. Vgl. Schmitz 1998a: 67
[466] Vgl. Schmitz 1998e: 140

men. Wenn es echt ist, muss der Betroffene zumindest kurzfristig ergriffen und dem Ansturm des Gefühls ausgesetzt und preisgegeben sein.
Dann kann er sich `fangen` bzw. wieder `im Griff` haben. Das Ausge-
setztsein und die Preisgabe fordern eine Auseinandersetzung mit dem
echten Gefühl heraus, die in endgültiger Aufgabe gegenüber dem Gefühl
bestehen kann oder in Widerstand und eventuell Überwindung oder
Dispensierung aus dem, wie Schmitz formuliert, „Bannkreis des Gefühls"[467]. Es ist letztlich eine Frage der Persönlichkeit, wie die Auseinandersetzung mit dem Gefühl stattfindet. Es kommt nach der ersten Ergriffenheit darauf an, wie sich die Auseinandersetzung entwickelt und wie
stark jemand bereit ist, sich dem Gefühl zu überlassen. Diese „zarte und
intime Partnerschaft zwischen Mensch und Gefühl", wie Schmitz sagt, die
sich im affektiven Betroffensein zeigt, findet sich bei den leiblichen Regungen so nicht, weil wir selbst leiblich verfasst sind und weil wir „mit
den leiblichen Regungen innig verwachsen sind", so dass wir zwischen
ihnen und uns gar nicht differenzieren können, während die Gefühle „von
woanders"[468] herkommen.

Es ist keine sentimentale Romantik, wenn man darauf beharrt, dass das
leibliche Ergriffensein von Gefühlen zur conditio humana unabdingbar
dazugehört und keineswegs eine überflüssige „Residualkategorie" wie die
Seele ist. Die Menschen sind vor allem leibliche Lebewesen. Zum
Menschsein gehört ihre Rationalität zwar genauso dazu, aber evolutionsgeschichtlich erst seit `kurzem`. Das vernünftige Sprechen über das leibliche Spüren müssen sie erst noch lernen. Der Rationalismus hat systematisch und pauschal das leibliche Ergriffensein verworfen und als der
Vernunft und der menschlichen Freiheit abträglich diskreditiert. Wir können die verlorenen Atmosphären so wenig zurückrufen wie die ver-
schwundene Aura des Kunstwerks (Benjamin). Die Entzauberungsarbeit
der rationalistischen Moderne war gründlich, so gründlich, dass sie begonnen hat, den Mythos der Rationalität selbst zu entzaubern. Auch die Vernunft bzw. der Vernunftglauben hat viel von seiner Ausstrahlung und Autorität verloren. Dabei ist es nicht die schlechteste Tat der Vernunft, dass
sie ihrem `Ismus`, ihrer eigenen Ideologie des Rationalismus den Kampf
angesagt hat.

Die Wissenschaften tun sich auch deshalb so schwer mit den Phänomenen der Leiblichkeit, weil sie in ihrem Objektivismus an diese sub-

---

[467] Schmitz 1998e: 142
[468] Schmitz 1998e: 144

jektiven Tatsachen nicht heranreichen, obwohl sie diejenigen sind, die jeden von uns am unmittelbarsten betreffen und nahegehen, weil nur sie uns wirklich etwas angehen. Sie sind kurz gesagt diejenigen, die überhaupt unser Leben ausmachen. Die objektivistische Betrachtungsweise (z.B. der Wissenschaften) distanziert sich `kühl` von ihnen. Schmitz gibt den affektiven Zügen den Vorrang vor allen anderen, weil nur mit ihnen irgendwelchen Tatsachen Subjektivität zukommt. Ohne diese Affektivität könnte ich nicht einmal sagen: „Ich denke!" geschweige denn: „also bin ich".

Übersicht

Erleben/Erfahrung	Merkmale
Atmosphären	räumlich randlos ergossene Gefühlsmächte; dem Menschen äußerlich und die Menschen ergreifend
Gefühle	objektiv vorhandene überpersönliche Atmosphären, in die der Leib eingebettet ist; nicht örtlich
affektives Betroffensein	intentional (wovon betroffen); örtlich am oder im Leib, subjektive Seite der Gefühle
leibliche Regungen	örtlich, subjektiv, leiblich, unteilbar ausgedehnt, daher ganzheitlich, nicht willentlich
Seele	Residualkategorie; kommt im Erleben und in der Erfahrung nicht vor: Seiner Seele ist noch niemand begegnet

10. Leibliche Regungen

Am Leib, dem absoluten Ort, widerfährt uns etwas. „Das sind Regungen, denen man ausgesetzt ist."[469] Hunger und Durst, Angst und Schrecken, Schmerz und Müdigkeit, Lust, Trauer, Ekel erleiden wir; wir können sie nicht machen.[470] Leibliche Regungen sind unwillkürliche Regungen, die kaum zu steuern sind.[471] Die Augen lassen sich schließen, die Ohren kann man auf `Durchgang` schalten oder man hört einfach `weg`, die Nase kann man ebenso zuhalten (wenn auch nur für kurze Zeit; die Sinne kann man nie ganz abschalten) wie man den Mund halten kann; und letztlich kann man auch die Haut schützen, die Hände in die Tasche stecken, so dass man (fast) nichts tastet. Für die leiblichen Regungen gibt es keine Organe. Wenn mir etwas `ans Herz` geht, sind damit keine Herzschmerzen gemeint, und wenn mir etwas `an die Nieren` geht, keine Nierenschmerzen. Auch wenn mir eine `Laus über die Leber` läuft, empfindet die Leber dabei gar nichts. Hier handelt es sich lediglich um Metaphern, die etwas aus dem Bereich leiblicher Regungen auf Anatomie und Physiologie übertragen. Anders verhält es sich hingegen mit dem Magenknurren, dem Angstschrei oder dem schmerzgepeinigten Stöhnen. Sie sind trotzdem nicht Ausdruck eines „davon verschiedenen Impuls(es)"[472], sondern Gestalten der Regungen selbst. Es handelt sich dabei um Impulse, „der Enge des eigenen Leibes zu entkommen"[473], und nicht um Handlungen. „*Leibliches regt sich*"[474] von selbst. Und weil Leibliches sich regt, sprechen wir von leiblichen Regungen und nicht von gequälten, verwirrten, wollüstigen oder (freudig) erregten `Seelen`.

---

[469] Soentgen 1998: 17

[470] Zwar kann man ihnen Ausdruck verleihen, durch diverse (Sprech-)Handlungen, aber das sind der Hunger, die Angst oder der Schmerz nicht selbst. Der Satz: `Ich habe Hunger` ist mit dem Hunger nicht identisch.

[471] Genau auf diesen Aspekt zielen jedoch sämtliche Entspannungstechniken im therapeutischen Sinn: die willkürlichen Regungen, wenn nicht willentlich, aber doch „irgendwie" zu steuern (z.B. autogenes Training, Progressive Muskelentspannung nach Jacobson, Meditation).

[472] Schmitz 1998b: 69

[473] Schmitz 1998b: 69

[474] Schmitz 1998b: 70

10.1 Hunger und Durst

Ebenso wie Angst und Schrecken werden Hunger und Durst zusammen genannt wie eineiige Zwillinge. Hunger und Durst unterscheiden sich jedoch gravierend voneinander. Uns interessiert nicht primär die Frage, wie Hunger gestillt wird, sondern, was er ist. Schmitz bestimmt den *Hunger* als „höchst energische Engung, die an der Grenze zwischen Spannung und privativer Engung steht."[475] Er ist dem Schmerz darin ähnlich, als das er beißt und weh tut. Er ist nicht auf den Magen beschränkt, stimmt vielmehr den ganzen Leib um, exponiert die Magengegend aber in besonderer Weise als Leibesinsel am absoluten Ort: z.B. „das strahlige Leeregefühl in der Magengegend" als „mein Hunger". Die hungrige Magengegend ist eine Leibesinsel, insofern sie sich durch relative Lagebeziehungen zu anderen Organen örtlich bestimmen lässt. Sie gehört als Gespürte zum absoluten Ort meiner Leiblichkeit, weil ich unabhängig von räumlicher Orientierung hungrig bin, die Art und Weise meines Hungers mich vollständig betrifft. Stille ich meinen Hunger, verschwindet die Leibesinsel wieder, aber ich `weiß` auch in Zukunft, wie sich mein Hunger `anfühlt`. Wenn wir Hunger haben, dann drängt sich die Magengegend in den Vordergrund unseres Spürens. Sie zieht sich spannungsvoll zusammen, konzentriert sich auf einen Punkt bzw. strahlt von diesem Punkt räumlich aus, ohne aber klar gegen andere Leibesinseln abgrenzbar zu sein. Beim Hunger hebt sich bloß die Magengegend auf dem Hintergrund anderer Leibesinseln deutlicher hervor und erheischt besondere Aufmerksamkeit. Er frisst in den Eingeweiden, als wolle er von der Substanz des Hungernden zehren, als wäre der Hunger selbst im Inneren auf der Suche nach seiner Befriedigung und seinem Ende. Bei zu großem Hunger, wenn die Spannung unerträglich wird und sich das „Band der leiblichen Ökonomie lockert"[476], wird durch Abspaltung der privativen Engung privative Wietung freigesetzt, „die sich als leiblich gespürtes Schweben oder Fliegen und als Schwerelosigkeit äußert"[477]. Ist der Hunger gestillt, verschwindet

---

[475] Schmitz 1998b: 231. Privative Engung ist ausschließlich Engung (wie z.B. beim heftigen Schreck), die sich von ihrem Antagonisten Weitung gelöst hat. Das Band der leiblichen Ökonomie ist bei privativer Enung oder privater Wietung ausgeleiert bzw. gelöst.

[476] Schmitz 1998b: 231

[477] Schmitz 1998b: 231. Damit lassen sich auch manche Phänomene beim Fasten erklären (sei es nun religiös oder gesundheitlich bzw. krankheitsbedingt wie bei der Magersucht). Die durch Hungern erreichten Trance- oder ekstatischen Zustände werden gemeinhin und fälschlicher Weise als `Bewusstseins`erwei-

die Leibesinsel der Magengegend nicht etwa; als Leibesinsel wird sie wieder gewöhnlich, eine von mehreren, die keine *besondere* Aufmerksamkeit mehr erzwingt. Eventuell strahlt die Magengegend noch ein angenehmes Gefühl der Sättigung und des Behagens aus, wie man es u.U. nicht nur dem Gesicht des satten Säuglings ablesen kann. Ansonsten spüren wir sie nunmehr, wie alle anderen auch. Es sei denn, wir haben den Hunger über Gebühr gestillt und das Hungergefühl ist sukzessive übergegangen in das bekannte Völlegefühl. Dann beansprucht die Magengegend allerdings weiterhin Aufmerksamkeit, wenngleich nun nicht mehr als „spitziges", „stechendes" (epikritisches) Gefühl, das von einem Zentrum aus- oder auf dieses hinstrahlt, sondern nun eher als „dumpfer" (protopathischer) Druck, der uns unbehaglich oder schmerzend bedrängt.[478]

Hunger ist in seinem nicht-privativen Frühstadium dumpf, verschwommen, weit strahlend und nicht scharf umschrieben. „Die übermäßige Spannung drängt darauf, irgendwie ins Enge zusammengefasst zu werden, gleitet aber immer wieder ab in die Formlosigkeit protopathischen Verschwimmens, (...)."[479] Das Wesen des Hungers besteht genau in diesem Konflikt. Der übliche Ausweg aus diesem Konflikt führt zum Essen. Das Essen fester Nahrung ist dazu in der Lage, der protopathischen Tendenz einerseits und seiner großen Engung andererseits zu begegnen. Daher rührt die Bevorzugung fester Nahrung. Das `tierische`, wenn man so will `unkultivierte` heißhungrige Verschlingen, Herunterwürgen, Zerbeißen, Zermalmen mit den Zähnen, kurz gesagt: das Fressen, ist `schwellende Macht- und Kraftentfaltung`, die u.U. etwas Wollüstiges, Rauschhaftes hat. Diese Affinität zur Erotik ist den Menschen seit alters her bekannt. Essen und Küssen sind eng verwandt, wie man z.B. ja auch sagt: `Ich hab´ Dich zum Fressen gern!` Deutlich wird dieser Zusammenhang auch im behaglichen Schmatzen. Wenn es diskriminiert wird, dann sicherlich nicht nur, weil es an das archaische Töten der Beute erinnert, sondern auch weil es diese starke erotische Komponente hat.

Im Gegensatz zum Hunger, der eher schleichend kommt, den man aber auch viel länger ertragen kann, „führt (der Durst) eine weit zentralere Gefährdung der Leiblichkeit herbei"[480] und, so kann man ergänzen, eine unmittelbarere. Der *Durst* drängt die „drei Grundformen der Leiblich-

---

terung interpretiert, wobei es eigentlich um diese privative Weitung geht. Nicht das Bewusstsein, der Leib wird weit.
[478] Vgl. Uzarewicz 2003: 20
[479] Schmitz 1998b: 232
[480] Schmitz 1998b: 237

keit", Enge, Weite und Richtung, „auf das Innigste zusammen"[481]. Engung und Weitung haben im Durst kein Verhältnis mehr zueinander. Sie entfernen sich jedoch nicht voneinander, so dass der Faden der Leiblichkeit reißen würde, sie sind vielmehr eins geworden. Der Durst macht hilflos, der Hunger aggressiv. Mit Erotik hat er schon gar nichts mehr zu tun. Als bloße Metaphorik bringt er jedoch eher eine Not zum Ausdruck, wenn man sagt: 'Ich dürste nach Dir!' Er führt auch nicht über privative Weitung in ein Schweben oder Fliegen; der Durst drückt uns eher zu Boden. Im durstigen Schmachten triumphiert der Leib in solcher Intensität, dass er sich selbst verbrennt. Weil das Feuer als der intensivste Reiz gilt, „gewinnen Verdursten und Verbrennen eine leiblich spürbare Verwandtschaft"[482]. Jedem ist unmittelbar eingängig, was es bedeutet, wenn einem 'die Kehle brennt'. Durst und Feuer löscht man mit Wasser. Durch diese Intensität ist der Durst die „Urform aller Süchtigkeit"[483]. Der Dürstende, erst recht der Verdurstende lechzt nach Wasser. Durch nichts kann er davon abgebracht oder abgelenkt werden. Durst kann man nicht kompensieren oder sublimieren, er lässt keinen Ausweg. Alles Wollen ist auf das Löschen des Durstes gerichtet, wie alles Wollen des Rauschgiftsüchtigen auf den 'Stoff' fixiert ist. Anders ausgedrückt: „Sucht ist Versinken des Leibes in den Abgrund gestaltloser Intensität."[484] Während der Hunger noch in seiner privativsten Form zu genießen ist, man sich selbst sozusagen im Hunger genießen kann (das zeigen z.B. die Mystiker, Asketen aber auch Magersüchtige), so ist nicht der Durst genussfähig, sondern nur sein Löschen. Nur im Trinken wird der „Selbstgenuss der leiblichen Intensität"[485] vollkommen. Der Durst zersetzt den Leib und hat eine Richtung, eine Intention; er ist auf etwas aus. Daher kann man zwar den Hunger – für eine Zeit – überlisten, nicht aber den Durst. Für den Hunger gibt es andere Auswege, die dem Durst versagt sind. Der Durst muss unmittelbar befriedigt, d.h. sein Feuer gelöscht werden. Wer also andere ohne Not dürsten lässt, der tut ihnen Gewalt an. Und nicht nur das: Wer z.B. alten Menschen im Heim, sei es aus Nachlässigkeit, sei es aus Bequemlichkeit, das ausreichende Trinken vorenthält, der ist grausam.[486]

---

[481] Schmitz 1998b: 237
[482] Schmitz 1998b: 238
[483] Schmitz 1998b: 238
[484] Schmitz 1998b: 238
[485] Schmitz 1998b: 239
[486] „Grausamkeit ist das Unterdrücken eines Strebens, dem keine Gelegenheit zum Ausweichen gelassen wird", so beginnt Schmitz (1998b: 325) seine Aus-

10.2 Ekel

Was ist Ekel? So wird diese Frage immer wieder gestellt und meist unter Rückgriff auf die Psychologie und Psychoanalyse beantwortet: Ekel ist Ekelgefühl oder Ekelemotion.[487] Obwohl kaum fassbar, wird dennoch eine Hierarchie des Ekelhaften erstellt, um dieses Phänomen eingrenzen zu können und handhabbar zu machen. Aber es gelingt nicht! Jeder weiß, was Ekel ist und trotzdem gibt es kein eindeutig identifizierbares Reiz-Reaktions-Schema bezogen auf den Ekel oder das Ekelhafte. Ebenso wenig gibt es kulturhistorische oder individualgeschichtliche Eindeutigkeiten beim Ekeln[488]; sehr wohl gibt es aber gewisse Strukturen des Ekelhaften, die sich in dichotomen Kategorien – organisch/anorganisch, weich/hart, warm/kalt, epikritisch/protopathisch – systematisieren lassen.

Der Ekel ist kein bloßer Mangel, den es abzustellen gilt. Neben den physiologischen Funktionen – z.B. vor Vergiftungen zu schützen, Überdruss und Überfluss (im Erbrechen) `(r)auszudrücken` – ist es eine Regung, die die leibliche Ökonomie reguliert. Der Mensch ist im Gegensatz zu den `weltlosen` Mineralien und den `weltarmen` Pflanzen und Tieren ein `weltoffenes` Lebewesen.[489] Diese Weltoffenheit bezahlt er damit, dass

---

führungen über die Grausamkeit. Gewöhnlich wird Grausamkeit interpretiert als `überflüssige Gewalt`, also als Gewalt, die über das zur Erreichung eines Zieles notwendige Maß hinaus geht (Sofsky 1996; 2000). Schmitz setzt seinen Begriff tiefer an. Für ihn ist das Leben per se grausam, weil Grausamkeit „notwendig (ist,) zum einheitlichen Zusammenhalten des Leibes" (Schmitz 1998b: 325). Niemand kann aus seinem Leib, bei Strafe seines Endes, aussteigen; der Leib ist das Leben. Leiblich sein heißt ja, wenn wir uns erinnern, in der Mitte zwischen Enge und Weite sein. Der Leib engt sich gegen die Weitung und er weitet sich gegen die Engung. Er hat dabei aber immer die Tendenz zur Enge, weil nur sie den Leib zusammenhalten kann gegen die Impulse der Weitung. Die Einheit des Leibes ist deshalb grausam, weil sie sich gegen diese Impulse engend wendet und sie unterdrückt. Diesem „unterdrückten Streben (wird) keine Gelegenheit zum Ausweichen gelassen" (Schmitz 1998b: 326). Die notwendige Grausamkeit des Leibes, aufgrund seiner Tendenz zur Enge, ist natürlich kein Dispens für grausame Handlungen gegen Leib und Körper, vielmehr ist den Gehandicapten besondere Zuwendung nötig – buchstäblich: um ihre Not zu lindern. In mehrfacher Hinsicht ist betroffen, wer auch motorisch eingeschränkt ist. Er ist dann nicht mehr nur Gefangener seines Leibes, sondern auch seines Körpers.

[487] Vgl. Ringel 2000: 13f.
[488] Vgl. Ringel 2000: 16; 20
[489] Vgl. Kap. 3

der Welt sozusagen `Tür und Tor` zu ihm selbst geöffnet ist; Weltoffenheit ist keine Einbahnstraße. Der Ekel ist so etwas wie ein Filter, eine Membrane, eine liminale Struktur, ein Wächter an der Grenze, der den `Verkehr` mit der Welt steuert und regelt. Dieser Wächter verhindert dabei nicht das Eindringen von Okkupanten. Er sorgt nur dafür, dass sich das unwillkommene Fremde nicht allzu lange bei uns aufhält. `Bei uns` ist eine Formulierung der Verlegenheit, weil das Eindringende keineswegs immer und zuverlässig an der Körpergrenze aufgehalten wird; manchmal dringt es tief in unser Inneres, manchmal kommt es gar nicht in unsere Nähe. Deutlich wird vielmehr, dass die Körpergrenze für den Ekel kaum eine Rolle spielt, denn man muss Ekliges nicht erst berühren, um sich zu ekeln. Der bloße Anblick, ja selbst der Gedanke oder das Aussprechen von Ekelhaftem reicht oft schon aus, um sich zu ekeln. Das Ekelhafte kann aus der Ferne zudringlich werden. Daher ist der Ekel ein Eindringling in den Leib und nicht in den Körper.

Trotzdem ist der Ekel primär an das Organische und seine Auflösung gebunden. Hier sind vor allem auch die Ausscheidungen der Organe zu nennen: warme, weiche, breiige, zähe, klebrige, stinkende Masse von Blut, Eiter, Schleim, Sekret, Sperma, Kot, Urin, Schweiß, Sputum. Selbst Haare, Finger- und Fußnägel sind für viele Menschen ekelhaft, sofern sie nicht mehr an ihrem ursprünglichen Platz sind. Sie sind tote Absonderungen des lebendigen Körpers, sie holen das Tote ins Reich des Lebendigen.[490] Der größte Ekel ist der vor Einverleibungen der Ausscheidungen anderer.[491] Aber auch vor den anderen selbst kann man sich ekeln. Ferner gehören hierher diejenigen Lebewesen, die von der Verwesung, vom Aas leben oder mit ihm in Zusammenhang gebracht werden: Ratten, Maden, Würmer, Geier, Schlangen, Hyänen, Tausendfüssler, Kröten, Insekten und häufig auch Schweine, sowie allerlei Meeresgetier wie Austern, Quallen, Tintenfische und Muränen.

Das Leben wuchert überall, es reift und sprießt in üppiger, kaum zu bändigender Fülle.[492] Diese überschiessenden Wucherungen, die das Leben auf eine Klimax kurz vor seinem Ende zuzutreiben scheinen, wird häufig als ekelhaft empfunden. Süße, schwere, faulige Gerüche tropischer Pflanzenpracht regen Ekel an, betörend bis an die Grenze des Erträglichen, um dann Brechreiz zu provozieren. Früchte schmecken am besten, wenn sie

---

[490] Vgl. Liessmann 1997: 106; sowie Kolnai 1974
[491] Vgl. Ringel 2000: 33ff.
[492] Vgl. Kap. 2

reif, ganz reif sind, fast überreif, kurz bevor sie in den Fäulnisprozess übergehen. Wo das Leben über sich selbst und vor allem über unsere Vorstellungen von ihm hinaustreibt, ist der Ekel nicht fern. Es ist ein Zuviel des Guten, das zum Schlechten gerät. Im Erbrochenen zeigt sich das gebrochene Verhältnis des Menschen zur Natur, die er auch selbst is(s)t. Auch die Farbe grün, die des Lebens, wird in bestimmten Kombinationen oft als Ekelhaft empfunden (`gift`grüner Schleim, grüner Eiter). Das Lebendige, allzu sehr Lebende oder wie Kolnai formulierte: die „übersteigerte (nicht einfach `mechanisierte`!) Lebenstätigkeit, Lebensbetriebsamkeit"[493] hat seine Manifestationen als leibliche Regungen. „Ekel ist eine Zersetzung der Leiblichkeit in Extreme, wobei die protophatische Tendenz von der epikritischen ausgestoßen wird."[494] „Beim Rückblick auf diese Durchmusterung des Ekelhaften zeigt sich, dass sich der Ekel zwar nicht unmittelbar auf Leibliches zu richten pflegt, wohl aber auf Objekte, in denen gleichsam eine Reinkultur der protopathischen Tendenz gespiegelt ist. Diese Beobachtung lässt vermuten, dass beim Ekel die protopathische Tendenz des Leibes nach außen auf allerlei Objekte projiziert wird, um mit und in diesem abgestoßen zu werden."[495] Charakteristisch hierfür ist das Erbrechen, das „gleichsam protopathisch diffuse Masse" hervorbringt. Sie wird leiblich gespürt und „herausgewürgt"[496]. Man will das Ekelhafte loswerden, das in einem ist. Wie ein Fremdkörper wird die protopathische Masse von der epikritischen Tendenz des Leibes ausgestoßen. Schmitz kennzeichnet das „aufdringlich Ekelhafte (...) durch das Verschwimmende, Verwaschene, Aufgeweichte, in dem Pointen und Gliederungen verwischt sind"[497]. Ein ekelhaftes Objekt ist ein fraktales Gebilde, das Fragment eines Dings[498], die Deformation organischer Formen. Das Objekt ist nicht mehr so, wie es einmal war und wie es sein soll. Es ist völlig zerstört und hat seinen Aggregatzustand hin zum Flüssigen oder Gasförmigen verändert, ohne jedoch wirklich flüssig oder gasförmig

---

[493] Kolnai 1974: 149
[494] Schmitz 1998b: 242
[495] Schmitz 1998b: 241f.
[496] Schmitz 1998b: 242
[497] Vgl. Schmitz 1998b: 240
[498] Schmitz definiert Dinge als dauerhaft – im Gegensatz zu Halbdingen, wie z.B. eine Stimmung, der Regen oder der elektrische Schlag: „Das Halbding (...) ist von seiner dynamischen Äußerung im jeweiligen Augenblick nicht unterscheidbar oder wenigstens nicht deutlich abgehoben." (Schmitz 1995b: 217) Sich schnell zersetzende – also nicht dauerhafte wie z.B. verdaute – organische Dinge unterlaufen diese klare Unterscheidung und machen sie zu etwas Chaotischem und damit potentiell Ekelhaftem.

werden zu müssen. Auch hier ist z.B. das Breiige wegen seiner Indifferenz ekelhaft. Das (stoffliche) Chaos, oder wie Schmitz sagt, „das chaotisch Mannigfaltige, (...) (die) Unentschiedenheit hinsichtlich Identität und Verschiedenheit"[499], aus dem Einzelnes, d.h. Individuelles noch nicht oder nicht mehr herausgehoben ist und die Identifizierung von Stoff und Form nicht gelingt, provoziert häufig Ekel. Insofern ist Ekel auch ein Korrektiv der Leiblichkeit, bei dem die Enge, die den Zusammenhalt des Leibes ja garantieren soll, als Engung immer wieder gefordert und eingesetzt wird, damit sich der Mensch nicht in der Weite verliert.

Ekel ist weit mehr als eine Ekelemotion mit den drei Komponenten des emotionalen Erlebens, der körperlich-physiologischen Veränderungen und dem von außen wahrnehmbaren veränderten Ausdruck.[500] Der Ekel steht für den Bruch, der gespürt wird und der sich durch den Menschen als gleichermaßen Natur- und Kulturwesen zieht. Die Moderne hat den direkten Umgang mit dem Stoff, vor allem mit dem `schlechten` Stoff, dem Dreck, zunehmend an technische Systeme delegiert. Als technische Zivilisation hat sie das Ekelhafte immer weiter zurückgedrängt.[501] Sie ist mittlerweile in einem Maße gereinigt, desinfiziert und deodorisiert, wie sich das vor hundert Jahren kaum jemand hätte vorstellen können.[502] Je stärker aber das Ekelhafte zurückgedrängt wird, desto sensibler werden die Menschen in der modernen Zivilisation.[503] Norbert Elias hat in seinem Buch „Über den Prozess der Zivilisation"[504] anhand von körperlichen Verrichtungen, wie z.B. dem Schneuzen und Spucken, aber auch der Benutzung von Taschentüchern, von Messern und Gabeln sowie der deformierenden Zurichtung von tierischen Nahrungsmitteln diese Entwicklung aufgezeigt. Er hat diesen Prozess als zunehmende „Affektkontrolle" ver-

---

[499] Schmitz 1995: 20

[500] Vgl. Ringel 2000: 14

[501] Viele der Berufe, die mit dem Stoff, und vor allem mit dem toten, organischen Stoff so unmittelbar in Berührung kamen, galten im Mittelalter und in der frühen Neuzeit als unehrenhaft. Hierzu zählten z.B. Knochenhauer, Abdecker, Leichenschinder oder Henker. Wegen dieser Berührungen galten sie selbst als Unberührbare, wie heute noch die Fäkalienbeseitiger im indischen Kastensystem. In der Geschichte der Pflege ist dieser Aspekt noch weitgehend unberücksichtigt.

[502] Vgl. Corbin 1984

[503] Selbst die Reise ins nähere Ausland an die Peripherie Europas ist für die meisten schon mehr als eine hygienische Zumutung; und doch fahren sie immer wieder hin!

[504] Elias 1976

standen: Äußere Zwänge wurden angeblich immer mehr internalisiert. Tatsächlich handelt es sich aber weniger um eine Kontrolle, d.h. Beherrschung, sondern vielmehr um eine Verdrängung des Nicht-Beherrschbaren in der leiblichen Ökonomie. Um eine Kontrolle handelt es sich nur in dem Sinne, dass die Affekte ferngehalten werden, damit es zu keinem Betroffensein von ihnen kommt.

Es gehört heute dazu, dass man sich 'in der Gewalt hat' und nicht 'gehen lässt', dass man sich 'zusammenreißt' und anderen nicht 'in die Suppe spuckt' oder 'ans Bein pinkelt'. Das hat einiges damit zu tun, dass wir des Organischen entwöhnt wurden und den Umgang mit ihm – wo unumgänglich – auf Spezialisten übertragen und in bestimmten Institutionen kaserniert haben.[505] Die wie auch immer geartete professionelle Arbeit in einem solchen Bereich – und die Pflege gilt hier als Paradebeispiel, weil kein anderer 'sozialer' Beruf mit derartiger Körpernähe und leiblichen Regungen zu tun hat –, der immer wieder den Umgang mit Ekel und Ekelhaftem herausfordert und provoziert, ist daher eine Bedrohung des gesamten zivilisatorischen Prozesses mit allen seinen 'Errungenschaften'. Denn hier werden die Schranken (von Scham, Ekel, Gewalt) immer wieder überschritten. Wir vermuten hierin einen Grund für die relativ rigide Organisationsform in Krankenhäusern, die sich trotz aller modernen Managementansätze nicht so leicht ändern lässt, zum anderen aber auch einen Grund für den Drang, immer mehr medizinisches High-Tech einzuführen, ohne die ein sicheres, gutes, professionelles Arbeiten scheinbar nicht (mehr) möglich wäre. Durch starre, traditionelle Organisation, gepaart mit innovativer technischer Expansion soll der Ekel beherrschbar gemacht werden, in einem Bereich, wo er an der Tagesordnung ist.[506] Der Ekel ist von einer anderen Art der Verschmelzung mit dem Subjekt als die von Subjekt und Technik. Das Ekelhafte in Form z.B. des Klebrigen[507], des Schmierigen und Schleimigen bedroht unsere Leiblichkeit, unsere leibliche Identität und Integrität anders als die Technik. Die Technik, obzwar 'nicht von dieser Welt' – nie zuvor gab es Derartiges, niemand hätte sie auch nur erahnen können[508] –, ist etwas von uns Hervorgebrachtes, etwas mehr oder weniger Vertrautes, Erklärbares; das Ekelhafte ist uns ebenfalls

---

[505] Pflege und Pflegende haben hier ihr subversives Potential. Sie müssen permanent die Schranken durchbrechen, die im zivilisatorischen Prozess so mühsam aufgebaut worden sind. Mit anderen Worten lauert hier die Einbruchstelle der Natur in die Kultur/Zivilisation.

[506] Vgl. Uzarewicz/Uzarewicz 2000a

[507] Vgl. Sartre 1993: 1026ff.

[508] Vgl. Schirmacher 1983: 17ff.

etwas nur allzu Vertrautes, wenn auch Unerklärbares, Dubioses. Wir kennen es seit ewigen Zeiten und verstehen es doch nicht.[509] Es schleicht uns hinterher und wir werden es, bei aller Anstrengung, nicht los. Die Technik hat uns eine Alternative gewiesen, eine neue Welt eröffnet. Seitdem die Technik jedoch vom Mechanischen zum Organischen übergeht, sie selbst organisch wird, die Grenzen zwischen Lebendigem und Nichtlebendigem verschwimmen, müssen die Menschen fürchten, vom Ekel(haften) vollends eingeholt und übermannt zu werden.

Ekel hat also eine individuelle und eine soziale Dimension. Auf der *individuellen Ebene* ist Ekel eine leibliche Regung. In diesem Sinne ist ekelhaft, was die Regulierung der leiblichen Ökonomie in maßloser Weite zersetzt. Die Zurückdrängung des Ekels erweist sich jedoch als unendlicher Regress, als Sisyphusarbeit am Leiblichen: Je mehr das Ekelhafte verdrängt wird, desto idiosynkratischer reagieren die Menschen. Durch die Technisierung schwächen sie ihr `Immunabwehrsystem`. Je mehr wir den Ekel bekämpfen, desto größer wird er.[510] Auf der *sozialen Ebene* lässt sich eine Metaphorisierung oder `Übertragung` des Ekelhaften nicht vermeiden. Es zersetzt das Gefüge der Ordnung. Das Ekelhafte ist Unordnung, es gefährdet durch seine Unreinheit. „Seine Beseitigung ist keine negative Handlung, sondern eine positive Anstrengung, die Umwelt zu organisieren."[511] Andererseits produziert auch die Technik immer Ekelhafteres (z.B. die organischen Zusatzstoffe in den industriell hergestellten Nahrungsmitteln, besonders in den Fertigprodukten; die Verarbeitung menschlicher Organabfälle in der Kosmetikindustrie; die Entwicklung neuer Medikamente auf der Basis von Humaneiweiß oder Fötalgewebe als subtile Form des Kannibalismus[512]). Als oberstes Gebot gilt hier: `Was man nicht weiß, das macht einen nicht heiß!`; und die meisten wollen davon gar nichts – zumindest nichts Genaueres – wissen.

---

[509] Ekel gegenüber der technischen Apparatur zu empfinden `gelingt` nur dort, wo sie dem Organischen all zu sehr nachempfunden wurde, wo sie selbst sich den Anschein des Organischen, des Lebendigen gibt.

[510] Einen ähnlichen Vorgang kann man bei der Zurückdrängung des Schmerzes beobachten: Je erfolgreicher die Schmerzbekämpfung ist, desto größer wird die Angst vor den Schmerzen. Briefliche Mitteilung von Hermann Schmitz.

[511] Douglas 1988: 12

[512] Vgl. hierzu Attali 1981

10.3 Schreck

Der Schreck ist ein besonders krasses Phänomen der Engung. Jeder und jede wird mit dem Zusammenschrecken, dem Sicherschrecken, vertraut sein. Schmitz vergleicht den Schreck mit der Angst: Jemanden in Angst und Schrecken zu versetzen ist geradezu ein Gemeinplatz, ein gängiger Topos. Was unterscheidet nun aber Angst und Schrecken voneinander? „Angst und Schmerz sind Weisen des gehinderten Impulses `Weg!`; der Schreck ist dagegen wirkliches Wegsein, (...).“[513]. Es gibt keinen Ausweg, man sitzt in der Klemme; die Lage ist aussichtslos. Der Schrecken bezieht sich wohl auf diese `Erkenntnis`, während die Angst das Kommende antizipiert. Erkenntnis sollte man nicht zu wörtlich, das heißt nicht nur oder in erster Linie kognitiv verstehen. Tieren wird man kaum kognitives Erkenntnisvermögen zutrauen wollen, und doch reagieren sie in ausweglposer Lage, wenn man sie in die Ecke gedrängt bzw. in die Enge getrieben hat, ganz ähnlich wie Menschen. Gibt es keine Fluchtmöglichkeit, greifen sie an oder sind wie gelähmt, wie das Kaninchen, dass gebannt vor der Schlange sitzt und seiner Überwindung harrt.

Auf dieses `wie gelähmt` bezieht sich Schmitz´ Formulierung der „Leere im Bewusstsein“[514]. In der Angst ist der Faden der Leiblichkeit noch nicht gerissen. Im Schreck jedoch ist man wie gebannt, geradezu betäubt. Er ist „wirkliches Wegsein“. Das kennt man auch von Schockzuständen. Der Schrecken lässt uns keine Vorbereitungszeit. Er überfällt uns plötzlich[515]; er schlägt zu wie `aus heiterem Himmel`, er kriecht nicht wie das Entsetzen, das einem langsam den Hals zuschnürt. Nichts nähert sich, der Schrecken ist schon da. Erschrecken ist kein Prozess, sondern ein Zustand, ein stillgestellter Blitz. Er lässt uns erstarren wie Lava, die ins Wasser fließt. Es ist, als ob der Leib aus dem Körper fahren, als ob buchstäblich alles Leben aus uns weichen würde. Der Schrecken rührt daher, dass wir dazu fähig sind, Situationen unmittelbar, ad hoc, ohne Reaktionszeit wahrzunehmen. Wer sich – nach den gängigen Theorien der Wahrnehmung – erst die Situation synthetisch aus Einzelteilen zusammensetzen müsste, dem könnte das Entsetzen langsam in die Glieder kriechen, aber er wäre völlig unfähig zum Erschrecken. Damit ist man immer schon auf dem Höhepunkt der Sensation, die nicht mehr steigerungsfähig ist, anders als beim Entsetzen oder Grauen. Es gibt wohl

[513] Schmitz 1998b: 174
[514] Schmitz 1998b: 174
[515] Zum Motiv des `Schreckens` als literarisches Thema siehe Bohrer 1978; zur `Plötzlichkeit` siehe Bohrer 1981.

keine Skala des (Er-) Schreckens. Er ist immer heftig, weil man mit seinem überraschenden Eintritt nicht rechnet, nicht rechnen kann. Wäre er nicht unerwartet und zufällig, dann gäbe es keinen Schrecken. Der Schrecken ist die extremste Form personaler Regression auf die primitive Gegenwart[516], in der es kein Gestern und kein Morgen, kein Vorher und kein Nachher gibt. Schock und Schrecken sind reines Jetzt, jedes Zeitgefühl ist eliminiert. Deshalb kann der Schrecken auch nicht dauerhaft sein. Es gibt keinen Schrecken ohne Ende. In dem Moment, wo man sich auf ihn *besinnt*, ist er auch schon vorbei.[517] Im günstigsten Fall stellt sich heraus, dass sein Anlass harmlos war, wie z.B. die Krebsdiagnose, die sich als falsch erweist, zumindest aber gebannt ist, so dass uns ein Stein vom Herzen fällt; im schlimmsten Fall mutiert der Schrecken zum Schrecklichen, zum Grauen, zum Entsetzlichen, wie dann, wenn die Ahnung einer schlimmen Krankheit zur entsetzlichen Gewissheit wird. Im Gegensatz zum Schrecken kann Schreckliches ohne Ende sein. Gleichzeitig ist der Schrecken die tiefgreifendste Möglichkeit subjektiven Betroffenseins. Auch der Mensch ist jetzt nur noch Kreatur. Aus dieser Kreatürlichkeit erwächst aber auch die Chance und Voraussetzung, ein Individuum zu sein, weil der Schrecken, wie die panische Angst, radikal individu(alis)iert. Im Schrecken sind wir vollständig in die Enge unseres Leibes zusammengefahren.

10.4 Angst und Sorge

Neben dem Schrecken stellt sich vor allem die *Angst*, wie wir schon bei Heidegger gesehen haben[518], als ein Urphänomen der Leiblichkeit, als ein Konstituens der Conditio humana heraus. An dieser Angst wollen wir hier anknüpfen. Wer bettlägerig ist, sich nicht bewegen kann, ist am `Weg!`

---

[516] Schmitz differenziert zwischen „entfalteter Gegenwart" und „primitiver Gegenwart". Während erstere sich auf den Bewussthaber als selbst-reflexives Wesen bezieht, welches in der vollen Entfaltung aller seiner menschlichen Dimensionen lebt, bedeutet letzteres das Zurückgezogen sein auf das kreatürliche Moment des Menschen; der Verstand ist ausgeschaltet, man vegetiert in diesem Moment nur noch. Entscheidend ist dabei, dass die primitive Gegenwart kein lang andauerndes Geschehen ist, sondern einem wie im Schreck eben widerfährt.

[517] Der „Ansturm, den Therese von Avila so beschreibt, als sei er ein langgezogener Schreck" (Schmitz 1998b: 178), ist dem Schrecken eben nur verwandt. Kein Lebewesen kann einen solchen Ansturm, wie einen langen Schrecken, wirklich lange ertragen. Aber vielleicht muss man den Ansturm als ein Zwischending zwischen Schrecken und Schrecklichem verstehen.

[518] Vgl. Kap. 4

gehindert, der Angst ausgesetzt, weil Angst „der Konflikt zwischen dem Impuls `Weg!` und dem Festgebanntsein"[519] ist. Auch wer eingesperrt ist, wird mit der Angst konfrontiert.[520] Wer ans Bett `gefesselt` ist, kann sich nicht mehr wehren, ist Unbilden und Widerfahrnissen hilflos ausgesetzt. Solche Unbilden oder Widerfahrnisse können z.B. das Erfahren einer Diagnose einer ernsthaften Krankheit sein, von der man befallen worden ist und von der man nur weiß, dass sie einen nicht mehr loslassen wird, wobei Verlauf und Ausgang im Ungewissen liegen (z.B. bei MS, Rheuma, Krebs), genau so wie man anderen (zumindest für eine bestimmte Zeit) ausgeliefert, auf diese angewiesen ist. Die Situation ist ausweglos. Es gibt kein Entrinnen, keinen Spielraum, wohin der sich Ängstigende mit seiner Angst ausweichen könnte. Das gehinderte `Weg!` treibt die Angst weiter in die Höhe.[521]

Nur *zwei Wege* bieten sich, nach Schmitz, zur Durchbrechung der Hinderung an: „motorisch (...) und so dem `Weg!` Luft zu schaffen, oder den Impuls `Weg!` selbst zurückzunehmen"[522]. Den Impuls `Weg!` zurückzunehmen bedeutet, sich in sein Schicksal zu fügen und sich der Bedrohung zu stellen. Wer auf das Schlimmste gefasst ist und jede Hoffnung fahren lässt oder gar zur Angst ganz unfähig ist, den betrifft auch keine Hemmung des Impulses mehr, weil er gar nicht mehr `Weg!` will, und sei es aus dem Grund, dass er nicht mehr `Weg!` kann. Motorisch gibt es mehrere Möglichkeiten, `Weg!` zu kommen: Schon das Schreien ist in dieser Hinsicht Weitung, die Linderung verschafft. Eine andere Möglichkeit ist die Asylsuche bei einem anderen: „Das Anklammern an einen anderen in der Angst ist ein Weg, den der Impuls `Weg!` zum Mitmenschen einschlägt."[523] Die Flucht kann jedoch nur gelingen, wenn der andere nicht in die Situation der Angst mit hineingenommen wird: Der Asylspender darf selbst keine Angst haben, sonst „befestigt sich eher in seiner Lage, (wer sich festklammert) als dass er ihr entkäme"[524]. Der das Weite Suchende macht offensichtlich etwas Sinnloses, da er doch nicht aus seiner Haut kann und durch den bloßen Ortswechsel seine Angst mitnimmt. Man kann einer Bedrohung eventuell entfliehen, aber nicht seiner Angst. Es macht daher auch keinen Sinn, die Anklammerung eines Patienten lösen

---

[519] Schmitz 1998a: 172

[520] Vielleicht sind die modernen Freiheitsstrafen u.a. auch der (unreflektierten) Intention geschuldet, den Straftäter in Angst zu versetzen.

[521] Vgl. Schmitz 1998a: 180

[522] Schmitz 1998a: 182

[523] Schmitz 1998a: 182

[524] Schmitz 1998a: 183

zu wollen oder gar selbst in Hysterie zu verfallen, etwa weil man nicht
wirklich wissen kann, was zu tun ist. Beides kann den Drang zum
Klammern seitens des Patienten noch verstärken. Sinnvoller erscheint es
z.B., als Pflegender dem Betroffenen Asyl zu gewähren und eine Atmosphäre im Raum zu schaffen, die Weitung ermöglicht: durch eine beruhi-
gende Stimme (Stimmung), durch vorsichtige Berührungen oder andere
ihn unterstützende Handlungen, wie etwa den (leiblichen) Raum zu öff-
nen und zu erweitern und alles zu vermeiden, was ihn beengen könnte.
Dabei muss man aber auch darauf gefasst sein, dass eine Berührung, so
gutmeinend die Absicht ist, die Angst u.U. verstärkt. Auch in der angst-
bewältigenden Unterstützung gibt es keine situationsunabhängigen Re-
zepte.

Wer ans Bett gefesselt ist, der hat nicht einmal die Option, einem möglichen Anlass zu entkommen. Tatsächlich ist mit dem Drang `Weg!` nicht
unbedingt ein Ortswechsel gemeint, denn „dieser Drang (ist) bloß die
Larve eines primitiven `Weg!` (...), das nicht räumlich weg, sondern nur
überhaupt ausbrechen will aus der Umklammerung, der Enge, in die sich
der Mensch in der Angst (angustia) getrieben findet"[525]. Er will nur raus
aus der ihn bedrückenden Situation. Kontexte, Raum und Zeit werden um
so bedeutungsloser, je größer die Angst wird. Die Angst ist Regression,
für die es kein früher oder später gibt. Die Zeit der Angst ist ein dauer-
haftes Jetzt und Hier. Sie ist insofern zeitlos, als dass sie sich unendlich
auszudehnen scheint. In der Angst stehen wir nicht neben uns; in ihr gibt
es keine exzentrische Position, kein Reflektieren über das eigene Verhalten. Völlig isoliert und auf uns zurückgeworfen, reduziert sie uns auf
unseren archaischen Kern. Evolutionsgeschichtlich dürfte die Angst ihren
Ursprung in der Tatsache haben, dass wir Menschen die längste Zeit
unserer Geschichte die Beute großer Tiere und nicht deren Jäger waren[526]:
„Lange vor den jagenden Menschen muss es den gejagten gegeben
haben."[527] Ehrenreich nennt diese Ära das „Zeitalter der Angst"[528] und
„das Urtrauma (...) war das Trauma, von Tieren gejagt und gefressen zu
werden"[529]. Die Erinnerung daran, lebende Beute gewesen zu sein, prägt

---

[525] Schmitz 1998a: 194
[526] Michel Serres geht noch einen Schritt weiter und stellt fest: „Der Tod hat zum
  Vorläufer das Ersticken, und dieses hat wiederum zum Vorläufer die Angst,
  die den Atem nimmt." (1998: 427)
[527] Ehrenreich 1997: 51
[528] Ehrenreich 1997: 58
[529] Ehrenreich 1997: 60

unser Verhalten bis heute nachhaltig.[530] Zur Beute werden zu können, ist
eine menschliche Urangst. Zwar werden immer noch Tausende von Menschen jährlich zu Opfern wilder Tiere, aber längst ist der größte Feind des
Menschen der Mensch geworden.[531]

Wer hilflos ist, der ist potentielle Beute oder potentielles Opfer; zur Un-
tätigkeit verdammt, muss er zuschauen und erleben, was mit ihm
passiert.[532] Deshalb legt er alles darauf an, zwischen sich und den anderen
Distanz zu schaffen. „Alles Leben, wie er (der Mensch; d.V.) es kennt, ist
auf Distanzen angelegt, das Haus, indem er seinen Besitz und sich ver-
schließt, die Stellung, die er bekleidet, der Rang, nach dem er strebt – alle
dienen dazu, *Abstände* zu schaffen, zu festigen und zu vergrößern."[533] Aus
diesem Grund schafft sich der Mensch einen „umfriedeten Raum"
(Schmitz), er nimmt sich eine Wohnung, und nicht nur, weil er gegen die
Unbilden von Klima und Wetter ein Dach über dem Kopf braucht.
Distanz wird schon hergestellt, wenn man sich bekleidet[534], panzert, be-
haust. Das Bedecken der Blöße von Adam und Eva war der erste Akt der
defensiven Bewaffnung. Wer nicht mehr nackt ist, ist nicht mehr schutzlos[535]; er hält sich die anderen vom Leib. Damit ist aber auch der Zugang
zum anderen, die Möglichkeit z.B. von Gemeinschaft begrenzt.[536] „In seinen Distanzen erstarrt und verdüstert der Mensch."[537] Diese Kehrseite der
Distanzierung verweist auf ein anderes Moment, auf den Wunsch nach
gefahrloser Verschmelzung mit anderen. Distanzlosigkeit steigert schon in
der alltäglichen „Durchschnittlichkeit"[538] jedoch wieder die Gefahr, die
individuelle Identität zu verlieren. Der Mensch steht daher immer auch

---

[530] Vgl. Ehrenreich 1997: 70

[531] Dieser Sachverhalt, potentiell Beute zu sein, spiegelt sich in jeder Pflege-Be-
ziehung wider, so lange diese eine hierarchische und asymmetrische Beziehung
ist. Man weiß nie so genau, ob die Pflegenden einem Gutes oder Böses wollen. (Oft ʼwissenʼ das die Pflegenden selbst nicht, wenn sie pflichtbewusst Anordnungen ausführen.)

[532] Im Krankenhaus oder Altenheim, wie in manchen anderen Institutionen, wird
diese Tendenz noch verstärkt durch die Entindividualisierung und Entpri-
vatisierung.

[533] Canetti 1980: 12

[534] Vgl. Schmitz 1995: 214

[535] Deswegen ist Nacktheit vor bekleideten Menschen auch eine der größten De-
mütigungen, ob im Strafvollzug oder in der Pflege und Medizin.

[536] Vgl. Plessner 2002

[537] Canetti 1980: 13

[538] Heidegger 1993: 127

irgendwo in der Mitte zwischen Berührungsangst und Berührungssucht. Das „Miteinandersein", welches als „existenzialer Seinsmodus"[539] das (menschliche) Dasein bestimmt, „ist – ihm selbst verborgen – von der Sorge um diesen Abstand beunruhigt"[540]. Daher hat das Mitsein nach Heidegger auch einen defizienten Modus[541]. Das abstandslose Aufgehen in der alltäglichen Bedeutungslosigkeit und Durchschnittlichkeit der Menge konterkariert den Wunsch, ein Individuum zu sein.

Im semiöffentlichen Raum von Pflegeeinrichtungen ist die Distanz vor allem für die Bewohner z.T. aufgehoben. In dem – nur vermeintlich – umfriedeten Raum kann Personal bzw. „die Mitwelt" jederzeit „in regellosen Intervallen eindringen und zusehen"[542]. Das existentielle Verlangen nach Wohnung ist damit gestört. Wird Bewohnerinnen derartiger Einrichtungen ein solcher Rückzugsraum vorenthalten, ist das eine gewalttätige und grausame Maßnahme, weil somit in den leiblichen Raum übergegriffen wird. Wer keine Möglichkeit mehr hat, sich in sein Refugium zurückzuziehen, ist anderen ausgeliefert. In einem Krankenzimmer, und noch stärker auf einer Intensivstation, ist die Grenze zwischen `privat` und `öffentlich` aufgehoben. Die dort Liegenden sind den Blicken und Behandlungen Fremder ausgesetzt. Es herrscht ein ständiges Kommen und Gehen. Aber „zur Selbstbehauptung des Menschen gehört (...) die Leistung, sich mit den Gefühlen zu arragieren und (...) so einzurichten, daß er ihnen nicht hilflos ausgeliefert ist. Von größter Bedeutung für diesen Erfolg ist die Fähigkeit, Grenzen im Raum zu ziehen und dadurch eine Umfriedung für das Wohnen zu schaffen. Wohnen ist Kultur der Gefühle im umfriedeten Raum, (...)"[543], den es im Krankenzimmer, geschweige denn auf einer Intensivstation, nicht gibt. „Die Umfriedung ist die kritischste Zone der Wohnung"[544]; fällt sie gänzlich weg, ist der Betroffene allen ergreifenden Mächten, Widerfahrnissen, allem Fremden schutzlos ausgeliefert. Die `spanischen Wände` oder Vorhänge, die auf Intensivstationen zur Abschirmung und `Wahrung der Privatsphäre des Patienten` angebracht sind, haben unter dieser Perspektive einen sehr ambivalenten Charakter, denn sie bieten nur visuellen Schutz, aber keinen akustischen oder olfaktorischen. Eine Situation, in der man nicht sieht, was geschieht, wohl aber tausend unbekannte Geräusche hört, kann sehr

---

[539] Heidegger 1993: 120
[540] Heidegger 1993: 126
[541] Vgl. Kap. 4.1
[542] Schmitz 1995: 224
[543] Schmitz 1997: 139
[544] Schmitz 1997: 141

wohl zur Angststeigerung beitragen (die sich u.U. auch in Desorientierung verlieren kann), weil draußen, in diesem Fall hinter dem Paravent, das Unbekannte, das Unvertraute und Abgründige lauert.[545] Besser wäre es sicher für die Betroffenen, sie würden sehen können, aber nicht gesehen werden. Eine für Blicke undurchlässige Abschirmung kann die Beengung und damit die Angst durchaus steigern.

„Die Unheimlichkeit des Fremden beruht noch heute auf dieser Problematik des Eintritts, die den umfriedeten Bezirk für den Einbruch des Abgründigen öffnet. Man spürt etwas von dieser Unheimlichkeit schon dann, wenn ein Fremder einen auch nur flüchtig als Wohnung fungierenden Raum, z.B. ein Eisenbahnabteil, grußlos, also ohne Ritus der Nostrifizierung, betritt."[546] Auf der Intensivstation bleibt alles unheimlich fremd, weil es keine Chance der Ent-Fremdung gibt. Kein Ritual, kein Filter regelt das Kommen und Gehen. Jedes Bedürfnis der Patienten nach Abgrenzung und Distanz ist hier annulliert. Für sich nimmt das Personal allerdings das Recht auf Distanz in Anspruch.

10.5 Schmerz

Wenn wir uns mit dem Schmerz befassen oder wenn er sich mit uns `befasst`, dann fällt sofort die Asozialität des Schmerzes auf, weil er alle gesellschaftlichen Anbindungen zerstört und den Betroffenen in Einsamkeit und Isolation stürzt. Es gibt wohl keine Situation, in der sich der Mensch vor dem Schmerz in Sicherheit bringen könnte. „Nirgendwo ist der Mensch mehr Kreatur als im Zustand unerträglicher Schmerzen"[547], der dem „Ansturm"[548] wohl sehr nahe kommt. Er affiziert die ganze Person, den ganzen Menschen, aber – zunächst – eben nur den einen, der Schmerzen hat. Der Schmerz ist also asozial, der Schmerzensschrei, der zum Schmerz gehört, jedoch nicht. Er ist zum einen auch immer ein ungerichteter, an niemanden adressierter Hilfeschrei; er ist selbst ein Impuls des `Weg!`. Zum anderen enthält er eine irgendwie geartete Botschaft an die anderen. Diese sind davon unangenehm berührt.[549] Auch wenn sie uns glauben oder mit uns fühlen, nervt sie unser Gejammer, unsere leidende Miene oder gar unser Schreien. Sie erleben ein Individuum, das aus der

---

[545] Vgl. auch Kap. 11.3.1

[546] Schmitz 1997: 141; vgl. zur Nostrifizierung auch Uzarewicz/Uzarewicz 1998: 236-244

[547] Sofsky 1996: 74

[548] Vgl. Kap. 10.3

[549] Vgl. Daudet 2004: 14; 87; 88

Spur, aus dem Rhythmus ist. Wir wollen von den Schmerzen der anderen möglichst nichts mitbekommen. Von ihnen werden wir peinlich berührt. Wir empfinden sie als eine Zumutung und Aufdringlichkeit und sind verärgert, weil der andere nicht still leidet, die Kontrolle über sich verloren hat und uns mit hineinzuziehen versucht, in seinen Schmerz. Dabei ist der Schmerzensschrei, das Schluchzen oder das Stöhnen doch eine Anmutung und Aufforderung einer leiblichen Regung, die der Betroffene nicht kontrolliert. Starke Schmerzensschreie oder vor Schmerz verzerrte Gesichter empfinden wir als Haltlosigkeit, was sie tatsächlich auch sind, weil der Gepeinigte keinen Halt mehr findet, und als exhibitionistisch: Jeder quält sich mit seinem Schmerz allein, aber jeder will die anderen in diese Intimität mit hineinziehen, Mitleid erheischen, Händchen halten, körperliche Berührung, beruhigendes Zureden. Der andere soll unser Schmerzasyl, unser Ausweg aus dem Schmerz sein. Und tatsächlich können die anderen, selbst Tiere, dieses Asyl sein. „Es ist bekannt, daß Schmerz geringer wird, wenn vertraute Menschen den Leidenden unterstützen. Schon der Freiherr von Knigge leitete den diesbezüglichen Abschnitt in seinem Klassiker `Über den Umgang mit Menschen` mit den Worten ein: `Wer je empfunden hat, welch ein Labsal bei Krankheiten und Schmerzen eine gute, sorgsame, stille und teilnehmende Pflege gewährt, der wird den Gegenstand nicht unwichtig finden.`"[550]

„Der Schmerz ist eine so deutliche Erfahrung, daß es überflüssig erscheint, ihn zu beschreiben. Wenn man es aber doch versucht, stößt man auf eine überraschende Schwierigkeit: Der Schmerz verfügt über Mittel, sich gegen den Neugierigen zur Wehr zu setzen. Das bemerkte bereits Sigmund Freud. Er schrieb nach einer Furunkeloperation an seinen Jugendfreund Wilhelm Fleiß: `Ich habe gelernt, daß es hier ein Empfindungsgebiet gibt, so reich und mannigfaltig in seinen Elementen und Zusammensetzungen wie das der Töne oder Farben, indes ist wenig Aussicht, dieses Empfindungsmaterial in ähnlicher Weise zu verwerten: Es tut weh.` (...) Was also ist der Schmerz? (...) Der Cartesianer Pierre Bayle meinte bereits, Gott hätte an die Stelle des Schmerzes auch andersartige Regungen setzen können, wie z.B. Abscheu angesichts drohender Körperschäden nebst Appetiti auf Heilmittel bei schon eingetretenen. (...) Schmerzen sind bohrend, stechend, reißend, ziehend, hämmernd, pochend."[551] Schmerz hat also viele Gesichter und führt zu einer besonderen Dynamik in der leiblichen Ökonomie: Spannung, Schwellung, Rhythmus,

---

[550] Soentgen 1998: 36
[551] Soentgen 1998: 34f.

Intensität und Enge sind hier miteinander im Widerstreit.[552] Der Zusammenhang von Angst und Schmerz einerseits und Lust andererseits, ist bekannt und „als etwas Befremdliches registriert (...) worden"[553]. Zwischen ihnen gibt es aufgrund der Labilität der leiblichen Ökonomie in ihrer antagonistischen Konkurrenz zwischen Spannung und Schwellung keine scharfe Grenze. Eine bloße Gewichtsverlagerung kann schon zur Umkehrung genügen. Lust bzw. Wollust[554] kann dann sehr schnell in Grausamkeit und Grausamkeit sehr schnell in Wollust umschlagen (z.B. stöhnen, kratzen, thrill). Die leiblichen Impulse wie z.B. das Stöhnen klingen beim Stöhnen vor Schmerz ähnlich wie beim Stöhnen vor Lust. Das Lachen vor Freude im Spaß ist manchmal nicht zu unterscheiden vom hysterischen Lachen bei Unsicherheit oder Angst. Oder: Wenn man jemanden kratzt, benutzt man seine Nägel als Waffen und tut dies meist, um diesem Jemand Schmerzen zuzufügen. Eine wollüstige Erleichterung wird durch den Einsatz der gleichen Instrumente erreicht, wenn man sich an einer juckenden Stelle (z.B. Insektenstich) kratzt. Eine Nuance kann genügen, wohltuende Linderung in grausame Gewalttätigkeit kippen zu lassen. Gerade in prekären Pflegesituationen – und Pflegesituationen sind häufig prekär – ist daher professionelle Sensibilität, Einfühlsamkeit und Kenntnis der Labilität der leiblichen Ökonomie notwendig.

Der schreckliche Schmerz überschattet alles. Wir können am gesellschaftlichen Leben nicht mehr oder nur noch begrenzt teilnehmen. Wir funktionieren nicht mehr vollständig. Wir können nicht entscheiden, ob wir Schmerzen haben wollen oder nicht; wir würden alles dafür geben, manchmal sogar das eigene Leben, wenn er endlich aufhörte. Der Schmerz markiert den Ausnahmezustand. „Im Schmerz spürt der Mensch den Leib, der sein Leben beenden wird."[555] Der Schmerz gewährt uns aber auch, oder gerade deswegen die „Chance zum personalen Menschsein"[556], wie Khalil Gibran, um einmal ein Beispiel aus einem muslimischen Milieu heranzuziehen, „einen positiven Aspekt des Schmerzes für die menschliche Entwicklung"[557] hervorhebt: „Euer Schmerz ist das Zerbrechen der Schale, die euer Verstehen umschließt. Wie der Kern der Frucht zerbrechen muß, damit sein Herz die Sonne erblicken kann, so müßt auch ihr

---

[552] Vgl. Schmitz 1998a: 185

[553] Schmitz 1998b: 328

[554] Wollust meint nicht nur die sexuelle Wollust, sondern bezieht sich auch auf andere Phänomene, z.B. das lustvolle Kratzen an einem Mückenstich.

[555] Sofsky 1996: 82

[556] Schmitz 1992: 172

[557] Tan 1998: 82

den Schmerz erleben."[558] Ernst Jünger bezeichnet den Schmerz als „die stärkste Prüfung innerhalb jener Kette von Prüfungen, die man als das Leben zu bezeichnen pflegt"[559]. Für Jünger gehört der Schmerz „zu den unvermeidlichen Erscheinungen der Weltordnung"[560], an denen der Mensch sich bewähren muss. Den Schmerz muss man dabei natürlich nicht lieben, das Jünger, Gibran oder Schmitz zu unterstellen, wäre eine Fehldeutung. Man sollte nur respektieren, dass das Leben nicht nur angenehme Seiten bereithält. Wer hier vorschnell denjenigen, die die Bedeutung des Schmerzes für die Menschen hervorheben, der ideologischen Apologie des Schmerzes bezichtigt und allzu schnell ist mit dem Ruf nach `Narkose!`, der vergisst, dass er sich damit zum Komplizen technischer Machbarkeit macht, die er ansonsten vielleicht vollmundig kritisiert: „So erscheint die Narkose auf der einen Seite als eine Befreiung von Schmerz, auf der anderen verwandelt sie den Körper in ein Objekt, das dem mechanischen Eingriff in der Art eines leblosen Stoffes offensteht."[561] Ist es da noch eine Provokation, wenn man sagt, dass, wer versucht, den Schmerz völlig auszutilgen, den Menschen einen Bärendienst leistet, weil man ihm seine Freiheit nimmt? Wenn der Schmerz Bestandteil des Lebens ist, kann dann die Idee schmerzfreien Lebens eine dem Menschen würdige Idee sein? Wer den Schmerz beseitigen wollte, wer glaubt, ihm davonlaufen oder ihn zum Narren halten zu können, indem er ihn etwa betäubt[562], der läuft der Angst vor ihm, der zunehmenden „Schmerzangst"[563] direkt in die Arme. Es gibt keine Flucht vor ihm. „Mit dem Schmerz muss man sich auseinandersetzen", sofern er uns nicht übermannt und „solange man darüber nicht die Fassung verliert"[564], „man muß ihn bezwingen oder sich von ihm bezwingen lassen. Von dieser Sonderstellung des Schmerzes zeugen spezifische Schmerzgesten, die nicht durch direkten physiologischen Nutzen motiviert sind und bei anderen Formen leidvollen leiblichen Betroffenseins nicht ihresgleichen haben: Zusammenpressen der Lippen, Ballen der Fäuste, Stöhnen und Schreien.

---

[558] Gibran 1995: 41

[559] Jünger o.J.; Erstdruck 1934: 151

[560] Jünger o.J.; Erstdruck 1934: 186

[561] Jünger o.J.; Erstdruck 1934: 195

[562] Wie das viele Drogen- und Alkoholsüchtige tun, um ihren `Weltschmerz` zu betäuben

[563] Daudet 2004: 25

[564] Schmitz 1992: 170

Schmerz stellt den Betroffenen in besonderem Maße, in dem Sinn, wie man sagt, daß die Polizei den gejagten Verbrecher stellt."[565]

Man sollte jedoch die Nachwirkungen von Schmerzen, das Schmerzgedächtnis, nicht unterschätzen. Sie hinterlassen Narben. Wer längere Zeit intensiven Schmerzen ausgesetzt war, wie der Gefolterte, der kann in dieser Welt nie mehr richtig heimisch werden. Allein die leibliche Erinnerung ist zu grausam; der Schmerz ist immer wieder gegenwärtig. Es ist, als hörte er niemals auf. Solche Menschen, die im Schmerz völlig auf sich selbst zurückgeworfen wurden, bekommen keinen wirklichen Zugang mehr zur Welt und zu den anderen. Manche töten sich selbst.

So wie die Grausamkeit notwendig ist zur Erhaltung der Einheit des Leibes, so ist auch der Schmerz nicht bloß der ῾Wachthund der Gesundheit῾; das könnten andere Regungen genauso gut oder sogar besser. Vor welcher Gesundheit wacht denn z.B. der Geburtsschmerz? Auch dem von Wunden oder anderen Verletzungen Betroffenen nutzt der Schmerz gar nichts (mehr), weil der Schaden längst eingetreten ist. Ebenso stellt der Schmerz für unter chronischen Schmerzen Leidende oder gar für unter Schmerzen Sterbende keinerlei Hilfe oder Nutzen dar. Als ῾Wachthund῾ ist der Schmerz ein schlechter Begleiter von Mensch und Tier. Der Schmerz repräsentiert vielmehr die Enge des Leibes. Er ist deshalb selbst besonders grausam. „Solche Grausamkeit ist aber nicht ein zufälliges Mißgeschick, sondern in ihr offenbart sich die durch den Antagonismus von Engung und Weitung unvermeidliche Grausamkeit des Leiblichen überhaupt, ohne die das Leben in pflanzenhaftem Dahinwären und Ergossenheit in Weite ohne Einschnitte und Individuation verharren müßte. Nur im Einbruch des Neuen, das den Menschen wie ein Tier zusammenfahren und stutzen läßt, wird Gegenwart von der gleitenden Dauer abgerissen, die abgeschieden in Vergangenheit zurücksinkt; erst damit ist etwas aktuell, exponiert, aber auch fähig in die Enge getrieben zu werden."[566] Sein Sinn ist es nicht, uns vor Gefahren zu bewahren, sondern uns zu individuieren.[567] „Ich spüre Schmerzen, also bin ich!", so könnte man den Descartesschen Satz nochmals abwandeln.

---

[565] Schmitz 1992: 170
[566] Schmitz 1992: 171
[567] Vgl. Kap. 10.1

10.6 Scham

> „Ohne Mutigen gibt es keinen Mut" (Schmitz 1998e: 148), ohne Beschämten keine Scham.

Es gibt viele Anlässe, sich zu schämen. Simmel[568] z.B. nennt angeborene Behinderungen, die von Behinderten als beschämender Teil ihrer Persönlichkeit verstanden werden, während erworbene Behinderungen keine Scham provozieren, weil sie als Zufall kein Teil des personalen Kerns ausmachen. Gröning[569] verweist auf die Scham alter Menschen wegen ihrer Hilflosigkeit und ihres Körpers sowie auf die Scham des Pflegepersonals in Bezug auf `verkaufte Gefühle und verkaufte Hilfe`. Keinem Menschen, der das Kleinkindalter hinter sich gelassen hat, ist die peinliche Situation der Scham unbekannt. Keineswegs ist die Entblößungsscham, also die Scham darüber, dass die eigenen Sexualorgane bloßgestellt werden, die wichtigste oder einzige Art des Sich-Schämens. Das behaupten jedoch die Zivilisationstheorien von Elias[570] und Duerr[571]. Es ist müßig, darüber zu streiten, ob die Scham (und Schamhaftigkeit) angeboren oder anerzogen ist. Offensichtlich gibt es keinen gradlinigen Zivilisationsprozess, der zu immer größerer Affektkontrolle führte. Selbst im Hinblick auf die Entblößungsscham kann man von einem Auf und Ab sprechen. Ein Nachlassen des Schamgefühls ist immer in Kriegs- und anderen Ausnahmesituationen zu beobachten. Eine Lockerung der Sitten kann man z.B. im 18. Jahrhundert, dem Zeitalter der Aufklärung und der Libertinage, dann nach dem 1. Weltkrieg in den 20er Jahren, während und insbesondere zum Ende des 2. Weltkrieges[572] sowie vor allem seit den 60er und 70er Jahren des 20. Jahrhunderts verzeichnen. Wenn es stimmte, was Elias[573] und seine Schüler über den Zusammenhang von Sexualität und Zivilisation sagen, dann wären wir keine zivilisierte Gesellschaft (mehr).[574]

---

[568] Vgl. Simmel 1983: 144

[569] Vgl. Gröning 1998: 50ff.; 97ff.

[570] Vgl. Elias 1976

[571] Vgl. Duerr 1988-1997

[572] Vgl. Hirschfeld/Gaspar 1929

[573] Vgl. Elias 1976, Bd.1: 247

[574] Interessanterweise scheint gleichzeitig mit dem Sinken der Schamgrenzen eine geringere Toleranz gegenüber Gewalt und Schmerzen sowie dem Ekelhaften, bei gleichzeitiger Zunahme der Angst vor Gewalt und Schmerzen, einherzugehen.

Die Scham vor der Entblößung zeigt uns hier immerhin eine Spur, denn in vielen Situationen, in denen wir uns schämen, geht es um das Sehen und das Gesehenwerden. Scham wird provoziert, wenn wir von anderen in einer vermeintlich oder tatsächlich peinlichen Situation beobachtet werden, aber häufig auch, wenn wir eine solche Situation, in die wir selbst überhaupt nicht involviert sind, beobachten können, besser gesagt: müssen. Eine peinliche Situation schaut sich wohl niemand freiwillig an, so wenig wie sich jemand gerne einer für ihn peinlichen Situation aussetzt. Den Blicken anderer ausgesetzt zu sein, hat solche Macht, „daß der Beschämte keine fremden Blicke mehr aushält, sondern die Augen von diesen abwendet"[575], und nicht nur abwendet, sondern zumeist wie niedergeschlagen gen Boden richtet. „Die fremden Blicke sind leibliche Regungen vom Charakter der Richtung. In der Scham fungieren sie als aggressive Vektoren, mit denen die ergreifende Macht den Beschämten durchbohrt."[576] Diese durchbohrenden Blicke, ebenso wie zeigende Finger oder verletzende Worte[577], nageln den Beschämten förmlich fest und hindern ihn daran, dem Impuls `Weg!` – der hier sicherlich so stark ist wie bei Angst oder Schmerz – nachzugeben und das Weite zu suchen. Diesem niedergeschlagenen Blick auf den Boden würde der peinlich Berührte am liebsten hinterher springen und verschwinden. Beschämte möchten nichts mehr als im Erdboden versinken oder in sich selbst hinein verkriechen.[578] Andere Richtungen als nach unten stehen nicht mehr zur Verfügung, schon gar nicht nach oben, da Scham nichts Erhebendes hat, wie z.B. der Stolz. „Stolz ist das Selbstgefühl des Richtenkönnens, der Einnahme einer richtunggebenden, die Weite um die Enge aufschließenden und bestimmenden Stellung. Ergriffenheit von Scham ist die Passivität des Gerichtetwerdens, der Auslieferung des Leibes an ein Übergewicht durchbohrender, zentripetal einstrahlender Richtung, die die Entfaltung in Weite vereiteln und der Atmosphäre des räumlichen Gefühls, das die Scham als ergreifende Macht ist, das bezeichnende Gepräge geben."[579] Vielleicht darf man deshalb Zorn und Scham mit Hunger und Durst vergleichen, weil Zorn und Hunger zur Initiative anspornen, Durst und Scham hingegen die Initiative lähmen und zur Passivität verurteilen. Ein weiteres gemeinsames Merkmal von Durst und Scham ist das Brennen, das sich beim Beschämten für andere sichtbar als Rötung des Gesichts zeigt.

---

[575] Schmitz 1983: 39
[576] Schmitz 1983: 39f.
[577] Vgl. Schmitz 1983: 52
[578] Vgl. Schmitz 1983: 39
[579] Schmitz 1983: 43

Während bei der Scham wegen der Entblößung der eigenen Sexualorgane reflexartig die Hände vor dieselben gehalten werden, wird bei anderen Formen der Scham das Gesicht mit den Händen bedeckt, so als ob die peinliche Situation damit aus der Welt geschafft werden könnte. Ähnlich reagieren Kinder in einer sie erschreckenden, beschämenden oder ängstigenden Situation mit der Bedeckung des Gesichts. Sie leitet die Hoffnung, wenn sie die Pein nicht sehen, sieht diese sie auch nicht. Bei Jugendlichen und Erwachsenen ist das Gesicht wohl auch deshalb von solcher Bedeutung, weil man es `verlieren` kann.[580] *Exponiertsein* ist also eine wichtige Voraussetzung dafür, dass eine beschämende Situation überhaupt entsteht. Nach Schmitz entsteht Scham, „wenn eine Initiative, durch die ein Mensch aus dem Schneckenhaus unauffälliger Normalität heraustritt, sich als ungehörig erweist, indem sie den Gegenstoß einer ergreifenden Macht, der der Betroffene schutzlos ausgeliefert ist, umschlägt, sie ist diese Macht"[581]. Wer eine Initiative ergreift, exponiert sich – und wird zurückgewiesen oder jemand wird exponiert, d.h. anderen, ihren Blicken und Urteilen ausgesetzt.[582]

Die Möglichkeiten, sich solcher Scham zu entziehen, sind begrenzt, häufig gibt es keine. Schmitz nannte die „Schamhaftigkeit" das „Vorgefühl der Scham"[583]. Schamhaftigkeit ist ein Verhalten, um Scham zu vermeiden. Die Waffen der Schamhaftigkeit sind ein emotionaler Panzer, Distanz und Reserviertheit[584], aber auch Zorn und Wut. Distanz kann eine Strategie – z.B. von Patienten – sein, Scham zu bewältigen. Laut Gröning[585] brauchen viele Patienten Distanz und keine Nähe. Schon die schlichte Hilfestellung wird dann als demütigende und beleidigende Bloßstellung empfunden. Deshalb ist das (geheuchelte oder echte) Mitgefühl des Pflegepersonals oftmals der falsche Weg. Eine weitere – begrenzte – Möglichkeit, die Diskreditierung der eigenen Person zu verhindern bzw. zu minimieren, ist die Negierung des Anlasses und das Herunterspielen der Demütigung: Es sei doch alles gar nicht so schlimm, alles sei bloß ein Missverständnis,

---

[580] Vgl. Kap. 6

[581] Schmitz 1983: 38

[582] Vgl. Schmitz 1983: 36f.

[583] Schmitz 1983: 64-76; Elias (1976: 240) spricht hier vom „Bann des Schweigens", von der „Schamangst".

[584] Vgl. Kap. 10.4. Der Zusammenhang von Scham(haftigkeit) und Wohnen liegt auf der Hand. In den eigenen vier Wänden gestattet man sich Dinge, die in der Öffentlichkeit unmöglich wären, aus Schamhaftigkeit, deren Territorium die Wohnung ist, die auch vor der Abgründigkeit fremder Blicke schützen soll.

[585] Vgl. Gröning 1998: 100

Schuld hätten eigentlich andere oder – bei Zurückweisung – man hätte ja sowieso eigentlich gar nicht gewollt usw., nach der Äsopschen Fabel von dem Fuchs, der die Trauben, die ihm zu hoch hängen, schlecht macht und sein Begehren rundweg abstreitet. Solche annullierenden Versuche gelingen nur selten und reißen den Beschämten meistens nur noch tiefer hinein.

Scham kann aber auch in *Zorn* umschlagen.[586] Da „an der Wegscheide zwischen Zorn und Scham" die gleiche nötigende Macht zu wirken scheint, kann also der Zorn nicht nur durch Scham abgefangen werden, sondern u.U. auch die Scham durch den Zorn: „Auflodernder Zorn wendet sonst unvermeidlichen Ausbruch von Scham ab."[587] Dabei gerät der Betroffene häufig auch über sich selbst so in Rage, dass er sich nicht nur selbst ohrfeigen könnte[588], sondern es auch tatsächlich tut: Er fängt z.B. an, sich selbst zu beißen, die Haare auszureißen oder auf belebte und unbelebte Gegenstände einzuschlagen oder einzutreten. Der Zorn über die eigene Beschämung kann genauso selbstzerstörerisch sein wie die Scham.[589] Die Beschämung ist dann so tief, dass sie nicht mehr überspielt werden kann, weil der Zornige sich sagen oder auch wortlos durch anklagende Blicke zu verstehen geben lassen muss, dass er die Kontrolle über sich verloren und sich nicht mehr in der Gewalt hat. Besonders bei der Pflege älterer Menschen, die spüren, dass sie für andere `nur noch Ballast` sind, die ihren eigenen `Verfall` erleben und zu schwach sind, dagegen etwas zu unternehmen, können Zornesausbrüche derartige Hintergründe haben, vor allem in Situationen, in denen Pflegepersonal permanent ihre Privatsphäre verletzt und in ihre Intimsphäre eindringt, um ihnen z.B. bei der morgendlichen Körperpflege behilflich zu sein. Aber auch die gegenteilige Reaktion ist möglich: Sie fangen dann plötzlich und für die Pflegende manchmal nicht nachvollziehbar zu weinen an und werden passiv. Wenn dem Beschämten jeglicher Ausweg versperrt ist, dann bleibt in der Tat nur noch „der Selbstmord: wodurch er, indem er sich durchbohrt, in das Konzert der ihn allseitig zentripetal durchbohrenden

---

[586] Schmitz (1983: 20-47) nennt Zorn und Scham die „Hauptgefühle", die die „Gefühlsbasis des Rechts" ausmachen.
[587] Schmitz 1983: 47
[588] Vgl. Schmitz 1983: 45
[589] Vgl. zur Selbsttötung aus Scham und verletzter Ehre Schmitz 1983: 108f.

Erregung einstimmt"[590]. „Nur noch der Tod stellt anscheinend die Ehre wieder her, die ihm sein siecher Körper genommen hat."[591]

Neben dieser primären gibt es noch die „sekundäre Scham"[592] über die misslungene Initiative eines anderen, deren Misslingen diesem aber nicht bewusst ist und das Peinliche seiner Exponierung er daran nicht zu bemerken scheint, so dass eben nicht der eine Initiative Ergreifende, sondern der die Szene Beobachtende ob der „Atmosphäre der Betretenheit"[593] und Verlegenheit von Scham ergriffen wird. Darin, dass sich einer in eine peinliche Situation verstrickt und eventuell immer weiter in ihr befestigt, lässt häufig andere – sensiblere Mitmenschen – vor Scham erbleichen, weil sie die Würde des Akteurs durch sich selbst oder andere, die ihn in seiner Situation belassen, verletzt sehen. Der Beobachter schämt sich dabei vielleicht nicht einmal für den Beschämten als Person, sondern als Menschen, als einen wie sich selbst, als Vertreter der Menschheit oder einem partikularen Kollektiv. Er sieht dabei dann weniger die Würde der Person als die Menschenwürde[594] allgemein verletzt.

Man kann jedoch auch von Scham ergriffen werden wegen Initiativen anderer, von denen diese selbst sehr genau wissen, dass sie unrecht sind; man kann sich also auch für die Schamlosigkeit anderer schämen, wohl deshalb, weil man irgendwie das Gefühl hat, dass die Schamlosigkeit den Schamlosen entwürdigt. Die Schamlosigkeit gilt dann eben als menschenunwürdig oder ehrverletzend. Durch z.B. eine taktlose Bemerkung wird ja zunächst einmal der Taktlose und dann erst derjenige, auf den die Taktlosigkeit zielt, bloßgestellt. Hinzu kommt dann u.U. noch die Peinlichkeit, gegen eine solche Initiative nicht selbst initiativ geworden zu sein und sie bloß stillschweigend missbilligt zu haben. Eine unterlassene Initiative kann für den peinlich Berührten bei hinreichender Sensibilität auch eine unrechte Initiative, die auf den Unterlassenden zurückschlägt, sein. Andere, eventuell weitere anwesende Beobachter sind für die Ergriffenheit von Scham also nicht notwendig; wenngleich man wohl sagen darf, dass auch hier eine soziale Situation vorliegt, weil man sich so fühlt als ob man beobachtet werden würde. Mit guten Gründen wendet Schmitz hier allerdings ein, dass „man (...) die soziale Eingebundenheit der Scham, ihre

---

[590] Schmitz 1983: 46
[591] Gröning 1998: 102
[592] Schmitz 1983: 39; 43
[593] Schmitz 1983: 39
[594] Auf das Prekäre des Begriffs der (Menschen-)Würde als vermeintlich objektivem Wert haben wir in Kap. 3.4 hingewiesen.

Angewiesenheit auf Partnerschaft mit anderen, nicht überschätzen (sollte). Die intensivste Scham ist vielleicht die der Erinnerung, die dem Einsamen irgend eine Verkehrtheit seines Benehmens oder eine früher erlittene Beschämung siedend heiß von Neuem aufdrängt."[595]

---

[595] Schmitz 1983: 41

11. Leibliche Kommunikation

Kommunikation ist ein Begriff, der sich üblicher Weise auf die gesprochene oder geschriebene Sprache bezieht. Menschen können aber auch auf andere Weise kommunizieren. Der Terminus `nonverbale Kommunikation` ist dafür eher unzureichend, da er eine Negation darstellt und keine näheren Erklärungen über die Phänomene, die er benennen will, bietet. Dass Menschen über diese anderen Kanäle täglich miteinander in Kontakt treten, ist evident. Jeder kennt die Situation, dass man sofort mitgähnen muss, wenn man einen gähnenden Menschen ansieht (oder auch nur vom Gähnen liest). Oder ein anderes Beispiel, das man im Selbstversuch durchaus einmal ausprobieren kann: In einer Gruppe von lachenden Menschen, nicht mitzulächeln, ist fast unmöglich. Derartiges kann man sehr gut in öffentlichen Räumen (z.B. in öffentlichen Verkehrsmitteln) beobachten. Die phänomenologische Fragestellung hierbei ist nicht die nach den Ursachen derartiger Erscheinungen, sondern: Was geht vor sich? Welche Formen des Kontaktes gibt es? Über welche Kanäle läuft eine derartige Kontaktaufnahme?

Wir können an der Leiblichkeit anderer teilhaben. Wie die Leiblichkeit der anderen `funktioniert`, das wissen wir aus unserer eigenen. Noch vor der eigentlichen leiblichen Kommunikation, erst recht vor der Symbole generierenden Sprache, liegt die Möglichkeit, die Nötigung der Verständigung. Verständigung darf man jedoch nicht auf Kooperation reduziert missverstehen.[596] Wir wissen und verstehen per se auch, wie wir den anderen quälen, wie wir ihm Schmerzen zufügen, wie wir ihn ängstigen, erschrecken, ermüden oder erfreuen können, wie wir die – z.B. krankheitsbedingten – Mängel leiblicher Befindlichkeit und affektiver Betroffenheit abstellen oder eventuell lindern können. Aus unserem leiblichen Wissen, aus unserem Wissen um die Leiblichkeit heraus kennen wir die Möglichkeiten der Folter, der Pflege, des Heilens, der Zuneigung, der Abneigung. Wir wissen, wie es ist, wenn man Hunger oder Durst hat, wie dumpfe oder stechende Schmerzen sind, was Müdigkeit oder Frische sind, weil wir selbst hungrig und durstig, freudig erregt, müde oder frisch sind. Wir `kennen` dies alles aus unserer eigenen Leiblichkeit, aus ihrer Struktur, ihrer Topographie, ihren Regeln. Trotz der großen historischen und kulturellen Relativität und Variabilität (z.B. des Gehens oder Schwimmens, um hier die Körpertechniken Mauss´ einmal aufzugreifen) gibt es auch ein ganz entschiedenes gegenseitiges Verständnis, jenseits symboli-

---

[596] Wie Habermas und seine Anhänger; vgl. Kap. 5.1.2

scher Vermittlungen, das aus dem Gehen und Laufen auf zwei Beinen, dem Agieren mit zwei Armen und zehn Fingern an zwei Händen, dem Sehen mit zwei Augen – d.h. aus der *anthropologischen Grunddisposition* – resultiert.[597]

Leiblichkeit *ist* Kommunikation. „Von leiblicher Kommunikation im Allgemeinen will ich immer dann sprechen, wenn jemand von etwas in einer für ihn leiblich spürbaren Weise so betroffen und heimgesucht wird, daß er mehr oder weniger in dessen Bann gerät und mindestens in Versuchung ist, sich unwillkürlich danach zu richten und sich davon für sein Befinden und Verhalten in Erleiden und Reaktion Maß geben läßt."[598]

11.1 Gehirn, Bewusstsein und Leib

> „Die Lokalisierung des eigenen Erlebens im Gehirn ist unter der Herrschaft des neurowissenschaftlichen Paradigmas so selbstverständlich geworden, daß das zeitgenössische Denken im allgemeinen Thomas Edison folgt, der erklärte, er brauche seinen Körper nur, um sein Gehirn zu transportieren." (Fuchs 2000: 17)

Dass das Feuern der Neuronen und die unterschiedliche Intensität verschiedener Hirnareale mehr ist als eine nicht nur notwendige, sondern auch hinreichende Bedingung für Wahrnehmung und Kommunikation mit der Welt, diesen Beweis sind die Neurowissenschaftler schuldig geblieben; man darf wohl die Prognose wagen, dass das auch so bleiben wird.[599] Dass darüber hinaus das Subjekt und damit das Gehirn selbst nichts als ein Konstrukt eben dieses Gehirns sei, wie z.B. der Neurobiologe Gerhard Roth behauptet[600] und deutlich hervorhebt: „Nicht nur

---

[597] Dass wir jenseits sozio-kulturellen (Ein-) Verständnisses keinen Zugang zu den anderen Menschen hätten, ist ein konstruktivistisches (Selbst-)Missverständnis.

[598] Schmitz 1989: 31f.

[599] Die Bedeutung des Gehirns für die Evolution der Hominiden muss man nicht klein reden und unterschätzen, wenn man die Neurowissenschaftler für die Überschätzung des Gehirns kritisiert.

[600] Damit steht er in der Tradition der Phrenologie um 1800: „Vor Entstehung der Phrenologie hielt man Descartes für einen Denker, einen für sein philosophisches System verantwortlichen Autor. Nach Darstellung der Phrenologie aber ist Descartes der Träger eines Gehirns, das unter dem Namen von René Descartes denkt. Weil Descartes identisch ist mit seinem Gehirn, das die `Möglichkeit` enthält, nimmt er in seinem Inneren das Cogito wahr." (Hagner 2000: 12)

die von mir wahrgenommenen Dinge sind Konstrukte in der Wirklichkeit, *ich selbst bin ein Konstrukt*[601], kann man nicht nachvollziehen. Denn wer konstruiert den Konstrukteur? Das Gehirn kann sich schließlich nicht selbst konstruieren und wie Münchhausen selbst aus dem (Evolutions-) Sumpf ziehen. Aus dem Neuronenfeuer selbst kann man nicht ableiten, dass sie die Ursache und nicht bloß eine Begleiterscheinung dieser Prozesse sind.[602] Die Verlagerung vom Bewusstsein auf die – zeitlich vorgeschalteten – Gehirnaktivitäten und die gleichzeitige mehr oder weniger implizite Isolierung dieses Gehirns von der Welt und damit vom `Rest` des Körpers sollte eigentlich schon zur Vorsicht raten. Die zeitliche Vorlagerung von messbaren Hirnaktivitäten gegenüber dem Bewusstsein[603] zeigt lediglich – und das ist allerdings eine wichtige Erkenntnis und ein großartiger Gewinn (und bestätigt die Neue Phänomenologie) –, dass das Bewusstsein, das man sich immer wie einen Behälter, oder neuerdings analog der Computersprache wie einen Speicher vorstellt, nicht der Konstrukteur und Steuermann der Welt ist, wie die traditionelle Bewusstseinsphilosophie einschließlich der Husserlschen Phänomenologie glaubte. Diese Aufgabe nun aber – allein – dem Gehirn zu überantworten, ist abwegige Metaphysik. Vielmehr weisen Phänomene wie das automatische `Handeln` und Verhalten vor allem bei großer Könnerschaft wie dem Tanzen, Instrumentspielen und Autofahren, „welche die Einzelbewegungen zu einer Figur integriert"[604], darauf hin, dass das Gehirn nur ein wichtiger Mitspieler, insbesondere beim Erlernen solcher Fähigkeiten, ist. Bei zunehmender Virtuosität verringern sich nämlich die messbaren Hirn-

---

[601] Roth 1998: 329

[602] Auch wenn der Vergleich nicht ganz stimmig ist, weil ein Automobil auch ohne funktionierende Kraftstoffanzeige, sofern noch Kraftstoff im Tank ist, weiterfahren kann, ein Mensch ohne Hirn aber nicht leben kann, so ist er zwecks Anschaulichkeit vielleicht deshalb erlaubt, weil hier auch niemand auf die Idee kommt, das Blinken der Leuchte sei die Ursache für die Bewegung des Automobils, wie umgekehrt die allermeisten Laien und Wissenschaftler der Meinung sind, genau dies für das Verhältnis von Gehirn und Körper sagen zu können. Das Gehirn ist nicht einmal ein Steuerorgan für alle Lebensprozesse.

[603] Es war laut Markl (2004: 1073) Benjamin Libet, der nachgewiesen hat, dass bereits vor unserem freien „Entschluss zu einer Willkürbewegung im Gehirn neurophysiologische Vorbereitungen getroffen worden sind, ehe wir also einen solchen Beschluss überhaupt bewusst gefasst haben." Spekulativ bleibt allerdings die Behauptung, dass der Entschluss im Gehirn vorbereitet worden wäre.

[604] Fuchs 2000: 328; 187

aktivitäten: Die Neuronen feuern immer weniger und „man weiß nicht mehr, wie man tut, was man tut."[605] Die Aktivitäten verlagern sich in die Finger, Hände, Füße usw., allerdings wohl weniger in die klar abgrenzbaren Körperorgane als vielmehr in die nicht scharf umrissenen Leibesinseln bzw. in den ganzen Leib. „Der Leib hat sich die Tastatur (beim Klavierspielen oder Schreibmaschine schreiben; d.V.) `einverleibt`, sie in sein Bedeutungssystem aufgenommen. Das Gedächtnis ist `in den Händen`."[606] Wer sich jedoch explizit an die Bewegungsabläufe, ihre Reihenfolge, Geschwindigkeit, Intensität usw. erinnern wollte, der würde kläglich versagen. Wer etwas können will, der muss vergessen, wie es geht und wie man es macht und darf nicht versuchen, den Bewegungsablauf zu kontrollieren, weil hier „jeder Versuch einer verstandesmäßigen Bewegungskontrolle eher kontraproduktiv ist"[607]. Dadurch, dass dieses leibliche Geschehen mehr oder minder `unterhalb` unseres bewussten Lebens stattfindet, `nur` die Basis aller Kontakte, Kommunikationen, Wahrnehmungen und schließlich aller Handlungs- und Verhaltensweisen ist, bleibt es uns zumeist verborgen wie das Fundament eines Hauses. Es ist so selbstverständlich, dass wir es nur selten zur Kenntnis nehmen.

Von welcher Art Bewusstsein muss man sprechen, wenn von diesen virtuosen Fähigkeiten der Menschen die Rede ist? Worin besteht das Bewusstsein des Klavierspielers, dessen Wissen doch wohl eher in den Händen bzw. im Leib ist, wie bei allen anderen Könnern ihres Handeln, sei es das Autofahren oder das `gute Pflegen`? Keiner von ihnen reflektiert auf die `Grammatik` des Klavierspielens, des Autofahrens oder des Pflegens im Akt des Geschehens selbst. Andererseits können Komatöse, Schlafende oder Bewusstlose nicht Klavier spielen, Auto fahren oder (sich) pflegen. Bewusstlosigkeit (im Schlaf, im Koma etc.) ist offensichtlich nicht das Gleiche wie ohne (reflektierendes) Bewusstsein. Das Bewusstsein des Klavierspielers oder der Pflegenden ist nicht das durchschnittliche Wachbewusstsein. Reflektierendes ist explikatives Bewusstsein, Bewusstsein, das einzelne Sachverhalte aus dem Chaos der Mannigfaltigkeit der Welt heraushebt und seine Aufmerksamkeit diesen zuwendet.[608] Dieses auf einzelne Sachverhalte reflektierende Bewusstsein ist nur eine Sonderform von Bewusstsein, das z.B. beim Lernen von Tanzschritten oder der Aneignung der notwendigen einzelnen Handlungen des

---

[605] Fuchs 2000: 328
[606] Fuchs 2000: 317
[607] Kirschmann 1999: 102
[608] Vgl. Schmitz 1995b: 68

Autofahrens funktioniert. Das durchschnittliche Wachbewusstsein oszilliert hingegen zwischen dem explikativen Vermögen des reflektierenden Bewusstseins und einem Bewusstsein, das im Strom der Binnendiffusität der alltäglichen chaotischen Vielfalt dahinlebt. Einzelne Sachverhalte treten an die Oberfläche über die Schwelle der Aufmerksamkeit, nur um sodann wieder in ihrem Hintergrund zu verschwinden.[609]

Ein interessantes Problem (auch der Schmitzschen Leibphänomenologie) bleibt das Phänomen der Bewusstlosigkeit, des Schlafens, des Komas. Schmitz spricht ja von Leiblichkeit im Zusammenhang mit Bewusstsein. Beide sind miteinander vermischt, ohne Leiblichkeit kein Bewusstsein, während „die Möglichkeit einer unbewußten Leiblichkeit – z.B. im traumlosen Tiefschlaf – (...) offen"[610] bleiben muss. Was passiert, wenn der `Leibfaden` erschlafft, wenn wir z.B. in Bewusstlosigkeit oder in den Schlaf sinken? Jeder, der mit komatösen Patienten zu tun und sich intensiver mit ihnen beschäftigt hat, weiß, dass sie reagieren, dass sie keine leblosen Ansammlungen von bloß funktionierenden Organen sind.[611] Jeder Mensch weiß von sich selbst, dass er, wenn er schläft, zwar weggetreten, keineswegs aber völlig `aus der Welt` ist; und jeder hat mehr oder weniger starke Erinnerungen oder auch nur sporadische Erinnerungsfetzen an diese `weggetretenen` Zustände. Selbst sogenannte Scheintote können sich erinnern. Ganz offensichtlich haben wir nur ein sehr unvollkommenes Verständnis von Bewusstsein.[612] Zum einen wird es – ins-

---

[609] Die Arbeitswissenschaften befassen sich seit geraumer Zeit mit den Fragen der Könnerschaft; vgl. hierzu stellvertretend Böhle 1999; 2005.

[610] Schmitz 1998b: 10; 121

[611] Genau das ist auch das zentrale Problem in der Pflege sog. Organspender. Die Leibphänomenologie könnte hier weitere Aufschlüsse bringen; vgl. Hauser-Schäublin u.a. 2001 und Kalitzkus 2003.

[612] Im Grimmschen Wörterbuch (Bd. 1, Spalte 1791 – 1796) wird deutlich, dass der Terminus Bewusstsein originär ein „Selbstgefühl" bezeichnet. Das Bedeutungsfeld war also früher umfassender und unterlag noch nicht der kognivistischen Eingrenzung. Bewusstsein – oder, mit den Worten Schmitz´: Bewussthaben – verstehen wir als eine Struktur, die sich über den ganzen Leib verteilt. Hingegen können uns die Naturwissenschaften hier nicht weiterhelfen. Mit der Idee, „die Evolution menschlichen Bewußtseins (...) als einen spieltheoretischen Anpassungsprozeß zu verstehen (...) wüssten wir zwar immer noch nicht, was Bewußtsein ist, aber wir verstünden etwas besser, was es macht und wozu wir es nutzen. Geben wir es zu: Geht es uns denn bei altbekannten physikalischen Erklärungsprinzipien der unbelebten Welt so viel anders? Schwerkraft, elektromagnetische Felder, schwache oder starke Wechselwirkungen

besondere von Philosophen – vorwiegend auf ein reflexives, vernünftiges Bewusstsein eingegrenzt, zum anderen unter der Dominanz des (Neuro-) Physiologismus und des „Zerebrozentrismus"[613] wie eine Computerfestplatte oder ein anderes Speichermedium, das man einfach abschalten kann[614], verstanden. Bewusstsein und Leiblichkeit sind nur ganz unzureichend verstanden, wenn man sie auf ein binäres An und Aus beschränkt. Es gibt offensichtlich viel mehr und vielerlei abgestufte Zustände der leiblich-bewussten Wachheit.[615]

Geist und Bewusstsein sind Instrumente des Leibes, die kleine Vernunft der „großen Vernunft" (Nietzsche). Auch *über* den Leib lässt sich kommunizieren, wie der Leib selbst mit sich und mit anderen Leibern (und Dingen) kommuniziert. „Die Kernidee der leiblichen Kommunikation besteht darin, dass der vitale Antrieb nicht bloß auf die einzelnen Leiber der Individuen verteilt ist, sondern diese auch übertrifft und in größere Zusammenhänge einschließt."[616] Mit sich kommuniziert der Leib qua dialogischer Struktur der Leiblichkeit. Da nun das leibliche Spüren in sich, in seiner Struktur von Engung und Weitung, dialogisch ist, kann es über die Bildung von „Ad-hoc-Leibern" auf andere verteilt werden, „die die antagonistischen Tendenzen gegeneinander ausspielen."[617]

---

oder gar Zeit: Wer weiß denn wirklich, was das ist? Wir müssen froh sein, zu verstehen, was sie wie bewirken." (Markl 2004: 1071)

[613] Fuchs 2000: 148

[614] Der Vergleich ist sicherlich etwas schief, weil selbst ein Computer im Hintergrund, sozusagen im Stand-by-Modus weiterarbeitet und keineswegs vollständig aus ist. Konsequenter Weise hat man das Kernelement des Rechners, das diesen nie ganz ausgehen lässt bzw. auch im Notfall ʿwiederbelebtʾ ʿbiosʾ genannt. Wenn wir uns also schon hinkender Vergleiche bedienen, darf man vielleicht sagen, dass auch Lebewesen einen solchen Stand-by-Modus haben, in den sie umschalten, wenn sie z.B. bewusstlos oder im Winterschlaf sind.

[615] Vgl. Schmitz 2003: 93-97

[616] Schmitz 2003: 38

[617] Schmitz 1992: 54

11.2 Kanäle der leiblichen Kommunikation[618]

Der *Blick*, die *Stimme*, der *Händedruck* sind Anschlüsse für leibliche Kommunikation[619], d.h. Medien für Mitteilungen auf leiblicher Ebene. Wir stehen z.B. an einer Bushaltestelle und spüren eventuell durch ein eigenartiges Prickeln im Nacken, dass uns jemand ansieht. Wir drehen uns um, und unser Sehsinn bestätigt uns das, was wir vorher schon gespürt haben. „Blicke scheinen mindestens soviel zu können, wie eine bewaffnete Armee."[620] Z.B. kann ein Blick jemanden überwältigen, bannen, fesseln, fast umbringen oder zum Schweigen bringen, aber auch in einen anderen eindringen, jemanden beruhigen, auffordern oder das Gegenüber entwaffnen. „Blicke, die ineinander tauchen, sind wie Speere im Turnier. Sie greifen tief ins leibliche Befinden beider Partner ein (...)."[621] Der warme Blick ist dazu in der Lage, ängstliche Patienten, die den Blick der Pflegenden suchen, zu beruhigen, z.B. auf den Weg in den Operationssaal, oder unruhige Patienten mit einem ruhigen und gelassenen Blick merklich zu entspannen. Eine verbale Erläuterung über den bevorstehenden Eingriff im Sinne einer gut gemeinten Aufklärung wäre hier u.U. kontraproduktiv, der Einsatz der Stimme, wenn sie denn auch noch im eher alltagshektischen Geschehen tendenziell epikritisch ist, würde den Aufgeregten vielleicht sogar tiefer in seiner verfahrenen Situation befestigen. `Blicke sagen mehr als tausend Worte` – dieses alte Sprichwort ist für die leibliche Kommunikation durchaus wörtlich zu nehmen. Auch zwischen Mensch und Tier ist der Blick ein wichtiger Kommunikationskanal, man denke nur an die Dompteure im Zirkus, die sich mit Großkatzen umgeben und diese durch Augenkontakt `in der Gewalt haben`. In der Erziehung von Kindern, die ja manchmal der Dressur von kleinen Raubtieren ähnelt, wird hin und wieder ein strenger Blick eingesetzt, wenn (verbale) Argumente versagen. Die sprachlose Zurechtweisung kann in ihrer Eindringlichkeit intensiver sein als verbale Schelte.[622] Überhaupt scheinen sparsame *Gesten* und *Gebärden* in der Kommunikation oft größeren Eindruck zu machen als etwa lautstarkes Lamentieren, Gestikulieren oder gar Schreien, wie auch nicht selten wenige Worte vielsagender sein können als ausführliche Reden.

---

[618] Die hier vorgestellten Kanäle leiblicher Kommunikation sind nicht vollständig; wir haben nur die für unseren Gegenstand wichtigsten herausgegriffen und beschrieben.

[619] Vgl. Soentgen 1998: 38

[620] Soentgen 1998: 37

[621] Schmitz 1992: 54

[622] Vgl. Kap. 10.5

Neben dem Blick ist es die Stimme, die in einem solchen Fall ebenfalls als Anschlussstelle für leibliche Kommunikation genannt werden kann. Es kommt dabei nicht auf den Inhalt des Gesagten[623] an, sondern eben auf die Stimme, um jemanden zu beruhigen, aus der Fassung zu bringen oder aufzureizen. Besonders deutlich wird das, wenn man sich vorstellt, wie Väter oder Mütter ihren Kindern Schlaflieder vorsingen oder Gutenachtgeschichten vorlesen (wobei der Inhalt für die Kinder oft sekundär ist; viel wichtiger ist es, dass Mama oder Papa noch da sind, das Kind sich ihrer gewiss ist) oder wie eine Truppe marschierender Soldaten oder Wanderer sich die Müdigkeit aus den Knochen singt oder auch die Angst vertreibt. Aber auch, wenn man in angstbesetzten Situationen alleine mit sich ist, fangen Menschen an zu singen oder zu sprechen. Eine (vertraute, angenehme) Stimme, die das Gefühl vermittelt, nicht alleine und verloren auf der Welt zu sein, tut ihre Wirkung. Daher verwundert es auch nicht, dass Musik als Therapeutikum eingesetzt wird, wie z.B. Steinkohl von einer Palliativstation berichtet, wo eine Harfenistin den Patienten Musik vorspielt. Sie sprechen kaum miteinander und doch `weiß` die Harfenistin, was sie spielen soll: „Ich spüre, was sie an diesem Tag mögen." „Ton ist Schwingung (...) das verändert den Raum"[624]; sie schafft Atmosphäre und greift somit in die leibliche Ökonomie der Patienten ein. Dabei hält sie während des Spiels permanent Blickkontakt mit den Patienten. Sie benutzt also die beiden Kanäle Blick und Stimme (bzw. Ton), um leiblich zu kommunizieren.[625] Für den pflegerischen Bereich ist hier entscheidend, dass man mit Menschen kommunizieren kann, auch wenn sie auf der kognitiven Ebene nicht mehr ansprechbar sind. Zur Stimme gehört auch der Atem. Die phänomenale Wirkung des gemeinsamen Atmens ist sowohl in der Geburtshilfe, als auch allgemein im therapeutischen Kontext bekannt.

Als dritter Kanal sei noch der Händedruck erwähnt. Die Handinnenfläche zählt zu den intimen Regionen des menschlichen Körpers; es gibt viele Geschichten, die sich um die Hand, den Händedruck ranken.[626] Nicht nur bei der Begrüßung, sondern grundsätzlich, wenn Menschen (und Dinge) sich begegnen, geschieht leibliche Kommunikation. Wenn man einen Tisch anfasst oder jemanden die Hand gibt, so spürt man *gleichzeitig* den

---

[623] Die Bedeutung der Sprache für die leibliche Kommunikation wäre gesondert zu behandeln; man denke nur an (ergreifende) Gedichte, Bibliotherapie u.ä.

[624] Steinkohl 2004: 41

[625] Vgl. Steinkohl 2004: 41

[626] Manche Menschen behaupten von sich, sie könnten die Zukunft aus der Hand ablesen; auch wird behauptet, man könne z.B. den Charakter eines Menschen an der Stärke des Händedrucks erkennen.

Tisch oder die andere Hand *und* sich selbst. Das Spüren der Hand bzw. des Tisches kann man an den Körpern festmachen, sie sind stofflich fest. Diese Gleichzeitigkeit und Beidseitigkeit ist im pflegerischen Alltag nur zu gewöhnlich, weil man ständig irgendetwas oder irgendjemanden `berührt`. Damit passiert aber auch immer eine Berührung auf leiblichem Niveau – eben leibliche Kommunikation. Da bei jeglicher Kommunikation Missverständnisse möglich sind, sind sie es auch bei Berührung. Wenn ich als frisch operierte Patientin nach einem schweren Eingriff und noch `benebelt` von der Narkose gerade dabei bin, wieder `zu mir zu finden` und eine jungdynamische Krankenschwester mich im Rahmen der morgendlichen Toilette mobilisieren will (und muss), so hängt der Verlauf des restlichen Tages entscheidend davon ab, wie sie mich anfasst: ob ich den Tag guten Mutes – zwar geschwächt, aber mit Zuversicht – angehe oder ob ich nach der Morgenwäsche mich ins Bett zurück und die Bettdecke über den Kopf ziehe und eher weinerlich, passiv, der Welt abgewandt den Tag verbringen werde. Wenn man jemanden berührt, berührt man immer auch gleichzeitig etwas in ihm.

11.3 Arten der leiblichen Kommunikation

11.3.1 Einleibung

Nach Schmitz[627] gibt es mehrere Arten leiblicher Kommunikation, die *Einleibung* ist dabei die wichtigste. „Einleibung bedeutet, dass Gegenstände, die nicht zum eigenen Leib gehören, in sein Befinden eingreifen."[628] Einleibung entsteht dadurch, dass eine oder mehrere Personen in ein „sich bildendes übergreifendes leibliches Gefüge"[629] eingebettet sind und zwar durch Bezug auf die Enge des Leibes. Einleibung entsteht zum einen häufig durch einen *gemeinsamen Rhythmus* (z.B. durch Singen, Klatschen, Rufen, Sprechen), zum anderen durch eine *gemeinsame leibliche Richtung* (z.B. bei Demonstrationen, Märschen, Wandergruppen). Darüber hinaus kann Einleibung auch durch die Herstellung einer für eine Masse von Menschen *gemeinsamen Enge* entstehen, wobei die Enge auch von einem Redner hergestellt werden kann (z.B. bei demagogischen Volksreden). Ein guter Redner versteht es, seine Zuhörer in seinen Bann zu ziehen, keiner bewegt sich, alle scheinen den Atem anzuhalten, alle (ge)horchen aufs Wort und entladen die gestaute Energie durch Applaus genau zu dem Zeitpunkt, der vom Redner gewöhnlich als Pause oder durch bestimmte

---

[627] Vgl. Schmitz 1989: 95ff.
[628] Soentgen 1998: 39
[629] Schmitz 1989: 95

Gesten und Gebärden suggeriert wird. Das vielleicht evidenteste Beispiel von massenhafter Einleibung kann man bei einem Fußballspiel beobachten; der gemeinsame Rhythmus wird hergestellt durch das Spiel selbst, mit dem die Zuschauer – von außen oft sehr schön beobachtbar – mitgehen, die Gesänge, die mehr geschrieen als gesungen werden und durch das Stadion hallen, die Trommeln, die zu hören sind etc.; als Beispiel für die gemeinsame leibliche Richtung – nach oben, gen Himmel – dient anschaulich die Welle (la ola), die durch ein Stadion schwappt oder das regelmäßige kollektive Aufspringen nach einem Tor.

Einleibung findet sich in allen Lebensbereichen und kann sich auf einzelne oder mehrere Menschen und Dinge, aber auch auf Menschenmassen beziehen und *einseitig, wechselseitig,* d.h. antagonistisch oder von *solidarischer* Art sein. Suggestion ist ein Beispiel *einseitiger Einleibung.* Der Suggestor (ob Mensch oder Ding) übernimmt die Rolle der Enge des übergreifenden Leibes. Ein eindrückliches Beispiel hierfür ist der Abgrund, der einen, wenn man zu lange hinunter sieht, auch hinunter zieht. Bei Suggestion wiederum werden diverse Formen unterschieden. Wesentlich ist dabei, dass diese auf leiblicher Neubildung beruht und die Enge des Leibes übertragen wird. „Suggestion beruht auf der fesselnden Wirkung eines Schlüsselreizes, der die Rolle der Enge des Leibes an sich zieht und eben deshalb zum Schlüssel für das leibliche und vom leiblichen her bestimmbare Verhalten der von Suggestion Betroffenen wird."[630] Bei der Eigensuggestion wird dieser Reiz absichtlich hervorgerufen und nicht nur erlitten.

Wechselseitige Einleibung ist die antagonistische Art der leiblichen Kommunikation, wenn z.B. zwei Boxer gegeneinander antreten oder der Torrero den Stier und der Stier den Torrero bekämpft. Hier wird das Gegeneinander im Zusammenspiel betont. Im Gegensatz dazu wird bei der solidarischen Einleibung das Miteinander hervorgehoben. Ein Beispiel hierfür ist ein alter Hochzeitsbrauch, bei dem die Frischvermählten mit einer großen Säge einen Baumstamm gemeinsam zersägen müssen und dabei die zukünftige Gemeinschaft spielerisch vorwegnehmen sollen: Das gute Einspielen gemeinsamer Bewegungen soll das Gelingen der Lebenspartnerschaft gewährleisten. Gelingt das Sägen nicht so recht, steht auch die Ehe unter keinem guten Stern.

---

[630] Schmitz 1989: 84

Weitere Exempel für Einleibung wären das Gespräch, das Autofahren, das Musizieren oder (u.U. mehrstimmige) Singen im Chor oder das Tanzen.[631] Manches wird sogar zu Kunstwerken gesteigert, bei denen nicht nur Bewegungsabläufe minutiös aufeinander abgestimmt werden müssen wie z.B. bei Synchronspringern oder Balletttänzern. Sicherlich keine künstlerische, aber doch professionelle Könnerschaft einleibender Kommunikation bedarf es wohl in fast jedem Beruf, insbesondere dort, wo man es permanent mit anderen Menschen zu tun hat, wie in der Pflege. Ein Beispiel aus dem Krankenhausalltag ist das gut eingespielte Operationsteam, insbesondere die operierende Chirurgin und die `Instrumentenschwester`. Aber auch das Hand-in-Hand-Arbeiten des Pflegepersonals beim Betten und Lagern eines bettlägerigen Menschen erfordert solches eingespielte Können ebenso wie z.B. das Waschen, die Körperpflege oder das Essen eingeben. In allen diesen Fällen handelt es sich selbstverständlich um solidarische Einleibung, sofern der Patient `mitspielt`. Im anderen Fall, wenn das Personal (aus juristischen, ethischen oder technischen Gründen) zu bestimmten Handlungen genötigt ist und sich auch gegen den Protest und Widerstand des Patienten durchsetzt, muss man hingegen von antagonistischer Einleibung sprechen. Schon das Streitgespräch mit ihm, sofern es stattfindet, ist antagonistische Einleibung, und selbst der `böse Blick` der Pflegerin oder des Pflegers (siehe oben) ist antagonistische Einleibung.

Einleibung ist also zu verstehen als ein symbiotisches, aber auch antagonistisch-kooperatives Beziehungsgefüge von „Parasit und Wirtstier". Das ist z.B. schon der Fall, „wenn Blicke ineinander tauchen". Dabei „bildet sich (ev. ganz flüchtig) so etwas wie ein übergreifender Ad hoc-Leib"[632] bzw. eine „quasi-leibliche Einheit"[633]. Ein unmittelbarer, taktiler Kontakt ist dabei nicht nötig, wenngleich manchmal hilfreich. Das zärtliche Liebesspiel, der brutale Boxkampf, das Gespräch oder der Austausch von Blicken sind Situationen der Einleibung[634], die nicht auf die Kommu-

---

[631] Vgl. Schmitz 1992: 54ff. Ausnehmen müsste man hier vielleicht den Flamenco oder den Tango, die ja häufig einen aggressiv-erotischen Charakter haben und so etwas wie einen `Geschlechterkampf` symbolisieren sollen, wobei das Geschehen über das bloße Symbolisieren hinausgehen kann, so dass der Tanz tatsächlich zur konflikthaften Auseinandersetzung wird.

[632] Schmitz 1992: 13

[633] Schmitz 1992: 55

[634] Eines von vielen Beispielen, die von Schmitz vorgebracht werden: „(...) der Soldat empfindet die Wunde, die er seinem Gegner beibringt, insofern mit, als

nikation zwischen Menschen beschränkt ist, aber gerade für diese aufgrund ihrer Dynamik und Struktur einiges zu ihrem Verständnis beiträgt. „Da diese Struktur, namentlich ihre dynamische Seite, mit derselben Eigenart auch in Gebilden vorkommt, die den einzelnen Leib in ein größeres Ganzes aufnehmen, greift die Leiblichkeit über das, was dem eigenen Leib des Einzelnen zugehört, in leiblicher Kommunikation hinaus."[635]

Der/das Andere muss – wie gesagt – bei leiblicher Kommunikation kein menschlicher oder überhaupt lebendiger Partner sein.[636] Eine derartige Funktion können z.B. die Kuscheltiere kleiner Kinder, die vertraute Landschaft, der gemütliche Sessel oder die Wohnung sein. Die eigentümliche Intimität mit dem vertrauten Raum bedeutet, dass wir in den Raum als einer ganzen Situation eingeleibt sind. Die Konsequenz daraus ist, dass kleine Veränderungen große Auswirkungen haben können, zumal dann, wenn der `eigene Raum` recht klein geworden ist. Warum reagieren z.B. Langzeitpatienten oft verärgert oder gar aggressiv, wenn das Pflegepersonal die Nachttische `aufräumt` und die Gegenstände `ordnet`? Eine leicht verrückte Blumenvase in einem Bewohnerzimmer eines Seniorenheimes kann zum Ausbruch heftigster Renitenz bei dem Bewohner führen – zumal bei starker Bewegungseinschränkung sein Zimmer seine Welt geworden ist. Er ist geradezu leiblich derangiert, affektiv betroffen, weil die Stimmung, die Atmosphäre seiner Welt nicht mehr stimmt. Sich über seine Betroffenheit unbefangen rationalisierend hinwegzusetzen, wäre ein Beispiel mangelnder Sensibilität und pflegerischer Inkompetenz. Auch die zu beobachtenden Phänomene wie zunehmende Depressivität und/oder Verwirrtheit von Menschen kurz nach der Übersiedlung in ein Heim könnten unter einer leibtheoretischen Perspektive neue Erkenntnisse bringen. Die Einleibungsmuster sind hier gestört und müssen neu arrangiert werden, wobei sich die Einleibungspartner ebenfalls neu finden müssen. Das kann man auch im Alltag an sich selbst gut beobachten: Wie lange dauert es nach einem Wohnungsumzug, bis man sich in den neuen vier

---

er deutlich mit der Spitze des Säbels dies Einschneiden in den Widerstand leistenden Körper fühlt." (Schmitz 1998d: 296).

[635] Schmitz 1994: 120

[636] Leibliche Kommunikation ist keineswegs auf den Dialog von Mensch(en) zu Mensch(en) oder Mensch(en) und Tier(en) beschränkt. Leibliche Kommunikation `funktioniert` mit Pflanzen ebenso wie mit Dingen. Könnerinnen des Pflegens oder Pflegeexperten im Bennerschen Sinne sind Beispiele dafür, dass hier leibliche Kommunikation in Gestalt der Einleibung vorliegt, die sich gerade nicht der Sprache bedienen muss.

Wänden heimisch fühlt, bis sie zu den `eigenen` vier Wänden geworden sind? Wohnen kommt von Gewöhnung.[637]

Ein besonders anschauliches Beispiel für das Phänomen der Einleibung ist auch hier der Schmerz. Manchmal ist es sicher so, dass der Leidende, von Schmerzen Gepeinigte die Anwesenheit anderer Menschen nicht tolerieren, nicht einmal ertragen kann. Die leibliche Kommunikation bietet jedoch aufgrund ihrer dialogischen Struktur die Möglichkeit, dass sich der oder die Leidende durch Teilnahme anderer Einleibungspartner in einer „gemeinsamen Situation"[638] Erleichterung verschafft: „Die Gegenwart von anderen schafft mir, wenn ich Schmerzen habe, eine Möglichkeit, von mir wegzukommen: Der andere Mensch kann wie ein Magnet wirken, der die eingefahrene leibliche Situation des Schmerzes auflockert und für eine Weile entspannt. Wenn er faszinierende Dinge erzählt, vergesse ich den Schmerz nicht nur, sondern dieser kann sich tatsächlich für eine Weile auflösen. Er kann mein Asyl sein, mein Ausweg aus dem Schmerz.[639] Er berührt mich und bringt damit das starre Ineinander des Schmerzes in Bewegung. Er fasst meine Hand und löst damit die Einsamkeit des Schmerzes."[640] Jeder kennt sicherlich die Beruhigung und Erleichterung, die z.B. das Handauflegen auf Kopf, Stirn, Bauch oder Rücken bringen. Die leise, ruhige Stimme, deren Gesprochenes der Leidende auch hier überhaupt nicht verstehen muss, weil es auf den Inhalt gar nicht ankommt und Sprache nur einen Ausschnitt der Situation ausmacht, der warme, sanfte Blick haben eine unmittelbare Wirkung. Dabei geht es keineswegs nur um eine Beruhigung der Psyche (oder der Nerven) oder um eine Zufuhr von Wärme – obgleich diese sicherlich eine Rolle spielen. Hier findet etwas statt, was mit dem Vokabular von Physiologismus und Psychologismus nur defizitär beschrieben und rudimentär angedeutet werden kann. „Wechselseitige Einleibung ist die Basis der Sozialkontakte unter Menschen wie unter Tieren."[641]

---

[637] Vgl. Kap. 10.4
[638] Schmitz 1994: 75f.
[639] Vgl. Kap. 10.5
[640] Soentgen 1998: 36f.
[641] Schmitz 1992: 57; Klassische Medizin und Psychologie versperren sich den Zugang zu derartigen Phänomenen dadurch, dass sie aufgrund ihrer kausalistischen Denkmuster nach der Ursache und der Funktionsweise fragen, wo doch (zunächst) lediglich eine angemessene Beschreibung „in der Sprache des Falles" zu leisten wäre.

11.3.2 Ausleibung

So wie die Engung etwa in Form der Konzentration, der Sammlung oder des Fesselns zur Einleibung gehört, so gehört die „Abwendung von der Enge", das „Fehlen konzentrierter Einstellung, diffuses Versunkensein in Weite" zur Ausleibung[642] und hat zu tun mit der Eigenart leiblicher Richtung, aus der Enge in die Weite zu führen (...)'[643]. Beispiele hierfür sind das Dösen, das träumerische Entrücktsein, wenn man lange genug aus dem Fenster eines fahrenden Zuges schaut oder auch im Falle der Bettlägerigkeit, wenn man nichts anderes zu Gesicht bekommt, als die kahle weiße Wand gegenüber, in deren Tiefe man gleichsam versinkt. Schmitz definiert Ausleibung als „leibliche Kommunikation mit prädimensionaler Tiefe ohne Auseinandersetzung mit dieser"[644]. Beim Versinken in prädimensionale Tiefe, also einer Tiefe, die noch keine Dimensionen hat und daher abgründig ist, leibt (sich) der Blick aus, um bei diesem als besonders ausgewiesenem `Instrument`[645] zu bleiben, wie z.B. beim Blicken in den Himmel oder in das Blättermeer eines Waldes, in dem er sich verliert. Gleitende, starre oder nach innen gerichtete Blicke forcieren die Ausleibung. Somnolenzen sind demnach nicht nur als pathologische Formen der Schläfrigkeit oder Benommenheit zu verstehen. Hier geschieht auf leiblicher Ebene etwas. Mit Ausleibung, zumindest im Falle des Blickes, ist eine chaotische Mannigfaltigkeit verbunden, in dem Einzelnes (noch) nicht (oder nicht mehr) herausgehoben, d.h. individuiert ist. Anders gesagt: Der ausleibende Blick verliert die Konzentration und Aufmerksamkeit; Differenzen verschwimmen und verschwinden.

Aber nicht jedes Versunkensein[646] ist Ausleibung. Das In-Gedanken-Versunken-Sein ist wohl nur tendenziell Ausleibung; wenn man sich – viel-

---

[642] Vgl. Schmitz 1989: 98

[643] Vgl. Schmitz 1989: 99

[644] Schmitz 1989: 99

[645] Wobei natürlich nicht impliziert werden soll, dass es sich bei der Ausleibung um das Subjekt und dem Blick um das Objekt einer Handlung handeln würde. Vielmehr handelt es sich um ein Geschehen, das nicht auf Subjekte und Objekte verteilbar ist.

[646] Meditation scheint immer Konzentration zu sein. Selbst die sogenannten „entfalteten Methoden" im (wohl nur graduellen) Unterschied zu den sogenannten „konzentrierenden Methoden" darf man nicht so verstehen, das „`entfaltend` keineswegs ein Fehlen der Konzentration bedeutet." (Huth/-Huth 1996: 45) Weniger die meditativen, als vielmehr die ekstatischen Zustände haben mit Ausleibung zu tun.

leicht sorgende – Gedanken macht oder wenn sie auf einen mit Macht
einstürmen, kann von Ausleibung keine Rede sein. Fließen die Gedanken
hingegen an einem vorbei oder durch einen stetig hindurch und gehen
sogar in Dösen über, so dass die Gedanken den Dösenden nur begleiten
oder einbetten wie weiche Kissen, dann ist das Ausleibung. Ausleibung ist
deshalb auch mit protopathischer Tendenz verträglicher als mit epi-
kritischer, sowie mit angenehmen, wohltuenden und entspannenden Situationen. Ausleibung hat auch etwas von (schmachtend-ekstatischer oder
kapitulierend-resignativer) Hingebung. Diese Hingebung hat verschiedene
Gesichter: zum einen im Sinne des sich Aufgebens. Angesichts einer
drohenden Gefahr ist man z.B. wie gelähmt vor Schreck und kann nur
noch starren, wobei sich der Blick durch die Gefahrenquelle hindurch in
die Weite ergießt, zum anderen im Sinne des sich Verschwendens. Diese
Form der Ausleibung, die immer privative Weitung ist, will man genießen,
wie den betörenden Duft eines Parfüms, einer Blume, den Anblick eines
Gemäldes, eines Menschen, einer Landschaft, die oder der einen `um-
haut`, die das Selbst vergessen lässt. Solche Selbstvergessenheit ist auch
Ausleibung, die den Betroffenen gänzlich und vollständig erfasst, ohne
dass er im Einzelnen sagen könnte, was ihn oder sie derart `umgehauen`
hat. Ausleibung ist insofern eine sehr einseitige (und keine wechselseitige)
Angelegenheit, weil eine tatsächliche „Auseinandersetzung, wie sie für
Kontakte im Zeichen der Einleibung typisch ist, lavierend zwischen den
Polen des Gefesseltseins und der Selbstbehauptung durch Abstandnahme
oder Bemächtigungsversuch, (...) nicht mehr statt (findet)."[647]

11.3.3 Bewegungssuggestionen, Gestaltverläufe und synästhetische Charaktere

> „Wenn Farben spitz sein können, warum sollen dann nicht Gerüche
> eckig sein?" (Schmitz 1989: 61)

Wie Menschen auch mit „leiblosen Gegenständen" in leibliche Kommunikation treten können, soll im Folgenden näher erläutert werden. Am ein-
druckvollsten ist vielleicht das von Schmitz häufig[648] zitierte Beispiel
heranfliegender Gegenstände, auf die durch „geschickte unwillkürliche
Ausweichbewegung"[649] reagiert wird, wobei die Reaktionszeit so kurz ist,
dass umständliche Berechnungen nicht möglich sind. Ebenso wenig kann
für diese heranfliegenden Gegenstände ein Masterplan z.B. in Form von

---

[647] Schmitz 1989: 216
[648] Stellvertretend vgl. Schmitz 2003: 38
[649] Schmitz 2003: 38

ballistischen Kurven, im Gehirn abgespeichert sein, wie z.B. die Werferhypothese von Kirschmann in Bezug auf komplizierte Bahnen geworfener Gegenstände, vor allem Steine, vermutet.[650] Der hier aufgezeigte Zusammenhang erklärt sich allein über die von Schmitz sogenannten „Bewegungssuggestionen" und „Gestaltverläufe"[651]. Es handelt sich bei ihnen um „Brückengestalten", die dafür sorgen, „dass die Brücke leiblicher Kommunikation geschlagen werden kann"[652]. Gestaltverläufe und Bewegungssuggestionen sind Anmutungen bzw. „Vorzeichnungen einer (bevorstehenden oder ausbleibenden, aber sinnfällig nahegelegten) Bewe-

---

[650] Von ballistischen Kurven sprechen z.B. die Sportwissenschaftler dann, wenn eine Bewegung so schnell abläuft, „daß keine Regelung stattfinden kann" (Kirschmann 1999: 25) und dementsprechend auch keine Korrektur der Bahnen, wie z.B. bei düsengetriebenen Weltraumfliegern Bremsraketen eine Kurskorrektur erlauben. „Der gesamte Bewegungsablauf muß daher im voraus geplant und im Gehirn zum Abruf `bereitgelegt` werden." (Kirschmann 1999: 25) Diese neurophysiologische Interpretation der Werferhypothese muss schon daran scheitern, dass sie ja das gezielte Werfen erklären will. Für die unendliche Vielfalt von möglichen Zielen, die ja nicht nur im Ortsraum verteilt sein können, sondern sich u.U. – im Falle von Lebewesen – in diesem Raum selbst bewegen, so dass deren antizipierte Bewegungsrichtung auch noch mit der Bahn des eigenen Wurfgeschosses koordiniert werden muss, kann es aber keinen Plan geben, der dann bloß im Gehirn abgerufen werden müsste. Planung und Analyse behindert die Wahrnehmung und die Motorik. „Die vorherrschende Gehirn-Theorie stützte sich auf die Grundannahme des Behaviorismus: eine lineare Kette zwischen einem Stimulus und der von ihm ausgelösten Reaktion. Lashley erschütterte beide Ansätze, indem er darauf hinwies, dass bei komplexen Fähigkeiten wie sprechen, Tennis spielen oder Jazz improvisieren die Handlungssequenzen sich so rasch entfalten, dass keine Zeit mehr für Rückkopplung bleibt und damit keine Möglichkeit besteht, dass der nächste Schritt in der angenommen `Kette` auf dem vorangegangenen beruhen kann." (Cytowic 1997: 216) "Dies zeigt, daß die *Vorstellungen*, die wir uns von unseren Alltagserfahrungen machen, nur das Treibgut auf der Oberfläche unserer *tatsächlichen Erfahrungen* sind." (Cytowic 1997: 217) Lediglich den motorischen Ablauf des Werfens oder im anderen Falle des Beispiels von Schmitz, des Reagierens auf einen sich mit hoher Geschwindigkeit nähernden Gegenstandes, könnte man sich – um des Argumentes willen – so erklären. Weder die Flugbahn von selbst geworfenen, noch die von entgegenkommenden Gegenständen, kann man bei Kurzstrecken wegen der nichtvorhandenen Zeit planen und berechnen.
[651] Schmitz 1998c: insbesondere 37-44 und viele weitere Belegstellen; vgl. ebd. Sachregister: 304
[652] Schmitz 2003: 38

gung"[653]; vorgezeichnet bzw. vorweggenommen ist damit in erster Linie die Bewegungsbahn. Es ist dabei der Leib, der sich das Muster, „wie man wirft", merkt.[654] Dabei geht es keineswegs nur um das Sehen von Bewegungen, wie z.B. das Einschwingen auf den anderen und seine Bewegungsrichtungen beim Tanzen zeigt. Auch Musik etwa bringt nicht nur in (eine traurige, fröhliche, erhebende oder melancholische) Stimmung, sie zeichnet auch Bewegungen vor.

Viele Gegenstände im uns umgebenden Raum suggerieren uns eine *Richtung* oder *gerichtete Bewegung*, wie der Zaun, an dem der Blick entlang, oder das Gebäude, an dem der Blick hoch schweift, oder die langen Flure in Krankenhäusern oder Altenheimen[655], so als wären Pfeile auf ihnen aufgemalt, die ja explizit die Funktion haben (Stichwort: Fluchtwege oder Toiletten), uns, unseren Blick und unsere Aufmerksamkeit in eine bestimmte Richtung zu lenken. Die Tisch- und Stuhlbeine implizieren ebenso eine Richtung nach unten wie die Rückenlehne desselben Stuhls nach oben; die Kirchtürme zeigen so offensichtlich in den Himmel wie die Bäume in denselben wachsen. Haben Richtungen (ob horizontal oder vertikal) imaginäre oder wahrscheinliche Endpunkte, so können diese leiblich spürend vorweggenommen werden. Eindrücklich belegt wird dies z.B. bei einem Bummel durch eine sehr belebte Fußgängerzone: in den seltensten Fällen kommt es zum Zusammenstoß; man `spürt` die Richtung (die eigene und die der anderen) und kann daher unbeschadet durch die Menge gelangen. Ganz ähnlich ist es auch bei Ballspielen in der Gruppe z.B. beim Völkerball- oder Fußballspiel, wo die Richtung des Ballwurfes, die Richtung des Läufers, den es `abzuschlagen` oder anzuspielen gilt, sowie die eigenen Bewegungsrichtung im Laufen mühelos koordiniert werden kön-

---

[653] Schmitz 2003: 38

[654] Das bestätigen auch Sportler wie der bekannte Basketballspieler Dirk Nowitzki, der immer wieder den gleichen Bewegungsablauf, das Werfen über Kopf aus der Bewegung heraus und aus unterschiedlichen Richtungen und Entfernungen, trainiert. „Der Körper merke sich die Kurven für einzelne Wurfvarianten", so wird sein Trainer Holger Geschwindner zitiert (Süddeutsche Zeitung, Magazin, Nr. 44, 29.10.2004: 18). Gemeint sein kann natürlich nicht der Körper, sondern nur der Leib im Schmitzschen Sinne.

[655] Vielleicht entfalten lange Gänge in Altenheimen und Krankenhäusern geradezu einen Sog, der suggeriert: `da muss ich lang!` Insofern wären diese für die Weglauftendenz von an Demenz erkrankten Menschen kontraproduktiv! Einfache Hilfsmittel, wie undurchsichtige Zwischentüren oder Hindernisse, ähnlich denen im Straßenverkehr (`Inseln`, Blumenkübel etc.), könnten hier Abhilfe schaffen.

nen. Aber auch bei statischen Dingen ist die Richtungssuggestion relevant, die entsprechende Bewegungsmuster und -abläufe suggeriert: Jede 'weiß', an welcher Stelle man sich normaler Weise ins Bett begibt, dass man nicht über die Stirnseite 'klettert' und dass ein Bett zum Liegen da ist, nicht zum Knien oder Stehen. Ein Bett lädt uns zum Liegen ein, sowie ein Stuhl zum Sitzen einlädt. Durch Bewegungs- und Richtungssuggestion haben auch stationäre Dinge für uns einen dynamischen Charakter.[656]

Besonders anschaulich wird die Suggestion oder Anmutung von Bewegungen an leiblosen Gegenständen wie z.B. Häusern, Zäunen, Straßen, Bäumen und vieles mehr. Alle ihre Gestalten verlaufen in bestimmte Richtungen und suggerieren damit Bewegung. „In der Gestalt der Linie scheint nun räumlich sogar erstarrt zu sein das Element der Bewegung! Weit entfernt, die Äußerung einer mehr oder minder willkürlichen Betrachtungsweise zu sein, bringt dieser Satz den Umstand zum Ausdruck, daß jeder Linienauffassung ein Bewegungserlebnis zugrunde liegt; wofür hier vorderhand nur einige sprachliche Wendungen zeugen mögen: der Weg 'geht', 'krümmt sich', 'steigt', 'senkt sich', 'schlängelt sich', die Spirallinie 'dreht sich', die Ranke 'windet sich', die Felskante 'stürzt' in die Tiefe, zwei Linien 'schneiden' sich oder 'laufen' parallel usw."[657] Keineswegs sind das nur gewöhnliche Metaphern, so wie man auch von „lebendigen" und „toten" Metaphern spricht[658] und man dann vermuten könnte, hier würde etwas aus einem nicht-authentischen (toten) in einen authentischen (lebendigen) Bereich „übertragen". Vielmehr zeigt sich hier – nicht zuletzt an den zitierten sprachlichen Wendungen –, dass beide Bereiche gar nicht eindeutig voneinander zu trennen sind und es letztlich auch offen bleiben muss, welches der authentische Bereich ist, aus dem in einen anderen übertragen wird.

Die Metaphern und Ausdrücke z.B. der Kälte weisen darauf hin, wie wir selbst die Kälte leiblich wahrnehmen und spüren. Sie ist klirrend, starr, eisig, frostig; sie kriecht in die Knochen oder schockt uns. Unser leibliches Spüren ist davon ebenso betroffen wie unsere 'seelische' Wahrnehmung. Wir können durch die kühle Frische belebt, durch die harte Kälte niedergedrückt werden. Wie uns ein kühler Kopf meist eher angenehm ist, so unangenehm sind uns kalte Füße. Sowohl die atmosphärische Kälte als auch die Atmosphäre der Kälte können uns leibliches Unbehagen oder

---

[656] Vgl. Kap. 11
[657] Klages zit. n. Schmitz 1998c: 37f.
[658] Vgl. Carveth 1993: 15

Wohlsein bereiten. Die `Infektionswege` der Metapher gehen also nicht vom Bewusstsein/Gehirn zum Körper/Handeln, vielmehr `produziert` die Leiblichkeit `naheliegende` Metaphern. Sie sind eine `Eingebung` der Leiblichkeit. Metaphern der Leiblichkeit (als genitivus objektivus und subjektivus) sind keine autonome Leistung des Bewusstseins. Ohne (eigen)leibliches Spüren wäre es nie auf eine solche `Idee` gekommen. Es ist gerade die sogenannte tote Metapher, die herausragende Bedeutung für menschliches Verhalten hat. Sie ist nicht nur ein verbales Problem, wie manche glauben. „Im Gegensatz dazu haben wir gefunden, daß die Metapher in alle Winkel des Alltagslebens eindringt, nicht nur in die Sprache, sondern auch ins Denken und Handeln."[659] So wie man metaphorisch denkt – und handelt –, so beschreibt man auch nicht nur Gefühle metaphorisch, sondern man fühlt `metaphorisch`. „Man muß bis auf die Knochen gefroren haben, bis auf das innerste Mark des Rückgrats, um zu wissen, daß dies kein bloß sprachliches Bild ist."[660] Wie sollte man anders die Sätze `Es läuft mir eiskalt den Rücken herunter` oder `Das lässt mich völlig kalt` verstehen denn als metaphorisches Gefühl? Solche Sätze sind nicht rhetorisch, sie sind buchstäblich gemeint. Es „scheint die Fähigkeit, die eigene Erfahrung mit Metaphern zu verstehen, fast eine Sinnesqualität wie Sehen, Hören, Tastsinn etc. zu sein, wobei Metaphern die einzige Möglichkeit sind, die Welt wahrzunehmen und zu erleben. Metaphern sind für unser Funktionieren so wichtig wie der Tastsinn – und ebenso bedeutungsvoll"[661]. Wir übersetzen sofort und unmittelbar jede Wahrnehmung in eine Metapher, wir nehmen metaphorisch wahr, weil wir normalerweise natürlich nicht nach `passenden` Metaphern suchen müssen, sie sind schon da; die Metaphernsprache hat unsere Wahrnehmung vorstrukturiert bevor wir überhaupt wahrnehmen. Nur wenn uns etwas noch unbekannt ist, dann suchen wir, indem wir vergleichen: `Das riecht wie ...`; `das fühlt sich ja an wie ...`; `ich habe Schmerzen als ob mich jemand mit Nadeln sticht`; `meine Füße sind kalt wie Eis`. Metaphern, so könnte man schlussfolgern, sind verbale Gestaltverläufe![662]

Suggerierte Bewegungen und die Verläufe ihrer Gestalten werden also nicht nur gesehen oder gehört (wie beim besonders schnellen Herannahen

---

[659] Carveth 1993: 20

[660] Serres 1998: 424

[661] Carveth 1993: 28

[662] Deutlich wird hier zum wiederholten Mal, wie weit sich manche (nicht nur Natur-, sondern auch Kultur-) Wissenschaft von den unwillkürlichen Lebenserfahrungen (wenn man so will, sind das die authentischen) bereits entfernt hat.

großer Massen, wie z.B. Flugzeugen, Automobilen oder schweren Bomben), sondern können am eigenen Leib genauso gespürt wie „an als fremd Begegnendem wahrgenommen werden"[663]. Bewegungssuggestionen sind „als-ob-Bewegungen": „Die Wahrnehmung dieses Baumes hieße dann leiblicher Nachvollzug seiner Gestalt". „Die Gestalt des Baumes" ist eine „geronnene Wachstumsbewegung"[664] und umgekehrt ist die „Schmitzsche Modifikation der leiblichen Befindlichkeit (qua Wahrnehmung) auch Nachvollzug fremden Naturseins durch das eigene Natursein"[665]. Auch synästhetische Charaktere kommen nicht nur vor, sondern sind „wichtig als tertium comparationis des eigenleiblichen Spürens und der wahrnehmbaren Sinnesqualitäten"[666]. Synästhetische Charaktere sind noch keine Synästhesien. Synästhetiker ist, wer Farben hören oder Töne schmecken kann, für den es tatsächlich „keine Wände mehr zwischen seinen Sinneseindrücken"[667] gibt; für ihn braucht es keine Brückenqualitäten, weil nichts überbrückt werden muss. In der Synästhesie sind unterschiedliche Qualitäten ineinander eingeschmolzen.[668] Ob es sich dabei nur um „bizarre Randerscheinungen"[669] handelt, lassen wir einmal dahingestellt sein. Zumindest sind sie nicht jedermann in der alltäglichen Erfahrung zugänglich. In diesem Sinne formuliert Schmitz: „Synästhesien sind eher nebensächliche Epiphänomene synästhetischer Charaktere"[670] und nicht im Sinne einer Diffamierung pathologische Zustände, wie bei Cytowic zu lesen: „Synästhesie ist eines der am wenigsten bekannten Krankheitsbilder (sic!), nur jeder Hunderttausendste ist davon betroffen."[671]

Wendungen wie heller Schall (oder Ton), dunkle Stimme, harte Worte, kalter Blick, sanftes Wesen, weites Herz, rauer Kerl, glatter Typ, scharfe Braut, derbes Weib, aber auch warmherzig, kaltschnäuzig, sauertöpfisch oder süßmäulig verweisen auf einen Sachverhalt, dass sich die durchschnittliche Lebenserfahrung nicht mit der rationalistisch-reduktionistischen Sprechweise moderner Wissenschaftler begnügt. Jeder erlebt unmittelbar, dass eine solche Wissenschaftssprache tot ist, weil ihr die lebendige Anschaulichkeit fehlt. Die Lebenserfahrung lässt sich den synästhe-

---

[663] Schmitz 1989: 46
[664] Thomas 1996: 142
[665] Thomas 1996: 143
[666] Schmitz 1992: 342
[667] Cytowic 1997: 12
[668] Vgl. Cytowic 1997: 70
[669] Schmitz 1989: 57
[670] Schmitz 1989: 57
[671] Cytowic 1997: 19

tischen Charakter von Wahrnehmung und Erleben nicht von der Wissen-schaft, die auf der Suche nach dem Sinn ist, während die Lebenserfahrung auf der Suche nach Erlebnissen ist, ausreden, wenn diese meint, alle Wahrnehmung auf die fünf Sinne verteilen zu können und dass bestimmte Sinnesqualitäten auch nur mit bestimmten, jeweils für sie vorgesehenen Sinnen und zugehörigen Sinnesorganen wahrgenommen werden können. In der Sinnesphysiologie kommt dementsprechend das kalte Herz nicht vor, weil in ihrer Nomenklatur ein Junktim von Kälte und Herz, ver-standen als eine grundsätzliche Fähigkeit, überhaupt von Gefühlen affek-tiv (nicht) betroffen sein zu können, nicht vorkommen kann: ein uner-laubtes Übergreifen – ein Kategorienfehler – aus einem Gegenstandsge-biet (physikalisch messbarer Temperatur, abzählbar an der Skala eines Thermometers) in ein anderes (der Welt psychischer Phänomene, wie Emotionen und Affekte), wobei das thermo-physikalische Gegenstands-gebiet mit seinen Qualitäten kalt und warm als originär und authentisch gilt, das psychische hingegen als sekundär, wobei in dieses unzulässiger-weise übertragen werde. Man sieht, welche Probleme sich Physiologismus und Psychologismus mit ihren konstruierten, von einander abgeschotteten Innen- und Außenwelten einhandeln. Synästhetische Charaktere scheren sich nicht um die konstruierten Landkarten mit Aufteilung in Bereiche und Gebiete, sie *durchqueren* vielmehr „die verschiedenen Sinnesgebiete"[672]. Die Charaktere finden das ihnen Gemeinsame gar nicht in irgendwelchen Gegenstandsgebieten – und das ist der Stein des Anstoßes –, sondern in ihrem Bezug zur Leiblichkeit. „Es bedarf keines Synästhetikers, der in paradoxer Weise Klänge zu sehen vermöchte, um das Treffende dieser Beschreibung unmittelbar zu spüren."[673] Zum einen sind hier die Tendenz zur Enge und Weite, also Engung und Weitung, sodann Spannung und Schwellung wichtig, aber auch Intensität, weniger vielleicht Rhythmus – der spielt eine wichtige Rolle bei den Bewegungssuggestionen, ebenso wie die Richtung –, schließlich sicher die protopathische und epikritische Tendenz als leibliche Maßstäbe für unterschiedliche Phänomene, die es dann erlauben, zu klären, was an einer Bemerkung spitz und an einem Kind süß sein könnte.

Am zunächst vielleicht abwegig erscheinenden Beispiel der „Gemütlich-keit"[674] hat Schmitz das im Rahmen seiner *Theorie des Wohnens*[675], nämlich

---

[672] Schmitz 1998b: 239

[673] Schmitz 1989: 53; Schmitz bezieht sich hier auf Bachs „hell leuchtende Trompete".

[674] Schmitz 1995: 263-269

„Wohnen als Kultur der Gefühle im umfriedeten Raum" erhellt, die wir hier ausgiebig zitieren möchten: „Der Eindruck der Gemütlichkeit, die `gemütliche Atmosphäre`, haftet hauptsächlich an bewohnten Innenräumen von Häusern und hängt von einer Konstellation von Qualitäten ab, die sich im thermischen, optischen und akustischen Bereich verfolgen lassen."[676] Geschmack, und zwar sowohl im Sinne von Schmecken als auch von ästhetischer Kennerschaft, so wie man von jemandem sagt, er habe Geschmack, sind hier von Schmitz ebenso unberücksichtigt geblieben wie der olfaktorische Bereich[677]; beide wird man jedoch, ohne der Theorie zu schaden, hinzufügen dürfen, denn zur Gemütlichkeit gehört für nicht wenige Zeitgenossen ein gemütliches Abendessen oder eine gemütliche Teestunde am Nachmittag ebenso wie die angenehmen – manchmal auch ambivalenten, wie die des heimischen Kuhstalls – Gerüche. Gerade an den spezifischen Gerüchen der Wohnung ist vielen etwas gelegen. Die „milde Wärme"[678] gehört unbedingt zur Gemütlichkeit, ob in der eigenen Wohnung oder anderenorts. Nichts kann sie ersetzen, wo Kälte oder Kühle herrscht kann Gemütlichkeit unmöglich aufkommen. Wer friert, wen fröstelt, der fühlt sich nicht heimisch, dem ist ungemütlich, und dabei ist ganz unerheblich, was das Frösteln provoziert; eine niedrige Zimmertemperatur, ein unangenehmer Mensch oder eine postmoderne Innenarchitektur, die vorwiegend mit `coolen` Materialien wie Beton, Glas und Edelstahl und weißen Farben sowie weißem Licht – Neonröhren sind ausgesprochen ungemütlich – experimentiert: „Frösteln ist Zurückschaudern in die Enge des Leibes angesichts einer als fremd umgebenden Weite."[679] Ganz besonders begünstigt wird die Gemütlichkeit durch eine offene Feuerstelle, gerne als Kamin, der in heizungstechnischer Hinsicht überhaupt nicht nötig wäre, aber geradezu ein Sinnbild von – nicht mehr nur nordeuropäischer – Gemütlichkeit ist, oder durch Kerzenlicht. Das Candle-Light beim Dinner zu zweit ist unabdingbar für eine gemütlich-romantische Atmosphäre. Hingegen will z.B. keine

---

[675] Vgl. Schmitz 1995: 258-308; vgl. auch Kap.10.4 und 11.3.1
[676] Schmitz 1995: 264
[677] Diesen Aspekt betont auch Tan (1998: 80ff.) dahingehend, dass im Türkischen der Trennungsschmerz als „bitter" und die Heimat als „süß" erfahren wird. Insbesondere wird die besondere Bedeutung von Gerüchen und Speisen „als Heimatersatz" (ebd.: 81) hervorgehoben, die besonders geeignet erscheinen, den „Trennungsschmerz sinnbildlich zu versüßen" (ebd.). Die Bedeutung geht dabei sogar weit über bloße Gemütlichkeit hinaus und bekommt eine geradezu existentielle Dimension.
[678] Schmitz 1995: 264
[679] Schmitz 1995: 264

rechte Stimmung aufkommen, wenn am Heiligen Abend der Weihnachts-
baum nur mit elektrischen Kerzen illuminiert wird. „Selten ist es
gemütlicher, als am Abend bei Kerzenschein oder anderen unaufdring-
lichen, warmen, weichen Beleuchtungen, die das sinnfällige Gepräge der
Umgebung mehr oder weniger zusammenfließen und verschwimmen
lassen, während das Hintergründige mehr als sonst hervortritt: Die Zone
des Verschwommenen, das seitliche Gesichtsfeld, das gewöhnlich nur
Rand oder Hintergrund des Blickziels bildet, drückt ihren Charakter mehr
als bei ungemütlichen Zuständen der optischen Umgebung auf. Daher
wirkt eine scharfe, harte Beleuchtung, die alles gleichsam in einen
Vordergrund brutaler Nähe und in deutlich begrenzte Distanz rückt, fast
immer ungemütlich. Zur Gemütlichkeit braucht die Welt optisch Tiefe
und Gewicht des Hintergrundes; harte Beleuchtung läßt alles eher flach
wirken."[680] Bei diesen thermischen und optischen Merkmalen handelt es
sich ebenso wenig um bloße Kulisse oder Design wie bei den akustischen
– neben den von uns hinzugefügten gustatorischen, wobei diese bei Gelegenheit natürlich auch wegfallen können, weil sie nicht zwingender
Bestand einer gemütlichen Atmosphäre, sondern nur sozusagen ein Bon-
bon sind, und den, allerdings immer notwendigen, olfaktorischen Merkmalen, weil es bei schlechten Gerüchen nie und nimmer gemütlich wird.
Bei den akustischen muss es nicht immer – im engeren Sinne – Musik
sein. Das Knistern des Kaminfeuers, das Rauschen des Meeres, das Pras-
seln des Regens oder das leise Murmeln des Baches kann jemandem
durchaus `Musik in den Ohren` sein. Selbst das ansonsten zu nachtschla-
fender Zeit wohl eher störende Schnarchen kann in einer solchen Situation Behaglichkeit ausstrahlen und gemütlich wirken. „Gemütlich sind
gewisse sonore, dunkle Geräusche wie das Knistern im Ofen oder das
Knarren der Dielen, auch wohl Laute, die beim Rascheln von Papieren,
beim Blättern in Büchern oder bei leisem Trällern, Brummen oder
Räuspern entstehen."[681]

Die eher protopathischen Tendenzen, mit geringer Intensität und leichten
Rhythmen, die wesentlich zur leiblichen Weitung beitragen, werden weiter
begünstigt durch das „Dabeisein schwerer, massiger, behäbiger Dinge mit
eigenwilligen Physiognomien, die nicht abgezirkelt und berechenbar wirken, sondern wie vom Leben geprägte Menschengesichter Falten zu haben scheinen"[682]. Ungemütliches hingegen hat sehr oft eine epikritische

---

[680] Schmitz 1995: 265
[681] Schmitz 1995: 265
[682] Schmitz 1995: 266

Tendenz: „Dazu gehört alles aufdringlich Helle und Schrille; das Quietschen einer Tür, grelles Licht, krasse Farben."[683]

Das Phänomen des Wohnens ist für Institutionen des Gesundheitswesens eine besondere Herausforderung, handelt es sich nun um Langzeit- oder Kurzzeiteinrichtungen. Man kann in Alten(wohn)heimen oder in Kliniken nicht wohnen. Die spezifische Atmosphäre von Krankenhäusern oder Altenheimen läuft dem eigentlichen Zweck derartiger Einrichtungen entgegen – nämlich für die Gesundheit, die mit Wohlbefinden verbunden ist, zu sorgen und diese zu fördern bzw. wieder herzustellen. Hier liegt ein unauflösbarer Widerspruch: Zum einen gehört Wohnen in o.a. Sinne zum Wohlbefinden, und das Wohlbefinden ist wesentlich für die Gesundheit bzw. für den Genesungsprozess. Zum anderen ist in derartigen Institutionen eine „Kultur der Gefühle im umfriedeten Raum" gar nicht möglich, da diese (halb)öffentlichen Räume die Grundbedingung `umfriedeter Raum` gar nicht hergeben. Das ist nicht nur ein Problem in Langzeiteinrichtungen. Auch in Akutkrankenhäusern lässt sich beobachten, dass Patienten mit einer kurzen Verweildauer von ca. zehn Tagen in Irritation verfallen, wenn sie ein- oder mehrmals während dieses kurzen Aufenthaltes auf verschiedene Stationen/Zimmer verlegt werden. Wie derartige unauflösbare Widersprüche zu kompensieren oder abzumildern sind, dazu gibt es erst wenig Ideen.[684]

---

[683] Schmitz 1995: 267
[684] Vgl. Schumm 2004

Überblick[685]

Arten der leiblichen Kommunikation		Charakteristika
Einleibung	Einseitige Einleibung Wechselseitige Einleibung: • solidarischer Art: Das Miteinander im Zusammenspiel wird betont • antagonistischer Art: Das Gegeneinander im Zusammenspiel wird betont	Bildung eines übergreifenden leiblichen Gefüges durch gemeinsamen Bezug auf Enge durch Herstellung: eines gemeinsamen Rhythmus einer gemeinsamen leiblichen Richtung einer gemeinsamen Enge
Ausleibung		Abwendung von der Enge Fehlen konzentrierter Einstellung, Diffuses Versunkensein in Weite, Verschwimmen und Verschwinden von Differenzen
Bewegungssuggestionen und Gestaltverläufe		Vorzeichnungen von Bewegungen, Bewegungsanmutungen, Als-ob-Bewegungen; Ausgehen von Lebendigem (Mensch, Tier), von Musik, von leiblosen Gegenständen
Synästhetische Charaktere		Brücken zwischen dem eigenleiblichen Spüren und den Sinnesqualitäten

[685] Uzarewicz©

12. Leibhaftige Pflegepraxis – exemplarisches Handlungsfeld

Leibliche Kommunikation findet permanent statt, auch wenn bisher im pflegerischen Arbeitsalltag noch kaum darauf geachtet worden ist. Mit diesem theoretischen Ansatz können pflegerische Interaktionssituationen auf ein anderes Fundament gegründet und neue Gestaltungsdimensionen erschlossen werden – unabhängig davon, ob es sich um Situationen der pflegetherapeutischen Intervention (z.B. Basale Stimulation), der psychosozialen Unterstützung (z.B. Trost) oder der körperlichen Zuwendung (z.B. Körperpflege, Essen reichen) handelt. Um zu verdeutlichen, wie pflegerische Arbeit leibtheoretisch fundiert werden kann, soll im Folgenden das Konzept der Basalen Stimulation vorgestellt und im Anschluss daran unter der leibphänomenologischen Perspektive analysiert werden.

Das Konzept der Basalen Stimulation ist vor gut einem Vierteljahrhundert von Fröhlich in der Behindertenpädagogik entwickelt worden und hat später Eingang in die Pflege gefunden. In seinem Anwendungsbereich wird eine spezifische Zielgruppe fokussiert: bewusstlose und beatmete Patienten, Hemiplegiepatienten, desorientierte Patienten, Patientinnen mit somnolenten Krankheitszuständen, Morbus Alzheimer sowie Apalliker.[686] Basale Stimulation in der Pflege ist also an den Grenzbereichen des Lebens angesiedelt: Intensivpflege, Pflege von Schwerbehinderten, Sterbebegleitung.[687] Das Modell hat im Laufe seiner Entwicklung verschiedene Modifikationen erlebt: Am Anfang steht die verhaltensbiologische und -therapeutische Dominanz. Die Weiterentwicklung von schwerbehinderten Kindern im Bereich Wahrnehmung und Kognition steht im Zentrum der Aufmerksamkeit. Im Rahmen der Arbeit mit diesem Konzept wird deutlich, dass alle Entwicklungsbereiche sich gegenseitig beeinflussen. So werden ab den 80er Jahren die rigiden Behandlungsmethoden, die auf dem Reiz-Reaktionsschema beruhen, zugunsten des Konzeptes der Ganzheit aufgeweicht: Kommunikation, Dialog und Beziehung werden zu Schlüsselbegriffen der Basalen Stimulation. Ende der 80er Jahre spricht man nicht mehr von Reizen, die gesetzt werden müssen, um eine bestimmte Reaktion zu provozieren. Vielmehr handelt es sich in der veränderten Ter-

---

[686] Vgl. Bienstein/Fröhlich 1995: 6. Aber auch das, was Eltern ganz automatisch mit ihren kleinen Babys machen, ist Stimulation: Kommunikation durch enge körperliche Nähe, Vermittlung von Nähe und Geborgenheit.

[687] Vgl. Werner 2002; Enke 1996a; Bienstein/Föhlich 1995

minologie jetzt um Angebote oder Anregungen, Dialog, dialogisches Angebot, somatischen Dialog oder somatische Kommunikationsfähigkeit, Sinn und Sinnlichkeit, die den Beziehungsaspekt zwischen Therapeut und Klient in den Mittelpunkt rücken. Anfang der 90er Jahre soll die „heilsame Pädagogik" durch „dyadische Begegnung", im Rahmen eines „ganzheitlichen Entwicklungsmodells" ihre Ziele erreichen.[688]

Die Grundfrage, die die Überlegungen von Fröhlich leitet, ist eine originäre Frage der philosophischen Anthropologie: „Was ist der Mensch — was macht Menschsein aus?"[689] Ausgangspunkt für das Konzept der Basalen Stimulation ist dabei die Frage nach dem Bewusstsein bzw. der Bewusstlosigkeit oder der Versuch einer näheren Bestimmung dessen, was gemeinhin als Bewusstsein bezeichnet wird. Üblicherweise erscheint Bewusstlosigkeit als defizitäres, reduktionistisches Konzept, denn Bewusstlosigkeit findet im Kopf statt. Alle Erfahrungen mit sogenannten bewusstlosen Menschen zeigen aber, dass diese in diesem Zustand doch noch etwas von der Welt mitbekommen und auch später darüber berichten können.[690] Oft wird dabei vergessen, dass es so etwas gibt wie ein leibliches Gedächtnis, und Informationen werden nicht nur im Gehirn gespeichert, sondern grundsätzlich in der leiblichen Struktur[691]. Die Wahrnehmungsfähigkeit der betroffenen Menschen ist in diesen Zuständen auf die unmittelbare Nahumgebung beschränkt[692]. Meistens sind sie bettlägerig, so dass die Welt an sie herankommen muss, da sie selbst nicht mehr in der Lage sind, sich zur Welt zu verhalten. Das wichtigste Wahrnehmungsorgan ist die Haut, und die Kanäle zur Orientierung sind Schwingungen und Drehungen. Das Konzept der Basalen Stimulation[693] arbeitet — ebenso wie die Kinästhetik, die auf den Überlegungen von Feldenkrais basiert — mit den Grundphänomenen der *Bewegung* und der *Wahrnehmung*. Man hat erkannt, „dass ein gleichbleibendes Umfeld bei Menschen durch mangelnde sensorische Stimulierung zu degenerierender Gewöhnung führt"[694]. Die kognitive Orientierung ist an die Möglichkeit und Fähigkeit der leiblichen Orientierung gebunden. „Wo fast alle körperbezogenen Orientierungspunkte fortfallen, wird die geistige Orientie-

---

[688] Vgl. Werner 2002: 57ff.
[689] Werner 2002: 77
[690] Vgl. Bienstein/Fröhlich 1995: 7ff.; Siehe auch Kap. 11.1
[691] Vgl. Fuchs 2004
[692] Vgl. Bienstein/Fröhlich 1995: 13
[693] Vgl. Bienstein u.a. 1991
[694] Enke 1996a: 4

rungslosigkeit nicht lange auf sich warten lassen."[695] Maßnahmen, die im Rahmen der Basalen Stimualtion durchgeführt werden, orientieren sich am Sinnenschema: orale Stimulation bei Sondenernährung; visuelle Stimulation bei Langzeitaufenthalten und Bewegungseinschränkung (Bettlägerigkeit); olfaktorische Stimulation bei Langzeitaufenthalten und Bewegungseinschränkung (Bettlägerigkeit); taktile Stimulation bezogen auf den gesamten Menschen, um über die Lage im Raum Klarheit zu schaffen; taktile Stimulation bezogen auf Hautempfindungen, um sich seiner (Haut)Grenzen, und damit seiner Selbst bewusst zu werden. Nicht nur bei Desorientierten, Komatösen etc. sondern auch und gerade z.B. nach einem chirurgischen Eingriff mit postoperativen Schmerzen oder bei internistischen Krankheitsbildern, um von der Gefangenheit des Ichs im Leibe abzulenken und das Ich-Welt-Verhältnis zu thematisieren und neu auszuloten (als Ablenkungsstrategie bei Schmerzen), kann Basale Stimulation angewendet werden. Akustische Stimulation bei zu wenig oder zu viel Lärm und diffusen Geräuschen (z.B. auf der Intensivstation) ist ebenso hilfreich.[696] Diese sensorischen bzw. sensomotorischen Stimulationen orientieren sich dabei wiederum an den embryonalen Entwicklungsstufen, die durchlaufen werden: zunächst vibratorisch-vestibulär-somatisch, audio-vibratorisch, audio-rhythmisch, oral (senso-motorisch), gustatorisch/olfaktorisch, auditiv, taktil-haptisch und letztlich visuell.[697] Damit wird versucht, einer Destimulierung entgegenzusteuern. Pflegende, die sich mit dem Konzept der Basalen Stimulation befassen, erleben an sich eine Veränderung. Sie werden dadurch in die Lage versetzt, menschliches Verhalten neu zu interpretieren, nicht mehr als „primitive Reflexmuster, sondern als Ausdrucksmöglichkeit eines eigenen Willens, Reste einer gelebten Autonomie"[698].

Die empirischen Beobachtungen haben jedoch gezeigt, dass die ausschließliche Orientierung an den Sinnen eine hohe Fehlerquote beinhaltet. So kommt es zu taktiler Abwehr seitens der Patienten immer dann, wenn provozierte Empfindungen diffus, d.h. nicht eindeutig sind. Verhaltensänderungen bei Patienten werden nicht nur z.B. durch das „Beachten der

---

[695] Bienstein/Fröhlich 1995: 47

[696] Vgl. Enke 1996a: 10ff.

[697] Vgl. Bienstein/Fröhlich 1995: 22

[698] Werner 2002: 34. Das macht auch deutlich, warum die Frage nach der fundierenden Theorie keine disziplinäre Spinnerei ist, sondern entscheidende Bedeutung für die Handlungsebene hat, die ja immer von der ʼinneren Haltungʻ begleitet wird.

Haarwuchsrichtung bei der Ganzkörperwäsche"[699] hervorgerufen, sondern man hat festgestellt, dass es zentral um den Aufbau und die Gestaltung von „interpersonaler Beziehung" geht. Welcher Art aber ist diese Beziehung? In kritischer Auseinandersetzung mit den gemachten Erfahrungen in der Praxis ist erkannt worden, dass sowohl in der Pflege als auch in der Sonderpädagogik die therapeutischen Konzepte anfangs zu kognitivistisch orientiert gewesen sind. Das rührt u.a. auch daher, dass vielen unterschiedlichen Disziplinen, die zur Entwicklung der Basalen Stimulation beigetragen haben (neurophysiologische Entwicklungsmodelle, Psychologie, Physiologie, Sprachheiltheorie, Entwicklungsgenetik, Psychoneuroimmunologie, Pädagogik, Lerntheorie, Kommunikationstheorie)[700], das Paradigma der Dominanz des Bewusstseins über den Körper zugrunde gelegen haben. Zumindest weist Werner auf den Widerspruch in Fröhlichs Arbeiten hin, der sich auf den anthropologischen Dualismus gründet und zum Körper-Seele/Geist-Konzept führt. „Leben findet im, mit und durch den Körper statt. Über diese Körperlichkeit steht der Mensch mit der Welt in Verbindung. Der Körper ist das Medium für zwischenmenschliche Kontakte, sinnliche Erfahrungen mit der Umwelt, gleichsam für die Möglichkeit, in die Umwelt einzugreifen, die Umgebung zu verändern, etwas zu tun."[701] Zu Recht hat Fröhlich in seiner Selbstkritik angemerkt, dass sein Konzept zu lange als spezielle Therapie betrachtet worden ist.[702]

Verbindet man die *Leibtheorie* mit dem Konzept der Basalen Stimulation, so kann die These formuliert werden, dass der Körper das Medium des Leibes ist, dass man über Bewegungen des Körpers Zugang zur leiblichen Ebene bekommt, leibliche Kommunikation initiieren und damit die leibliche Ökonomie beeinflussen kann. Wenn mein Körperding auch eine Erscheinungsform meiner Leibhaftigkeit bzw. Lebendigkeit ist, ist es auch ein Zugangsweg zu dieser, die eine vollbewusste Lebendigkeit beinhaltet (was man von bloßen Körpern nicht sagen kann). Von entscheidender Bedeutung ist dabei der untrennbare Zusammenhang von Leiblichkeit, Wahrnehmung und Bewegung. Die Einheitsbedingung des Körperraumes

---

[699] Werner 2002: 14

[700] Vgl. Werner 2002: 26; 31ff.

[701] Fröhlich 2000: 3 zit. n. Werner 2002: 32. Dieser Ansatz korrespondiert mit der Psychosomatik; beiden ist die theoretische Grundlegung gemeinsam, die zwar in die `richtige Richtung` weist, jedoch über den Dualismus nicht hinauskommt.

[702] Vgl. Werner 2002: 36f.

liegt in den *Bewegungsgewohnheiten*, die der Dinge und Halbdinge der Umgebung, in der sich der Mensch findet, in den *Wahrnehmungsgewohnheiten.*[703] Betrachtet man die Einsatzgebiete der Basalen Stimulation genauer, so fällt auf, dass es sich um Bereiche handelt, in der die leibliche Ökonomie auf extreme Art derangiert ist: Die Menschen sind kurz vor dem `Weg-sein`: entweder in Richtung privativer Weitung oder privativer Engung bzw. einer Tendenz zur personalen Regression. Wenn das motorische Körperschema verloren geht oder derangiert (wird), hat das Auswirkungen auf die leibliche Dynamik bzw. Ökonomie. Im Falle des bettlägerigen Menschen verschiebt sich diese in Richtung privativer Wietung. Diese Veränderungen machen sich auch kognitiv (perzeptiv) bemerkbar, z.B. mit Verwirrtheit bis hin zu vollkommener Apathie. Das sind Symptome des leiblichen Disarrangements. Dient der Körper nun als Kommunikationsmedium (mit) der leiblichen Struktur? Die Beschäftigung mit den theoretischen Grundlagen der Basalen Stimulation zeigt sehr deutlich, dass es kein innen und kein außen gibt (hier der Körper, dort die Umwelt) – wie die Psychosomatik noch behauptet –, dass der Leib weit über den Körper hinausgreift, dass das Dasein im Sosein begründet liegt[704], dass die leibliche Ökonomie eine allgemeine Struktur ist, die, wenn sie nicht berücksichtigt wird, zu umfassenden leiblichen Degenerationen führt, wie Schmitz beschrieben hat. Sowohl ein zu viel an Reizen[705], als auch ein zu wenig hat fatale Konsequenzen in Bezug auf das Verhältnis von personaler Regression und Emanzipation.

Zur Bewegung gehören auch der biologische Rhythmus, z.B. der Atemrhythmus, ebenso wie Schwingungen, die nicht unbedingt bewusst gehört, aber gespürt werden; auch diese beeinflussen die menschliche Wachsamkeit und Grundstimmung.[706] Die Basale Stimulation bezieht sich auf ein tieferes Niveau der Kommunikation, die sich – so unsere These – auf Leiblichkeit stützt. Als leibliches Kommunikationskonzept zwischen Pflegenden und zu Pflegenden geht es um die Bildung von Ad-hoc-Leibern in der Interaktion. Um das Gespür für sich und seine Umgebung auf die Aufmerksamkeitsebene zu heben, muss die Begrifflichkeit der leiblichen

---

[703] Vgl. Mühl 1997: 92

[704] „Die basale – auf den eigenen Körper, auf die eigenen Entwicklung bezogene – Wahrnehmung ist nötig, um eine stimmige `subjetive Anatomie` zu entwickeln." (Fröhlich 1996 zit. n. Werner 2002: 28)

[705] Vgl. die Dialektik von Ästhetik und Anästhetik (Welsch 1998).

[706] Vgl. Werner 2002: 29f.; vgl. auch das Konzept der Atmosphäre von Schmitz und Welsch.

Ökonomie expliziert werden.[707] Das Spüren von Enge und Weite, Rhythmus, Intensität etc. ist die Grundlage aller Bemühungen, die in der Basalen Stimulation angestellt werden.[708] Hier ist die Wechselseitigkeit deutlich: Es geschieht nicht nur mit den zu Pflegenden etwas, sondern ebenso mit den Pflegenden. Die Stimulationsebenen, bezogen auf die sensomotorische Wahrnehmung als Grundtatsache der Leiblichkeit[709], sind vibratorischer, somatischer und vestibulärer Art.[710] Wenn es darum geht, den Menschen, die `aus ihrer Mitte` gefallen sind, wieder eine Orientierung zu geben, in die gewohnten Wahrnehmungsmuster zurückzufinden, dann haben derartige Handlungen überragende Bedeutung. Z.B. können Bewegungsgewohnheiten durch Bewegungssuggestionen hergestellt werden. In der Frührehabilitation von apallischen Patienten hat sich gezeigt, dass sich u.a. das Durchführen immer wiederkehrender Übungen positiv auf die Entwicklung der Person auswirkt. Neurologisch gesprochen könnte so die Verbindung zum Großhirn wieder geebnet werden. Die Als-ob-Bewegun-

---

[707] Vgl. Schmitz 1992: Ansätze zu einer philosophischen Therapeutik. Wenn die leibliche Ökonomie in relativem dynamischen Gleichgewicht ist (d.h. flexibel genug, um auf die Anforderungen des Alltags reagieren zu können), dann kann man von Gesundheit sprechen: Ähnlich arbeiten auch andere Verfahren der Leibtechniken (Leibmeisterung). Yoga, Feldenkrais etc. im Gegensatz zu autogenem Training, Meditation, Suggestionen, die zunächst an der Imagination ansetzten, um die Stofflichkeit (den Körper) zu manipulieren. Alle auf diesem cartesianischen Dualismus beruhenden therapeutischen Ansätze sind Beleg dafür, dass damit „zusammen genommen wird, was zusammen gehört", d.h. nicht teilbar ist: der Leib, die Leiblichkeit, das eigenleibliche Spüren. Dabei ist das Konzept des social tracking aufschlussreich: erstmals 1985 von G. Bateson beschrieben, wird damit „eine über alle Sinneskanäle vermittelte gegenseitige Anpassung von Bewegungsverhalten (Gestik, Mimik, Haltung, Bewegung, Raumnutzung etc.) in sozialen Beziehungen" beschrieben. Nach der systemischen Erklärung schließen sich zwei oder mehrere sensomotorische Systeme zusammen zu einem geschlossenen Kreislauf, so dass eine Bewegung immer in Beziehung zu dem jeweils anderen ausgeführt wird. So entsteht Bewegungssynchronisation (zeitliche, räumliche, kraftdynamische) (Citron 1998: 9). Nichts anderes meint das Konzept der Einleibung. Bei Schmitz bezieht es sich allerdings nicht nur auf Personen und Interaktionen, sondern auch auf Person und Umwelt, z.B. bei den Bewegungssuggestionen.

[708] Das bestätig Fröhlich selbst indirekt in seinen späteren Werken, wenn er sich von den anfänglichen Reiz-Reaktionsübungen distanziert (vgl. Werner 2002: 33)

[709] Vgl. Merleau-Ponty 1966

[710] Vgl. Enke 1996a: 7ff.

gen, die als Bewegungsverläufe gespürt werden, helfen, sich selbst (wieder) zu spüren. Entscheidend ist, dass Bewegungen an sich gespürt werden und darüber ein Lernprozess in Gang gesetzt wird. Letztlich geht es – ebenso wie bei Feldenkrais und Kinästhetik – um eine Einübung in *eigenleibliches Spüren* und die „Gestaltung nichtsprachlicher Kommunikationsprozesse", d.h. um Phänomene der Einleibung.[711]

Die Dimensionen und Kategorien der Leiblichkeit sind nicht mehr nur Vitalfunktionen oder Bedürfnisse, sondern können als leibliche Kommunikationsmedien[712] gefasst werden, die wesentlich das Verhältnis zwischen Pflegenden und zu Pflegenden bestimmen – auch außerhalb des therapeutischen Konzepts der Basalen Stimulation. Die pflegerische Praxis wird so grundsätzlich anders denk- und argumentativ fundierbar. Am Beispiel der ATL `Regulierung der Körpertemperatur` möchten wir dies abschließend kurz verdeutlichen: Als pflegerische Handlung ist die Temperatur eines Patienten nicht nur im Normbereich zu halten und darauf zu achten, dass es ihm gut geht, sondern man kann das Phänomen Temperatur als leibliches Kommunikationsmedium akzeptieren, indem seine Bedeutung für den Patienten und für die Pflegekraft jeweils getrennt erschlossen wird. Daraus können dann handlungsrelevante Schlüsse gezogen werden, mit dem Ziel, nicht nur die Compliance zu erhöhen, sondern auch die leiblichen Prozesse in der Genesung je subjektadäquat optimal zu gestalten. Unter einer leibphänomenologischen Perspektive macht es keinen Sinn, Fieber[713] durch kühlende Wadenwickel zu senken, wenn der Fiebernde gerne schwitzt und sich selbst unter der warmen Bettdecke über die feuchte Haut besser wahrnimmt (d.h. `sich leiden mag` in doppeltem Sinne). Ausreichende Flüssigkeitszufuhr wäre dann eine alternative Strategie, das Fieber per schwitzen `auszuschwemmen`. Kalte Wadenwickel würden eher zusammenziehend und erstarrend wirken, und eine derartige Engung und Spannung[714] ist sicherlich keine Förderung im Genesungsprozess, der verstanden werden kann als Gleichgewichtsherstellung von Engung und Weitung (im Sinne von Schmitz). Der Leiblichkeitsbezug der Pflege geht weit über die durchschnittliche bloße objektivistische Körperorientierung der klassischen Medizin hinaus und verweist

---

[711] Vgl. hierzu die Beschreibung von Citron 1998: 5f.

[712] Vgl. Kap. 11

[713] Eine leibphänomenologische Analyse muss natürlich auch die je konkreten Ursachen von Fieber berücksichtigen.

[714] Vgl. Kap. 8.1

mit den daraus ermöglichten originären pflegerischen Handlungsdimensionen auf die Eigenständigkeit der Pflege als Profession, auf das eigentümliche Feld der Pflege.

13. Epilog

Pflege ist ein Beziehungs- und Berührungsberuf. Dieser Beschreibung liegt bereits ein Dualismus zugrunde, der sich in den wissenschaftlichen Bezugsdisziplinen widerspiegelt: *Beziehung* wird meist in den psychosozialen Bereich verlegt, zu den Themen Interaktion und Kommunikation, mit denen sich Disziplinen wie Psychologie und Soziologie befassen. *Berührung* spricht den körperlichen Bereich an; hier geht es um Anfassen, um Körperpflege, um Handhaben. Im Kontext von Interaktion ist die körperliche Dimension meist unterrepräsentiert (ausgenommen in den Sportwissenschaften). Wer an Körper denkt, denkt an Anatomie, Physiologie oder Bewegungstraining, manchmal auch stillschweigend an Reizthemen wie Gewalt in der Pflege. Fasst man den Begriff Berührung jedoch weiter, so erschließen sich zusätzliche Perspektiven. Ein Lied, ein Gedicht, ein Film oder eine Landschaft können uns anrühren, ein Buch kann uns zutiefst aufwühlen. Auch eine Situation unmittelbar aus dem Leben selbst kann solche Effekte haben: Es sind Momente, die uns bewegen, von denen wir berührt und ergriffen werden. Bewegung und Berührung hängen also aufs Engste miteinander zusammen und bilden Anschlussstellen der leiblichen Ökonomie und der leiblichen Kommunikation.[715] So verstanden ist Pflege nicht nur eine Handlungs-, sondern auch eine Kommunikationswissenschaft. Allerdings hat die heutige Pflegepraxis in einer Gesellschaft und in Organisationen, die bürokratisch und tayloristisch strukturiert sind, für die Umsetzung derartiger Theorien und `Menschenbilder` nur marginalen Raum. Auch in der Pflegewissenschaft scheint die Idee des Menschen als Mängelwesen Karriere zu machen. In der Tat würde es wohl schwer fallen, jede Krankheit, jede Pflegebedürftigkeit neutralisierend nur als eine lediglich andere Möglichkeit menschlichen Lebens zu verstehen. Wir setzen uns zu ihnen, zumal wenn wir subjektiv betroffen sind, nicht indifferent ins Verhältnis; wir bewerten sie. Es gibt bessere und schlechtere Lebensformen. Die Diskurse der Pflegewissenschaft stehen unter einer kulturellen Hegemonie der Ethik und zwar einer bestimmten Ethik. Einer Ethik der Bedürftigkeit kommt offensichtlich eine selektive Anknüpfung an Herders und Gehlens Anthropologie des Menschen als Mängelwesen ebenso zupass wie eine selektive und verdrehte Anknüpfung an die Heideggersche Philosophie der Sorge. Diese wird dann ergänzt und transformiert z.B. durch die Religionsphilosophie

---

[715] Vgl. Kap. 11

von Levinas[716] zu einer Philosophie der Fürsorge, die das Primat des anderen behauptet. So wird der Versuch unternommen, Anthropologie und Ethik ineinander aufgehen zu lassen und Anthropologie zu ethisieren.

Sowohl die humanistische Pflegetheorie von J. Watson, als auch die Theorie von R. Rizzo Parse, M. Rogers und in Ansätzen auch P. Benner/ J. Wrubel lassen sich auf die allgemeinen Philosophien des Existenzialismus und der Leibphänomenologie zurückführen. Der Mensch als seiendes, als in-der-Welt und zur-Welt-seiendes Wesen, seine Existenz ist der unhintergehbare, nicht zergliederbare Ausgangspunkt ihrer theoretischen Überlegungen. Die Einzigartigkeit eines jeden Menschen ergibt sich genau aus dieser je eigenen Seinsweise. Das Individuum (= Unteilbare) ist nicht zu *verstehen* durch die Reduzierung der einzelnen Teile auf seine Wechselwirkungen (wie wohl der Mensch als Organismus auf solche Weise *erklärt* werden kann). Diese Einzigartigkeit ist der Fokus der sogenannten einheitlichen Pflegetheorien, in denen der Mensch als Energiefeld (Rogers), als Werdender (Rizzo Parse), als Existenz (Watson) oder als sich selbst interpretierendes Wesen (Benner) verstanden wird. Durch meine Art des In-der-Welt-seins schaffe ich mir meine Welt, die wiederum auf mich zurückwirkt. Ich wirke, lebe, bin in dieser und durch diese Welt. Zum anderen ist dieses Sein als Werden gleichzeitig. Bei Rizzo Parse wird dieser Aspekt mit der Vorsilbe „co" bezeichnet (coexisting, coconstituting). Man kann also nicht von Wechselwirkung zwischen Mensch und Umwelt sprechen, da der Begriff Wechsel ein zeitliches Nacheinander impliziert. Diese Einheitlichkeit wird zum einen dadurch erklärt, dass Mensch und Umwelt sich nicht dual oder komplementär gegenüber stehen, sondern einander durchdringen. In einer objektivistisch-körperbezogenen Perspektive muss so etwas unverständlich klingen und esoterisch bleiben. In der Tat: Körper können einander nicht durchdringen. Aber man darf den Leib nicht nach dem Festkörpermodell missverstehen. Leiber können sehr wohl (vgl. Einleibung) einander durchdringen und sogar gemeinsame Ad-hoc-Leiber bilden. Es ist auch möglich und ganz alltäglich, dass sich Leiber und Körper durchdringen. Notwendigerweise muss aber mindestens einer der Partner leiblich und nicht nur körperlich sein.

Man sollte sich bei der Rede von Einheitlichkeit nicht zu dem Glauben verführen lassen, dass damit eine „bruchlose Wiederherstellung des `ganzen Menschen aus einem Guss` gegen alle Versuchungen zum Dua-

---

[716] Die wir hier außen vor gelassen haben.

lismus"[717] möglich wäre. Wenn man diesen Menschen aus einem Guss
schon nicht aus einer psycho-physischen – oder um wie viele Präfixe auch
immer erweiterten – Synthese erwarten durfte, so kann die Einheit(-
lichkeit) des Menschen aufgrund der Labilität des Leibes auch nur labil
sein. Weder der sinnlich-sinnfällige Körper noch der der naturwissenschaftlich, nach dem perzeptiven Körperschema konstruierte Körper, der
sicht- und tastbar ist, lässt sich mit dem Leib glatt zu einer Einheit
zusammenfassen: „Man muß sich wohl damit begnügen, das Faktum der
Entsprechung zu konstatieren, zu erforschen und in der aus der Medizin
bekannten segensreichen Weise zu nützen ohne sich durch metaphysische
Spekulationen verführen zu lassen."[718] Menschen sind in gewisser
Hinsicht paradoxe Lebewesen: einheitlich und doch zerrissen, unvollkommen aber vollständig. Jeder einzelne Mensch ist dabei gefordert, seine
Zerrissenheit zu integrieren. Nicht nur die Labilität des Leibes macht ihm
zu schaffen, sondern auch die Fragilität der Persönlichkeit oder – mit den
Worten von Hermann Schmitz – der „persönlichen Situation"[719]. Der
Mensch lebt immer `auf der Kante` zwischen personaler Emanzipation, in
der er in einer bewussten, reflektierten Situation ganz bei sich in
entfalteter Gegenwart ist, und personaler Regression, in der er auf einem
Niveau, auf dem das Selbst an die Enge des Leibes preisgegeben ist, in
primitiver Gegenwart z.B. im Schreck, der panischen Angst oder dem
haltlosen Weinen existiert.[720] Zum menschlichen Leben gehören beide
Seiten: Die Zurückdrängung personaler Emanzipation und ein „ausgeprägtes Übergewicht personaler Regression führt zur Haltlosigkeit"; die
Zurückdrängung personaler Regression und ein „ausgeprägtes Übergewicht personaler Emanzipation zur Verstiegenheit"[721]. Das durchschnittliche menschliche Leben existiert auf dem Niveau personaler Emanzipation und nur gelegentlich auf dem personaler Regression. Die modernen Humanwissenschaften und die Ethiken neigen dazu, die Formen
personaler Regression zu pathologisieren, statt deren Notwendigkeit zu
respektieren. Die jeweiligen Anteile sind bei verschiedenen Personen
verschieden und machen zu einem Gutteil ihren individuellen Charakter
und ihre Persönlichkeit aus. Auch die Persönlichkeit eines Menschen ist
nicht ein für alle mal feststehend. Wer versucht, diese unterschiedlichen

---

[717] Schmitz 1995b: 116
[718] Schmitz 1995b: 116
[719] Schmitz 1999b: 17
[720] Vgl. Schmitz 1997: 214ff.
[721] Schmitz 1997: 215

Persönlichkeiten auf einen Standard zu nivellieren und sie in das Prokustesbett falsch verstandener Normalität zu pressen, der hat schon im Ansatz das Dasein der Menschen verfehlt und dem fehlt das Verständnis, diese `Krankheiten` – wie Hermann Schmitz das für die Schizophrenen formuliert hat – als Lebensweise eigener Art zu begreifen. „Man macht es sich zu leicht, wenn man sie nur heilen will, ohne einen Begriff von ihrer Eigenart zu haben, der es erlaubt, sie im Ganzen zu würdigen, statt nur mit chemischen, physikalischen usw. Manipulationen aufdringliche und störende Symptome abzustellen, wie man ein Radio abstellt, weil es Quietschlaute von sich gibt. Auf so ein Heilen paßte eine Abwandlung von Goethes Dictum gegen das Dulden aus Toleranz ohne Anerkennung: `Heilen heißt beleidigen.`"[722]

---

[722] Schmitz 1990: 417f.

14. Bibliografie

Adorno, Theodor W. (1997): Negative Dialektik. Frankfurt/Main

Adorno, Theodor W. (1990): Zur Metakritik der Erkenntnistheorie. Studien über Husserl und die phänomenologischen Antinomien. Frankfurt/Main

Agamben, Giorgio (2002): Homo sacer. Die souveräne Macht und das nackte Leben. Frankfurt/Main

Attali, Jacques (1981): Die kannibalische Ordnung. Von der Magie zur Computermedizin. Frankfurt/Main

Bahrdt, Hans Paul (1992): Schlüsselbegriffe der Soziologie. München

Barkhaus, Annette u.a. (1996): Leiblichkeit zwischen Unmittelbarkeit und symbolischer Konstruktion. Zur Einführung. In: Barkhaus, Annette u.a. (Hg.): Identität, Leiblichkeit, Normativität. Neue Horizonte anthropologischen Denkens. Frankfurt/Main: 117-126

Bataille, Georges (1985): Die Aufhebung der Ökonomie. München

Bateson, Gregory (1985): Ökologie des Geistes. Frankfurt/Main

Benjamin, Walter (1991): Das Passagenwerk. Gesammelte Schriften Bd.V/1. Frankfurt/Main

Benner, Patricia/Ch. Tanner/C.A. Chesla (2000): Pflegeexperten. Pflegekompetenz, klinisches Wissen und alltägliche Ethik. Bern

Benner, Patricia/J. Wrubel (1997): Pflege, Stress und Bewältigung. Bern

Benner, Patricia (1995): Stufen zur Pflegekompetenz: from novice to expert. Bern

Bienstein, Christel/ A. Fröhlich (1995): Basale Stimulation in der Pflege. Pflegerische Möglichkeiten zur Förderung von wahrnehmungsbeeinträchtigten Menschen. Düsseldorf

Bienstein, Christel/A. Fröhlich (1991): Basale Stimulation in der Pflege. Düsseldorf

Blech, Jörg (2003): Die Krankheitserfinder. Wie wir zu Patienten gemacht werden. Frankfurt/Main

Böhle, Fritz (2005): Erfahrungswissen – eine neue Herausforderung für die berufliche Bildung? In: Bolder, A./ R. Dobischat/ W. Hendrich (Hg.): Jahrbuch Bildung und Arbeit. (im Erscheinen)

Böhle, Fritz (1999): Nicht nur mehr Qualität, sondern auch höhere Effizienz – Subjektivierendes Arbeitshandeln in der Altenpflege. In: Zeitschrift für Arbeitswissenschaft. 53 (25 NF), Heft 3: 174 – 181

Böhle, Fritz u.a. (1997): Pflegearbeit als situatives Handeln. In: Pflege, Nr. 10: 18-22

Böhme, Gernot (1997): Die Phänomenologie von Hermann Schmitz als Phänomenologie der Natur? In: Böhme, Gernot/G. Schiemann (Hg.): Phänomenologie der Natur. Frankfurt/Main: 133-148

Böhme, Gernot (1995): Atmosphäre. Frankfurt/Main

Böhme, Hartmut (1996): Der Tastsinn im Gefüge der Sinne. In: Kunst- und Ausstellungshalle der Bundesrepublik Deutschland GmbH (Hg.): Tasten. Schriftenreihe Forum Bd.7. Bonn: 185-210

Bohrer, Karl Heinz (1981): Plötzlichkeit. Zum Augenblick des ästhetischen Scheins. Frankfurt/Main

Bohrer, Karl Heinz (1978): Die Ästhetik des Schreckens. Die pessimistische Romantik und Ernst Jüngers Frühwerk. München

Bosch, Sabine u.a. (2002): Zur Anthropologie des bedürftigen Menschen im Zeichen der Gerechtigkeit. In: Schnell, Martin W. (Hg.): Pflege und Philosophie. Interdisziplinäre Studien über den bedürftigen Menschen. Bern: 191-233

Brater, Michael/S. Weishaupt (2003): Altenpflege ermutigen, subjektivierend zu handeln. Ein Fortbildungselement im Haus Heilig Geist. In: Sing, Dorit/E. Kistler (Hg.): Lernfeld Altenpflege. Praxisprojekte zur Verbesserung der Dienstleistung an und mit alten Menschen. München: 51 – 74

Buchholz, Thomas/A. Gebel-Schürenberg/P. Nydahl/A. Schürenberg (Hg.) (2001): Begegnungen. Basale Stimulation in der Pflege – Ausgesuchte Fallbeispiele. Bern

Büssing, André/J. Glaser (1999): Interaktionsarbeit. Konzept und Methode der Erfassung im Krankenhaus. In: Zeitschrift für Arbeitswissenschaft. 53 (25 NF), Heft 3: 164-173

Camus, Albert (1971): Der Mensch in der Revolte. Reinbek b. Hamburg

Canetti, Elias (1980): Masse und Macht. Frankfurt/Main

Canguilhem, Georges (1977): Das Normale und das Pathologische. Frankfurt/ Main

Carveth, Donald L. (1993): Die Metaphern des Analytikers. Eine dekonstruktionistische Perspektive. In: Buchholz, Michael B. (Hg.): Metaphernanalyse. Göttingen: 15-71

Cassirer, Ernst (1994): Philosophie der symbolischen Formen. Erster Teil: Die Sprache. Darmstadt

Cassirer, Ernst (1994): Philosophie der symbolischen Formen. Dritter Teil: Phänomenologie der Erkenntnis. Darmstadt

Cavalli-Sforza, Luca/F. Cavalli-Sforza (1994): Verschieden und doch gleich. Ein Genetiker entzieht dem Rassismus die Grundlage. München

Chinn, Peggy L./M. K. Kramer (1996): Pflegetheorie. Konzepte – Kontext – Kritik. Berlin/Wiesbaden

Christian, Paul (1989): Anthropologische Medizin. Theoretische Pathologie und Klinik psychosomatischer Krankheiten. Berlin

Citron, Ina (1998): Kinästhetisches Handeln in der Pflege. Entdecken – Verstehen – Erleben. Stuttgart

Corbin, Alain (1984): Pesthauch und Blütenduft. Eine Geschichte des Geruchs. Berlin

Csikszentmihalyi, Mihaly (1999): Flow. Das Geheimnis des Glücks. Stuttgart

Cytowic, Richard E. (1997): Farben hören, Töne schmecken. Die bizarre Welt der Sinne. Berlin

Dahrendorf (1977): Homo Sociologicus. Köln/Opladen

Daudet, Alphonse (2004): Im Land der Schmerzen. Bremen

Descartes, René (1960): Meditationen. Über die Grundlagen der Philosophie. Hamburg

DIALEKTIK (1991): Die Wirklichkeit der Wissenschaft – Probleme des Realismus. Enzyklopädische Zeitschrift für Philosophie und Wissenschaften. Nr. 1 DIALEKTIK. Hamburg

Dörner, Günter u.a. (Hg.) (1999): Menschenbilder in der Medizin – Medizin in den Menschenbildern. Bielefeld

Domheim, Jutta u.a. (1999): Pflegewissenschaft als Praxiswissenschaft und Handlungswissenschaft. In: Pflege und Gesellschaft, Nr. 4: 73-79

Douglas, Mary (1988): Reinheit und Gefährdung. Eine Studie zu Vorstellungen von Verunreinigung und Tabu. Frankfurt/Main

Douglas, Mary (1981): Ritual, Tabu und Körpersymbolik. Sozialanthropologische Studien in Industriegesellschaft und Stammeskultur. Frankfurt/Main

Dressel, Gert (1996): Historische Anthropologie. Eine Einführung. Wien

Duerr, Hans Peter (1988-1997): Der Mythos vom Zivilisationsprozess. 4 Bde. Frankfurt/Main

Ehrenreich, Barbara (1997): Blutrituale. Ursprung und Geschichte der Lust am Krieg. München

Eichorn, Siegried (1967): Krankenhausbetriebslehre – Theorie und Praxis des Krankenhausbetriebes. Band 1. Stuttgart

Elias, Norbert (1976): Über den Prozess der Zivilisation. 2 Bde. Frankfurt/Main

Elkeles, Thomas (1997): Kritik an der Funktionspflege. In: Büssing, A. (Hg.): Von der funktionalen zur ganzheitlichen Pflege. Göttingen: 49-64

Enke, Axel (1996a): Basale Stimulation in der Pflege zur gezielten Wahrnehmungsförderung. In: Aßmann, Christa (Hg.): Pflegeleitfaden. München: 2-28

Enke, Axel (1996b): Kinästhetik in der Pflege. In: Aßmann, Christa (Hg.): Pflegeleitfaden. München: 45-74

Enomiya-Lassalle, Hugo M. (1992): Der Versenkungsweg. ZEN- Meditation und christliche Mystik. Freiburg im Br.

EphW (2004): Enzyklopädie Philosophie und Wissenschaftstheorie. Bd. 3. Hg. von Jürgen Mittelstrass. Stuttgart

Esser, Hartmut (1993): Soziologie. Allgemeine Grundlagen. Frankfurt/Main

Feldenkrais, Moshé (1978): Bewußtheit durch Bewegung. Frankfurt/Main

Foucault, Michel (1977): Überwachen und Strafen. Die Geburt des Gefängnisses. Frankfurt/Main

Foucault, Michel (1976): Die Geburt der Klinik. Eine Archäologie des ärztlichen Blicks. Frankfurt/Main

Foucault, Michel (1974): Die Ordnung der Dinge. Frankfurt/Main

Fourier, Charles (1984): Aus der neuen Liebeswelt. Berlin

Friesacher, Heiner (2001): Ahnung, Intuition und implizites Wissen als konstitutive Bestandteile pflegerischen Erkennens und Handelns. In: Intensiv. Fachzeitschrift für Intensivpflege und Anästhesie. 8. Jg., Heft 4: 164-167

Fuchs, Thomas (2004): Leibgedächtnis und Lebensgeschichte. In: Leib und Biographie. Dokumentation der Vortragsveranstaltung am 12.5.2004 in der Aula der EFH Rheinland-Westfalen-Lippe und Ausstellung in der Galerie der EFH „Stimmung und Erinnerung": 4-23

Fuchs, Thomas (2000): Leib, Raum, Person. Entwurf einer phänomenologischen Anthropologie. Stuttgart

Gehlen, Arnold (1986): Der Mensch. Seine Natur und seine Stellung in der Welt. Wiesbaden

Gehlen, Arnold (1974): Anthropologische Forschung. Frankfurt/Main

Gehring, Petra (2002): Autonomie als Diskursbaustein? Die „Informierte Einwilligung" unter Machtgesichtspunkten. In: Schnell, Martin W. (Hg.): Pflege und Philosophie. Interdisziplinäre Studien über den bedürftigen Menschen. Bern: 23-33

Gibran, Khalil (1995): Der Prophet. Aphorismen. Düsseldorf

Girtler, Roland (1979): Kulturanthropologie. München

Göckenjan, Gerd (2000): Das Alter würdigen. Altenbilder und Bedeutungswandel des Alters. Frankfurt/Main

Grimm, Jakob/W. Grimm (1885): Deutsches Wörterbuch. Bd.6. Leipzig: 580-590

Gröning, Katharina (1998): Entweihung und Scham. Grenzsituationen in der Pflege alter Menschen. Frankfurt/Main

Gröschke, Dieter (2002): Leiblichkeit, Interpersonalität und Verantwortung – Perspektiven der Heilpädagogik. In: Schnell, Martin W. (Hg.): Pflege und Philosophie. Interdisziplinäre Studien über den bedürftigen Menschen. Bern: 81-108

Habermas, Jürgen (1989): Vorstudien und Ergänzungen zur Theorie des kommunikativen Handelns. Frankfurt/Main

Habermas, Jürgen (1988a): Theorie des kommunikativen Handelns. Bd.1. Frankfurt/Main

Habermas, Jürgen (1988b): Theorie des kommunikativen Handelns. Bd.2. Frankfurt/Main

Hagner, Michael (2000): Homo cerebralis – Der Wandel vom Seelenorgan zum Gehirn. Frankfurt/Main

Hamburger, Käte (1996): Das Mitleid. Stuttgart

Hannecke, Nicole (1996): Ökonomische Rationalität von Werbung. (Unv. Diplomarbeit). Göttingen

Hatch, Frank u.a. (1996): Kinästhetik. Interaktion durch Berührung und Bewegung in der Pflege. Eschborn

Hauser-Schäublin, Brigitta /V. Kalitzkus/I. Petersen/I. Schröder (2001): Der geteilte Leib. Die kulturelle Dimension von Organtransplantation und Reproduktionsmedizin in Deutschland. Frankfurt/Main

Heidegger, Martin (1993): Sein und Zeit. (1. Auflage 1927). Tübingen

Herrigel, Eugen (1960): Zen in der Kunst des Bogenschießens. Weilheim

Hirschfeld, Magnus/A. Gaspar (Hg.) (1929): Sittengeschichte des Ersten Weltkrieges (Nachdruck). Hanau

Hirschberg, Walter (Hg.) (1988): Neues Wörterbuch der Völkerkunde. Berlin

Horkheimer, Max/Th. W. Adorno (1986): Dialektik der Aufklärung. Philosophische Fragmente. Frankfurt/Main

Horkheimer, Max (1974): Zur Kritik der instrumentellen Vernunft. Frankfurt/Main

Husserl, Edmund (1993): Arbeiten an den Phänomenen. Ausgewählte Schriften. Hg. und mit einem Nachwort versehen von Bernhard Waldenfels. Frankfurt/Main

Huth, Almuth/W. Huth (1996): Handbuch der Meditation. München

Jünger, Ernst (o. J.): Über den Schmerz. In: Essays I, Werke Band 5. Stuttgart: 149-198

Jüttemann, Gerd u.a. (Hg.) (1991): Die Seele. Ihre Geschichte im Abendland. Weinheim

Käppeli, Silvia (1998): Zwischen Leiden und Erlösung. Religiöse Motive in der Leidens-erfahrung von krebskranken Juden und Christen. Bern

Kalitzkus, Vera (2003): Leben durch den Tod. Die zwei Seiten der Organtransplantation. Eine medizinethnologische Studie. Frankfurt/Main

Kant, Immanuel (1983a): Schriften zur Metaphysik und Logik (Werke Bd.5). Darmstadt

Kant, Immanuel (1983b): Schriften zur Ethik und Religionsphilosophie (Werke Bd.7). Darmstadt

Kampen, Norbert van/M. Sanders (2000): Einige kritische Anmerkungen zum Menschenbild in ausgewählten Pflegemodellen. In: Pflege & Gesellschaft. 5. Jg., Nr. 3: 61-66

Kampen, Norbert van (1998): Theoriebildung in der Pflege. Eine kritische Rezeption amerikanischer Pflegemodelle. Frankfurt/Main

Kamper, Dietmar (1973): Geschichte und menschliche Natur. Die Tragweite gegenwärtiger Anthropologiekritik. München

Kather, Regine (2003): Was ist Leben? Philosophische Positionen und Perspektiven. Darmstadt

Kermani, Navid (2000): Gott ist schön. Das Ästhetische Erleben des Koran. München

Kirschmann, Eduard (1999): Das Zeitalter der Werfer. Eine neue Sicht des Menschen. Hannover

Kleinman, Arthur (1980): Patients and healers in the context of culture. Calif. Univ. Press

Klie, Thomas (1996): Pflegeversicherung. Einführung, Lexikon, Gesetzestexte, Nebengesetze, Materialien. Hannover

Klossowski, Pierre (1996): Sade – Mein Nächster. Wien

Kolnai, Aurel (1974): Der Ekel. In: Husserl, Edmund (Hg.): Beiträge zur Phänomenologie des ästhetischen Genusses. (2. Auflage. Originalausgabe 1929). Tübingen: 119-173

Kondylis, Panajotis (1986): Die Aufklärung im Rahmen des neuzeitlichen Rationalismus. München

Kostrzewa, Stephan/M. Kutzner (2002): Was wir noch tun können! Basale Stimulation in der Sterbebegleitung. Bern

Krauskopf, Dieter/G. Schroeder-Printzen (Hg.) (1995): Soziale Krankenversicherung, Pflegeversicherung. Kommentar. 4. Auflage 1999. München

Krauskopf, Dieter/G. Schroeder-Printzen (Hg.) (1996): Soziale Krankenversicherung, Pflegeversicherung. Kommentar. 4. Auflage 1999. München

Krippner, Antje u.a. (1997): Veränderungen im soziokulturellen Bedeutungszusammenhang von „Pflege" – Eine begriffsgeschichtliche Untersuchung. In: Uzarewicz, Charlotte/ G. Piechotta (Hg.): Ttanskulturelle Pflege. Curare Sonderband 10. Berlin: 33-52

Krohwinkel, Monika (1993): Der Pflegeprozess am Beispiel von Apoplexiekranken. Eine Studie zur Erfassung und Entwicklung ganzheitlich-rehabilitativer Prozesspflege. Schriftenreihe des BMG Band 16. Baden-Baden

Kromphardt, Jürgen (1981): Wirtschaftswissenschaft II: Methoden und Theoriebildung in der Volkswirtschaftslehre. In: HdWW (Handbuch der Wirtschaftswissenschaften) XII 1981: 904-936

Küchenhoff, Joachim (1992): Körper und Sprache. Theoretische und klinische Beiträge zur Psychopathologie und Psychosomatik von Körpersymptomen. Heidelberg

Kurtenbach, Hermann/G. Golombek/H. Siebers (1994): Krankenpflegegesetz mit Ausbildungs- und Prüfungsordnung für die Berufe der Krankenpflege. Stuttgart

Lagrange, Frederic (2000): Al-Tarab. Die Musik Ägyptens. Heidelberg

Lamnek, Siegfried (1995): Qualitative Sozialforschung. Band 1: Methodologie. Weinheim

Langer, Susanne K. (1984): Philosophie auf neuen Wegen. Das Symbol im Denken, im Ritus und in der Kunst. Frankfurt/Main

Le Corbusier, Charles-Edouard (1984): Ausblick auf eine Architektur. Braunschweig

Lenzen, Dieter (1997): Die priesterliche Funktion des medizinischen Gewerbes. Gesundheit und Krankheit als kulturelle Erfindung. In: Mabuse 105, Jan./ Feb.: 45-51

Lenzen, Dieter (1991): Krankheit als Erfindung. Medizinische Eingriffe in die Kultur. Frankfurt/Main

Lethen, Helmut (1994): Verhaltenslehren der Kälte. Lebensversuche zwischen den Kriegen. Frankfurt/Main

Liessmann, Konrad P. (1997): Ekel! Ekel! Ekel! – Wehe mir! Eine kleine Philosophie des Abscheus. In: Kursbuch. Ekel und Allergie. Heft 129. Berlin: 101-110

Lindemann, Gesa (1996): Zeichentheoretische Überlegungen zum Verhältnis von Körper und Leib. In: Barkhaus, Annette u.a. (Hg.): Identität, Leiblichkeit, Normativität. Neue Horizonte anthropologischen Denkens. Frankfurt/Main: 146-175

Lipp, Wolfgang (1979): Kulturtypen, kulturelle Symbole, Handlungswelt. In: Kölner Zeitschrift für Soziologie und Sozialpsychologie 31: 450-484

Lippe, Rudolf zur (1988): Vom Leib zum Körper. Naturbeherrschung am Menschen in der Renaissance. Reinbek

Loytved, Christine (1997): Die Hebamme vor der Gebärenden – Der Arzt hinter der Hebamme. Arbeitsfelder in der Geburtshilfe um 1800 in Lübeck. In: Uzarewicz, Charlotte/G. Piechotta (Hg.): Transkulturelle Pflege. Curare Sonderband 10. Berlin: 209-224

Lütkehaus, Ludger (1999): Nichts. Abschied vom Sein. Ende der Angst. Frankfurt/Main

Mahayni, Ziad (Hg.) (2002): Neue Ästhetik. Das Atmosphärische und die Kunst. München

Markl, Hubert (2004): Gehirn und Geist. Biologie und Psychologie auf der Suche nach dem ganzen Menschen. In: Merkur. Deutsche Zeitschrift für europäisches Denken. Nr. 668: 1063-1077

Mauss, Marcel (1978): Soziologie und Anthropologie. Band I. Frankfurt/Main

Mellinger, Nan (2000): Fleisch. Ursprung und Wandel einer Lust. Frankfurt/ Main

Merleau-Ponty, Maurice (1966): Phänomenologie der Wahrnehmung. Berlin

Meyer-Drawe, Käte (1987): Leiblichkeit und Sozialität. Phänomenologische Beiträge zu einer pädagogischen Theorie der Intersubjektivität. München

Mittelstaedt, Ekkehard (1998): Abgrenzungen von Grund- und Behandlungspflege aus sozialrechtlicher und ökonomischer Sicht. In: Pflege & Gesellschaft, 3. Jg., Nr. 2: 7-10

Mühl, Martin (1997): Die Handlungsrelativität der Sinne. Frankfurt/Main

Mühlmann, Heiner (1996): Die Natur der Kultur. Entwurf einer kulturgenetischen Theorie. Wien

Müller, Elke (1998): Grund- und Behandlungspflege. Historische Wurzeln eines reformbedürftigen Begriffs. In: Pflege & Gesellschaft, 3. Jg., Nr. 2: 1-6

Nydahl, Peter/ G. Bartoszek (2000): Basale Stimulation. Neue Wege in der Intensivpflege. München

Ots, Thomas (1991): Stiller Körper – lauter Leib. Aufstieg und Untergang der jungen chinesischen Heilbewegung Kranich-Quigong. Dissertation. Hamburg

Parse, Rosemarie Rizzo (1993): Theory of Health as Human Becoming. London

Parse, Rosemarie Rizzo (1995): Illuminations: the human becoming theory in practice an research. New York

Petersdorff, Dirk von (2004): Wieviel Metaphysik braucht die Aufklärung? Wielands „Musarion". In: Merkur. Deutsche Zeitschrift für europäisches Denken. Nr. 667: 1009-1019

Platon (1990): Phaidon. Das Gastmahl. Kratylos. Werke Bd.3. Darmstadt

Plessner, Helmuth (2002): Grenzen der Gemeinschaft. Eine Kritik des sozialen Radikalismus. Frankfurt/Main

Plessner, Helmuth (1982): Mit anderen Augen. Aspekte einer philosophischen Anthropologie. Stuttgart

Plessner, Helmuth (1975): Die Stufen des Organischen und der Mensch. Berlin

Plügge, Herbert (1967): Über das Verhältnis des Ichs zum eigenen Leib. In: ders.: Der Mensch und sein Leib. Tübingen: 69-94

Polenz, Silke von (1994): Und er bewegt sich doch. Ketzerisches zur Körperabstinenz der Psychoanalyse. Frankfurt/Main

Reckwitz, Andreas (2000): Die Transformation der Kulturtheorien. Zur Entwicklung eines Theorieprogramms. Weilerswist

Remmers, Hartmut (2000): Pflegerisches Handeln. Wissenschafts- und Ethikdiskurse zur Konturierung der Pflegewissenschaft. Bern

Rimpau, Wilhelm (1976): Weg zur anthropologischen Medizin Viktor von Weizsäckers. In: Argument Sonderband 146: 54-67

Ringel, Dorothee (2000): Ekel in der Pflege. Frankfurt/Main

Röd, Wolfgang (1982): Descartes: Die Genese des Cartesianischen Rationalismus. München

Rössner, Hans (1986): Bemerkungen zum anthropologischen Defizit. In: ders. (Hg.): Der ganze Mensch. Aspekte einer pragmatischen Anthropologie. München: 9-28

Rogers, Martha (1995): Theoretische Grundlagen der Pflege. Eine Einführung. Freiburg

Rombach, Heinrich (1971): Strukturontologie. Eine Phänomenologie der Freiheit. Freiburg/ München

Roper, Nancy/W. W. Logan/A. J. Tierny (1997): Die Elemente der Krankenpflege. Ein Pflegemodell, das auf einem Lebensmodell beruht. Baunatal

Roth, Gerhard (1998): Das Gehirn und seine Wirklichkeit. Frankfurt/Main

Rothschuh, Karl E. (1969): René Descartes. Über den Menschen (1632) sowie Beschreibungen des menschlichen Körpers (1648). Heidelberg

Sandall, Roger (2001): The Culture Cult. Boulder/Colorado

Sarasin, Philipp (2001): Reizbare Maschinen. Eine Geschichte des Körpers 1765–1914. Frankfurt/Main

Sartre, Jean Paul (1993): Das Sein und das Nichts. Versuch einer phänomenologischen Ontologie. Reinbek

Schilling, Johannes (2000): Anthropologie. Menschenbilder in der Sozialen Arbeit. Neuwied

Schipperges, Heinrich (1975): Am Leitfaden des Leibes. Zur Anthropologik und Therapeutik Friedrich Nietzsches. Stuttgart

Schipperges, Heinrich (1984): Der menschliche Leib aus medizinischer und philosophischer Sicht. Aschaffenburg

Schirmacher, Wolfgang (1983): Technik und Gelassenheit. Zeitkritik nach Heidegger. Freiburg/München

Schlink, Bernhard (2004): Der Preis der Gerechtigkeit. In: Merkur. Deutsche Zeitschrift für europäisches Denken. Nr. 667: 983 - 997

Schmid, Wilhelm (1998): Philosophie der Lebenskunst. Eine Grundlegung. Frankfurt/Main

Schmidt, Kirstin (1996): Die Mutation einer Wahrnehmung. Foucaults Archäologie des ärztlichen Blickes. In: Wolf, Angelika/M. Stürzer (Hg.): Die gesellschaftliche Konstruktion von Befindlichkeit. Berlin: 107-124

Schmitz, Hermann (2003): Was ist Neue Phänomenologie? Rostock

Schmitz, Hermann (2002): Begriffene Erfahrung. Beiträge zur antireduktionistischen Phänomenologie. Rostock

Schmitz, Hermann (1999a): Der Spielraum der Gegenwart. Bonn

Schmitz, Hermann (1999b): Adolf Hitler in der Geschichte. Bonn

Schmitz, Hermann (1998a): System der Philosophie. Bd. I. Die Gegenwart. Bonn

Schmitz, Hermann (1998b): System der Philosophie. Bd. II. Der Leib. Teil 1. Bonn

Schmitz, Hermann (1998c): System der Philosophie. Bd. II. Der Leib. Teil 2. Der Leib im Spiegel der Kunst. Bonn

Schmitz, Hermann (1998d): System der Philosophie. Bd. III. Der Raum. Teil 1. Der leibliche Raum. Bonn

Schmitz, Hermann (1998e): System der Philosophie. Bd. III. Der Raum. Teil 2. Der Gefühlsraum. Bonn

Schmitz, Hermann (1998f): System der Philosophie. Bd. V. Die Aufhebung der Gegenwart. Bonn

Schmitz, Hermann (1998g): Der Leib, der Raum und die Gefühle. Stuttgart

Schmitz, Hermann (1997): Höhlengänge. Über die gegenwärtige Aufgabe der Philosophie. Berlin

Schmitz, Hermann (1996): Husserl und Heidegger. Bonn

Schmitz, Hermann (1995): System der Philosophie. Bd. III. Der Raum. Teil 4. Das Göttliche und der Raum. Bonn

Schmitz, Hermann (1995b): Der unerschöpfliche Gegenstand. Grundzüge der Philosophie. Bonn

Schmitz, Hermann (1994): Neue Grundlagen der Erkenntnistheorie. Bonn

Schmitz Hermann (1992): Leib und Gefühl. Materialien zu einer philosophischen Therapeutik. Bonn

Schmitz, Hermann (1990): System der Philosophie. Bd. IV. Die Person. Bonn

Schmitz, Hermann (1989): System der Philosophie. Bd. III. Der Raum. Teil 5. Die Wahrnehmung. Bonn

Schmitz, Hermann (1983): System der Philosophie. Bd. III. Der Raum. Teil 3. Der Rechtsraum. Bonn

Schmitz, Hermann (1980): Neue Phänomenologie. Bonn

Schmitz, Hermann (1968): Subjektivität. Bonn

Schnell, Martin W. (2002): Leiblichkeit – Verantwortung – Gerechtigkeit – Ethik. Vier Prinzipien einer Theorie des bedürftigen Menschen. In: ders. (Hg.): Pflege und Philosophie. Interdisziplinäre Studien über den bedürftigen Menschen. Bern: 109-135

Schoppmann, Susanne (2003): „Dann habe ich ihr einfach meine Arme hingehalten". Selbstverletzendes Verhalten aus der Perspektive der Betroffenen. Bern

Schumm, Claudia (2004): Feng Shui im Krankenhaus. Architektur und Heilung. Wien

Schweppenhäuser, Gerhard (2003): Grundbegriffe der Ethik. Zur Einführung. Hamburg

Schwerdt, Ruth (2002): Interpersonalität in der Pflege – Konzeptionelle, empirische und philosophische Grundlagen. In: Schnell, Martin W. (Hg.): Pflege und Philosophie. Interdisziplinäre Studien über den bedürftigen Menschen. Bern: 109-135

Schüßlburner, Josef (2004): Demokratie-Sonderweg Bundesrepublik. Analyse der Herrschaftsordnung in Deutschland. Künzell

Schütz, Alfred (1991): Der sinnhafte Aufbau der sozialen Welt. Frankfurt/Main

Sennett, Richard (1983): Verfall und Ende des öffentlichen Lebens. Die Tyrannei der Intimität. Frankfurt/Main

Serres, Michel (1998): Die fünf Sinne. Eine Philosophie der Gemenge und Gemische. Frankfurt/Main

Simmel, Georg (1983): Zur Psychologie der Scham. In: ders.: Schriften zur Soziolgie. Frankfurt/Main: 140-150

Singer, Peter (2001): Nicht alles Leben ist heilig. Interview mit Peter Singer. In: Der Spiegel, Nr. 48: 236–242

Sloterdijk, Peter (1999): Sphären II. Globen. Frankfurt/Main

Soentgen Jens (1998): Die verdeckte Wirklichkeit. Einführung in die Neue Phänomenologie von Hermann Schmitz. Bonn

Sofsky, Wolfgang (2000): Zeiten des Schreckens. Frankfurt/Main

Sofsky, Wolfgang (1996): Traktat über die Gewalt. Frankfurt/Main

Sonnemann, Ulrich (1981): Negative Anthropologie. Vorstudien zur Sabotage des Schicksals. Frankfurt/Main

Steinhoff, Uwe (2001): Kritik der kommunikativen Rationalität. Eine Gesamtdarstellung und Analyse der kommunikationstheoretischen jüngeren Kritischen Theorie. Marsberg

Steiniger, Hans (1953): Hauch- und Körperseele und der Dämon bei Kuan Yin Tze. Sammlung orientalistischer Arbeiten, 20. Heft. Leipzig

Steinkohl, Sibylle (2004): Sanfte Töne als Begleitung zur letzten Reise. In: Süddeutsche Zeitung Nr. 210, Freitag 10.9.2004: 41

Stirner, Max (1972): Der Einzige und sein Eigentum. Stuttgart

Stoessel, Marleen (1983): Aura. Das vergessene Menschliche. Zur Sprache und Erfahrung bei Walter Benjamin. München

Tan, Dursun (1998): Süß und Bitter. Symbole der Trauer und des Trostes von türkischen Immigranten in Deutschland. In: iza. Zeitschrift für Migration und Soziale Arbeit, Heft 3-4: 80-82

Tellenbach, Hubert (1968): Geschmack und Atmosphäre. Medien menschlichen Elementarkontaktes. Salzburg

Thomas, Philipp (1997): Leiblichkeit und eigene Natur. Naturphilosophische Aspekte der Leibphänomenologie. In: Böhme, Gernot/Gregor Schiemann (Hg.): Phänomenologie der Natur. Frankfurt/Main: 291-302

Thomas, Philipp (1996): Selbst-Natur-Sein. Leibphänomenologie als Naturphilosophie. Berlin

Tišma, Aleksandar (1993): Die Schule der Gottlosigkeit. München

Turner, Viktor (1995): Vom Ritual zum Theater. Der Ernst des menschlichen Spiels. Frankfurt/Main

Turner, Viktor (1992): Prozess, System, Symbol: Eine neue anthropologische Synthese. In: Habermas, Rebekka/N. Minkmar (Hg.): Das Schwein des Häuptlings. Beiträge zur historischen Anthroplogie. Berlin: 130-146

Uzarewicz, Charlotte (2003): Das Konzept der Leiblichkeit und seine Bedeutung für die Pflege. In: Pflege & Gesellschaft, Sonderausgabe: Das Originäre der Pflege entdecken. Pflege beschreiben, erfassen, begrenzen. Fachtagung 2002. Frankfurt/Main: 13–26

Uzarewicz, Charlotte (2003a): Menschenbild. In: Pschyrembel. Wörterbuch Pflege. Berlin: 436–438

Uzarewicz, Charlotte (2003b): Überlegungen zur Entwicklung transkultureller Kompetenz in der Altenpflege. In: Friebe, Jens/M. Zalucki (Hg.): Interkulturelle Bildung in der Pflege. Bielefeld: 29-46

Uzarewicz, Charlotte (2003c): Transkulturalität und Interaktion. Theorie – Methodik – Praxis. In: Sing, Dorit/E. Kistler (Hg.): Lernfeld Altenpflege. Praxisprojekte zur Verbesserung der Dienstleistung an und mit alten Menschen. Mering: 159-172

Uzarewicz, Charlotte/M. Uzarewicz (2001): Transkulturalität und Leiblichkeit in der Pflege. In: Intensiv. Fachzeitschrift für Intensivpflege und Anästhesie. 9: 168-175

Uzarewicz, Charlotte (2000): : Grund-/Behandlungspflege oder aktivierende Pflege? Hintergedanken zur Pflege- und Krankenversicherung. In: Pflege Impuls. Fachzeitschrift für die Leitungskräfte in der Pflegepraxis. 2. Jg., Heft 7: 157-160

Uzarewicz, Charlotte/M. Uzarewicz (2000a): Technik und Ekel. In: Intensiv. Fachzeitschrift für Intensivpflege und Anästhesie. Heft 6: 246-250

Uzarewicz, Charlotte/M. Uzarewicz (1998): Kollektive Identität. Zur Bedeutung ethnischer und nationaler Konstruktionen. Frankfurt/Main

Uzarewicz, Charlotte (1997): Das Objekt der Begierde in der Intensivpflege/-medizin: Der menschliche Körper? In: Intensiv. Fachzeitschrift für Intensivpflege und Anästhesie. 5: 144-148

Uexküll, Thure von/W. Wesiack (1998): Theorie der Humanmedizin. Grundlagen ärztlichen Denkens und Handelns. München

Uexküll, Thure von (1997): Psychosomatische Medizin. Hg. von Adler, R. H. u.a. München

Uexküll, Thure von (Hg.) (1986): Lehrbuch der psychosomatischen Medizin. München

Uexküll, Thure von (1986a): Was weiß die Medizin vom Menschen? In: Rössner, Hans (Hg.): Der ganze Mensch. Aspekte einer pragmatischen Anthropologie. München: 146-168

Waldenfels, Bernhard (1980): Der Spielraum des Verhaltens. Frankfurt/Main

Waßmuth, Anne-Rose/S. Sahmland/G. Kieper (2000): Aktivierende Pflege in einer Pflegeeinrichtung unter den aktuellen Einflussfaktoren. In: Dibelius, Olivia/ H. Ptak/ Ch. Uzarewicz (Hg.): Pflegemanagement aktuell. Beiträge aus der praxisorientierten Forschung. Frankfurt/Main: 21-44

Watson, Jean (1996): Wissenschaft und menschliche Zuwendung. Bern

Weber, Georg/N. Erlemeier/A. Nassehi/I. Saake/R. Watermann (1997): Altersbilder in der professionellen Altenpflege. Eine empirische Studie. Opladen

Weber, Max (1980): Wirtschaft und Gesellschaft. Tübingen

Weizsäcker, Carl F. von (1985): Wahrnehmung der Neuzeit. München

Weizsäcker, Carl F. von (1977): Der Garten des Menschlichen. Beiträge zur geschichtlichen Anthropologie. München

Weizsäcker, Viktor von (1988): Das Pathische. Einführung in die medizinische Anthropolgoie. In: Gesammelte Schriften 9. Frankfurt/Main: 553-566

Weizsäcker, Viktor von (1987): Der Arzt und der Kranke. Stücke einer medizinischen Anthropologie. Gesammelte Werke. 5. Bd. Frankfurt/Main

Weizsäcker, Viktor von (1986): Soziale Krankheit und soziale Gesundung. Soziale Medizin. Gesammelte Schriften Bd. 8. Frankfurt/Main

Weizsäcker, Viktor von (1956): Pathosophie. Göttingen

Weizsäcker, Viktor von (1955): Menschenführung. Nach ihren biologischen und metaphysischen Grundlagen betrachtet. Göttingen

Weizsäcker, Viktor von (1951): Der kranke Mensch: eine Einführung in die medizinische Anthropologie. Stuttgart

Weizsäcker, Viktor von (1940): Gestaltkreis. Theorie der Einheit von Wahrnehmen und Bewegen. Leipzig

Welsch, Wolfgang (1998): Ästhetisches Denken. Stuttgart

Welsch, Wolfgang (1996): Vernunft. Die zeitgenössische Vernunftkritik und das Konzept der transversalen Vernunft. Frankfurt/Main

Werlhof, Claudia von/M. Mies/V. Bennholdt-Thomsen (1988): Frauen, die letzte Kolonie. Zur Hausfrauisierung der Arbeit. Reinbek b. Hamburg

Werner, Birgit (2002): Konzeptanalyse Basale Stimulation. Bern

Wittgenstein, Ludwig (1984): Tractatus logico-philosophicus. Werkausgabe Bd.1. Frankfurt/Main

Yamaguchi, Ichiro (1997): Ki als leibhaftige Vernunft. Beitrag zur interkulturellen Phänomenologie der Leiblichkeit. München

Dimensionen Sozialer Arbeit und der Pflege

Hrsg. von der Katholischen Stiftungsfachhochschule München

Band 2: Systemtheorie und Soziale Arbeit

Entwurf einer Handlungstheorie

Von Prof. Dr. Tilly Miller, München

2., überarb. und erw. A.

2001. X, 261 S., kt. € 19,90 / sFr 34,90. (ISBN 3-8282-0168-7)

Die systemische Arbeitsweise ist zum Leitparadigma in der Sozialen Arbeit geworden. Vorliegendes Buch arbeitet die systemtheoretischen Spezifika des systemischen Paradigmas mit Hilfe der Theorie von Niklas Luhmann heraus. Darauf aufbauend wird eine systemtheoretisch fundierte Handlungstheorie Sozialer Arbeit konzeptualisiert. Vier Wissensebenen werden zugrundegelegt: Erklärungswissen, Wertewissen, Verfahrenswissen und Evaluationswissen.

Band 3: Gesund-Sein

Von Prof. Dr. Monika Fröschl, München.

2000. VIII/165 S., 20 Abb., kt. € 17,40 / sFr 30,90. ISBN 3-8282-0132-6

Die integrative Gesund-Seins-Förderung bietet eine neue Perspektive für die interdisziplinäre Zusammenarbeit von Pflege, Sozialer Arbeit und Medizin. Frauen, Männer und Kinder werden im Mittelpunkt des Hilfeprozesses als autonome, handlungsfähige Subjekte gesehen, die an einer partizipativen Gestaltung der Gesund-Seins-Förderung teilhaben. Die Autorin zeigt Ärzten und Ärztinnen, Sozialarbeiterinnen und Pflegekräften eine hoffnungsvolle Zukunftsvision für einen gemeinsamen Weg zum Gesund-Sein.

Band 4: Empowerment konkret

Herausgegeben von Prof. Dr. Tilly Miller und Prof. Dr. Sabine Pankofer, München.

2000. XII/260 S., kt. € 24,- / sFr. 42,10. (ISBN 3-8282-0131-8)

Empowerment! Modell, Haltung, Arbeitsansatz oder nur Worthülse? Der vorliegende Band ist nicht der Versuch, diesen Fragen in allen Details nachzuspüren, jedoch soll exemplarisch dargelegt werden, wie die psychosoziale Praxis mit diesem Begriff, den dahinter stehenden Modellen, Arbeitsansätzen und Haltungen verfährt.

Band 5: Strategisches Management von Gesundheitsbetrieben

Grundlagen und Instrumente einer entwicklungsorientierten Unternehmensführung

von Prof. Dr. Rosmarie Reinspach, München

2001. XI/242 S., 24 Abb., kt. € 24,- /sFr 42,10. ISBN 3-8282-0163-6

Betriebe wie Krankenhäuser, Altenpflegeeinrichtungen und Krankenkassen sind seit einigen Jahren mit enormen politischen und wirtschaftlichen Veränderungen konfrontiert und stehen in einem hoch komplexen und dynamischen Wettbewerbsumfeld. Um in dieser zunehmend deregulierten und marktwirtschaftlich orientierten Umwelt erfolgreich bestehen zu können, bedarf es der Auseinandersetzung mit den Konzepten eines strategischen Managements. Dieses Buch stellt Grundlagen und Instrumente der entwicklungsorientierten Unternehmensführung vor, die das strategische Management von Gesundheitsbetrieben praxisnah unterstützen.

LUCIUS & LUCIUS *Stuttgart*

Dimensionen Sozialer Arbeit und der Pflege

Hrsg. von der Katholischen Stiftungsfachhochschule München

Band 6: Wartesaal Deutschland

Ein Handbuch für die Soziale Arbeit mit Flüchtlingen

Herausgegeben von Florian Fritz und Frank Groner

2003. XII/304 S., m. 14 Abb., geb. € 22,90 / sFr 40,10. ISBN 3-8282-0280-2

Dieses Buch beschreibt und analysiert anhand verschiedener Typisierungen von Flüchtlingen Handlungsweisen, Methoden und Lösungsansätze Sozialer Arbeit. Es orientiert sich dabei an den praktischen Arbeitsfeldern betrachtet jedoch auch die gesellschaftspolitischen Rahmenbedingungen und Entwicklungen, wie die Debatte über das Zuwanderungsgesetz und beleuchtet deren Auswirkungen auf die praktische Arbeit.

Band 8: Ethisch denken und handeln

von Hans-Günter Gruber

2005. VI/247 S., kt. ca. € 22,90 / sFr 40,10. ISBN 3-8282-0310-8

Das vorliegende Buch gibt Antwort auf Fragen in ethischen Konfliktsituationen. Es entwirft eine handlungsorientierte Ethik der Sozialen Arbeit, aufgrund derer jede Sozialarbeiterin und jeder Sozialarbeiter das eigene professionelle Handeln auf seine ethische Stimmigkeit und Legitimität hin überprüfen kann.

Schlüsselqualifikation Sozialkompetenz

Theorie und Trainingsbeispiele

von Peter R. Wellhöfer

2004. IX/251 S., kt. € 15,90 / sFr 28,50. ISBN 3-8282-0268-3.
UTB 2516 (ISBN 3-8252-2516-X)

Seit Jahren wird beklagt, dass in allen Ausbildungsebenen zu wenig Wert auf die Vermittlung von Schlüsselqualifikationen bzw. "social skills" gelegt wird. Dieses Buch richtet sich an Lehrende in der Erwachsenenbildung und bietet ihnen Anregungen zur inhaltlichen Seminar- und Workshopgestaltung.

Das Buch ist in drei Teile gegliedert, die unabhängig voneinander erarbeitet werden können. Im ersten Teil wird der Begriff der Sozialkompetenz definiert und das Menschenbild vorgestellt, das verhindert, dass sozial kompetentes Verhalten nur als Sozialtechnik angewandt wird. Im zweiten Teil wird die Selbst- oder Ich-Kompetenz als Basis für Sozialkompetenz dargestellt und es werden Trainingsmöglichkeiten angeboten, mit denen das eigene Stress- und Zeitmanagement verbessert, sowie Personen und Situationen realitätsgerechter bewertet werden können. Der dritte Teil konzentriert sich auf die Fähigkeiten wie Kommunikation, Präsentation, Führung, Konfliktsteuerung und Gruppenmoderation.

Konzeption und Darstellung sowie die Übungsbeispiele basieren auf den langjährigen Erfahrungen des Autors als Seminartrainer in Hochschule und Wirtschaft.

LUCIUS LUCIUS Stuttgart

www.ingramcontent.com/pod-product-compliance
Lightning Source LLC
Chambersburg PA
CBHW061250220326
41599CB00028B/5597